医学影像学

周彪 等 主编

吉林科学技术出版社

图书在版编目（CIP）数据

医学影像学 / 周彪等主编 . -- 长春：吉林科学技术出版社，2023.9
　　ISBN 978-7-5744-0877-7

Ⅰ . ①医 ... Ⅱ . ①周 ... Ⅲ . ①医学摄影 Ⅳ . ① R445

中国国家版本馆 CIP 数据核字 (2023) 第 179671 号

医学影像学

主　　编	周　彪等
出 版 人	宛　霞
责任编辑	董萍萍
封面设计	刘　雨
制　　版	刘　雨
幅面尺寸	185mm × 260mm
开　　本	16
字　　数	311 千字
印　　张	14.5
印　　数	1-1500 册
版　　次	2023年9月第1版
印　　次	2024年2月第1次印刷

出　　版	吉林科学技术出版社
发　　行	吉林科学技术出版社
地　　址	长春市福祉大路5788号
邮　　编	130118
发行部电话/传真	0431-81629529 81629530 81629531
	81629532 81629533 81629534
储运部电话	0431-86059116
编辑部电话	0431-81629518
印　　刷	三河市嵩川印刷有限公司

书　　号	ISBN 978-7-5744-0877-7
定　　价	85.00元

版权所有　翻印必究　举报电话：0431-81629508

前 言

传统放射学内容博大精深，应用范围广，随着高科技的迅猛发展，放射学作为传统检查方法，与各种新技术，如 CT、DSA、MRI、B 超等有着密不可分的联系。编者在参照有关医学放射学专著的基础上，结合自己的临床经验，加以总结、精炼和提高，编写了本书。

本书取材新颖，面向基层，实用性、指导性强，本书简要介绍了 X 射线、CT 和 MRI 成像原理和方法，并阐述了医学影像诊断原则和报告书写等内容；适用于临床影像技术人员更新知识、加速提高业务素质和专业技术水平。

尽管我们参阅了大量的文献，但由于学识有限，经验不足，难免挂一漏万，尚祈读者批评指正。

周 彪
2022 年 8 月

目 次

目 录

第一章 介入技术应用 1
第一节 经导管栓塞术 1
第二节 经皮血管腔内血管成形术 2
第三节 心脏瓣膜狭窄经皮球囊成形术 5
第四节 经导管灌注药物治疗 8
第五节 管道狭窄扩张成形术 10
第六节 经皮穿刺引流与抽吸技术 12
第七节 结石的介入处理 15
第八节 经皮针活检 16

第二章 呼吸系统的影像学应用 18
第一节 气管和支气管疾病 18
第二节 肺先天性疾病 22
第三节 肺部炎症 25
第四节 肺结核 33
第五节 肺曲菌病 38
第六节 肺吸虫病 39
第七节 原因不明的肺部疾病 40

第三章 循环系统的影像学应用 44
第一节 诊断基础 44
第二节 先天性心脏病 54
第三节 获得性心脏、大血管病 57
第四节 心包疾病 60
第五节 大血管疾病 62

第四章 消化系统的影像学应用 66
第一节 食管及胃肠道的诊断基础 66

第二节　食管异物 71
　　第三节　食管静脉曲张 72
　　第四节　食管贲门失弛缓症 73
　　第五节　胃　炎 74
　　第六节　胃、十二指肠溃疡 75

第五章　泌尿系统的影像学应用 78
　　第一节　肾上腺无功能性疾病 78
　　第二节　肾上腺恶性肿瘤 84
　　第三节　肾脏感染性疾病 88
　　第四节　肾脏囊性疾病 100
　　第五节　肾外伤 105
　　第六节　肾结石 109
　　第七节　肾良性肿瘤性疾病 111
　　第八节　肾恶性肿瘤性疾病 117

第六章　神经系统的影像学应用 127
　　第一节　颅内肿瘤 127
　　第二节　颅脑损伤 137
　　第三节　脑血管疾病 142
　　第四节　颅内感染性病变 148
　　第五节　先天畸形及发育异常 153
　　第六节　新生儿脑疾病 161
　　第七节　肝豆状核变性 162
　　第八节　脱髓鞘疾病 162
　　第九节　脊髓和椎管内疾病 164

第七章　妇产科疾病的影像学应用 169
　　第一节　超声在妇科的应用 169
　　第二节　造影术在妇科的应用 176
　　第三节　CT和MRI在妇科的应用 183
　　第四节　卵巢囊腺瘤 187
　　第五节　卵巢癌 188
　　第六节　卵巢畸胎瘤 189
　　第七节　子宫肌瘤 190

第八节 宫颈癌 191
  第九节 子宫内膜癌 192

第八章 乳腺疾病的影像学应用 194
  第一节 乳腺 X 射线检查原理 194
  第二节 乳腺 X 射线投照技术 194
  第三节 乳腺导管造影 196
  第四节 正常乳腺 X 射线表现 196
  第五节 乳腺钼靶 X 射线检查 198

第九章 骨科疾病的影像学应用 201
  第一节 影像诊断基础 201
  第二节 骨　折 212
  第三节 椎间盘突出 215
  第四节 膝关节半月板损伤 216
  第五节 化脓性骨髓炎 217

参考文献 221

第一章　介入技术应用

血管内介入技术是应用选择性或超选择性血管造影，先明确病变部位、性质、范围和程度之后，根据适应证，经插入血管内的导管进行栓塞、血管腔内血管成形术和灌注药物等治疗。

第一节　经导管栓塞术

经导管栓塞术（transcatheter embolization），也称栓塞治疗（embolotherapy），是经动脉或静脉内导管将栓塞物有控制地注入病变器官的供应血管内，使之发生闭塞，中断血供，以期达到控制出血、治疗肿瘤和血管性病变以及消除患病器官功能之目的。

一、栓塞物

栓塞物种类很多。按性质可分为对机体无活作用的物质、自体物质和放射性微粒。按使血管闭塞时间的长短分短期、中期和长期三种。按在身体内能否被吸收又分为可吸收和不可吸收两种。下面介绍几种常用的栓塞物。

1. 自体血块

自体血块是目前唯一的短期栓塞物，闭塞血管时间一般为24～48 h。由于体内纤溶作用，血栓阻塞血管后多在几小时就开始溶解。血块的优点是取材方便，无抗原性，不需消毒，易经导管注入，多用于控制较小动脉出血，如胃肠道小动脉出血。为了延长再通时间，血块内可加入亮氨酸。

2. 吸收性明胶海绵（gelfoam）

明胶海绵是手术用止血剂，注入血管内造成继发性血栓形成。闭塞血管时间从几周到几个月。明胶海绵可消毒，无抗原性，可按需要制成不同大小的颗粒或小条，易得，价廉，广泛应用于栓塞中、小血管，如栓塞肿瘤、血管性疾病和控制出血等。氧化纤维素的作用类似于吸收性明胶海绵。

3. 聚乙烯醇

聚乙烯醇商品名为"ivalon"，是合成材料，闭塞时间长，不被吸收。干燥聚乙烯醇吸湿后膨胀，利用这一特性可闭塞较大血管；例如用于堵塞开放的动脉导管。市售聚乙烯醇多为一定大小的颗粒。聚乙烯醇的摩擦系数大，投送不如明胶海绵顺利。

4. 异丁基 -2- 氰丙烯酸盐（isobutyl-2-cyanoacrylate，IBCA）

异丁基 -2- 氰丙烯酸盐系组织黏合剂。为液体，遇离子性物质，如血液和离子型造影剂后很快聚合固化，可长期闭塞血管。常用于动静脉畸形、食管静脉曲张出血等。加入适量碘油、碘苯酯后延缓聚合时间，并使之不透 X 射线。与此同类制剂为正丁基 -2- 氰丙烯酸盐（N-butyl-2-cyanoacrylate，NBCA），聚合时间较长，有利于技术操作，近来已逐渐替代 IBCA 用于临床。

5. 螺圈（coil）

螺圈也称不锈钢圈、弹簧圈，为机械性栓子，可用于大、中小动脉，永久闭塞血管，对机体无活性作用。

第二节 经皮血管腔内血管成形术

经皮血管腔内血管成形术（percutaneous transluminal angioplasty，PTA）是经导管等器械扩张再通动脉粥样硬化或其他原因所致的血管狭窄或闭塞性病变，这一疗法是 20 世纪 60 年代开始应用的，在 80 年代前主要采用球囊导管进行治疗，称为球囊血管成形术（balloon angioplasty）。在 80 年代陆续出现了几种血管成形术的新技术，主要是激光血管成形术（laser angioplasty）、粥样斑切除术（atherectomy）、血管内支撑器（endovascular stent）等。

PTA 原来主要用于肢体血管，以后扩展至内动脉，如肾动脉、冠状动脉，并且由动脉发展至静脉，如扩张治疗腔静脉狭窄，以及治疗人造血管、移植血管的狭窄或闭塞。

一、球囊血管成形术

1. 适应证

理想的适应证是中等大小或大血管局限、孤立性短段狭窄。其次为多发、分散的短段狭窄和闭塞。长段狭窄或闭塞、小血管病变、溃疡性狭窄或已有钙化的狭窄或闭塞病变不适宜于 PTA 治疗。

2. 操作技术

在血管造影确定病变位、程度和侧支供血情况以及狭窄上下方的血压等血流动力学改变后，将造影导管调换成球囊导管。将球囊置于狭窄区，用压力泵或手推稀释的造影剂充胀球囊。充胀的球囊作用于狭窄的血管，使之发生扩张。扩张结束后，要复查血管造影，了解血管扩张情况，同时再次测量原狭窄区上下方的血压差以确定扩张治疗的效果。

为了减少并发症和预防再狭窄，从术前一天开始应用抗血小板聚集药物，如阿司匹林等。术中要用肝素抗凝，术后1～6个月服用阿司匹林、潘生丁等药物。

3. 血管扩张的机理

充胀的球囊压力造成了狭窄区血管壁内、中膜局限性撕裂。血管壁特别是中膜过度伸展以及动脉粥样斑的断裂，从而导致血管壁张力减退和腔径的扩大。

4. 疗　效

PTA的近期和远期疗效均较好。髂、肾动脉的PTA成功率在90%以上，五年平均血管开放率在70%以上。冠状动脉单支病变PTA成功率在90%以上。影响疗效的因素中，除病变部位外，病变性质、病变的解剖与病理学特征、患者全身状况、设备情况以及术者经验等也是重要因素。例如，在肾动脉狭窄中，以纤维肌发育不良的疗效最好，扩张成功率在90%～95%，临床上高血压治愈和改善率达93%；其次为动脉粥样硬化症；而多发性大动脉炎的疗效较差。PTA比外科手术的优点在于对患者创伤小，并发症少，收效快，操作较简便，减少用药，门诊即可进行，一旦发生再狭窄可以重复PTA治疗。

5. 再狭窄问题

PTA虽然具有较好的疗效，但是扩张后再狭窄的发生率较高，平均发生率约为30%。再狭窄多发生在PTA后数月至1年之内。主要原因是球囊扩张部位内膜纤维细胞增生的结果。扩张的机理表明，成形术是一种损伤血管壁成分的机械治疗方法，术后必然会引起一系列修复反应，这就成为再狭窄的病理学基础，因此，球囊扩张的结局具有两重性。内、中膜局限性撕裂造成了血管腔的扩大，血流灌注得以恢复；同时，内、中膜撕裂也成为纤维组织增生导致再狭窄的原因。

再狭窄的其他原因是血管壁的弹性回缩和原有病变的进展。

为了减少再狭窄，可采取以下三种措施：①改进设备：已研制成新型材料的球囊，可减少对血管的损伤。②药物治疗：减少、预防和治疗PTA进程中和PTA后出现的血管痉挛、血小板黏附、血栓形成和内膜纤维细胞增生。常用药物为阿司匹林、肝素、硝苯地平（心痛定）硝酸甘油以及正在试用的前列腺环素、血栓素合成酶抑制剂等。③新技术的应用，即下述几项血管成形术。

6. 并发症

PTA的并发症较少，有时可发生穿刺局部血肿、动脉壁撕裂孔、远侧端血管塞以及球囊破裂等。

二、激光血管成形术

20世纪80年代初用于再通外周动脉，现已大量用于临床，取得了很有希望的疗效，激光能量消融粥样斑或血栓使血管再通的机理，主要在于热效应和化学解吸作用。

激光源有气体、固体和液体等物质。激光血管成形术用得较多的是钕钇铝石榴石

（Nd-YAG）激光和准分子（excimer）激光。传输系统用多根石英纤维。为减少血管发生穿孔，在石英端头加用金属帽、蓝宝石帽。激光以连续或脉冲方式发射。连续发射可造成组织的明显热损伤。脉冲发射能量多，易消融病变组织，也无明显的热损伤。故现多用脉冲波。激光波长可采用紫外线（200～400 mm）、可见光（400～700 mm）或红外线（700～1 000 nm）。

激光血管成形术可能有以下优点：①治疗血管慢性闭塞、弥漫病变、钙化病变优于球囊血管成形术，而且对球囊成形术后出现的急性血管闭合有效。②热效应热抛光或封焊作用，在球囊扩张后接着应用，可使球囊扩张所造成的血管腔面由不规则变平滑，且封焊剥离的内膜，从而减少血小板黏附和血栓形成。③光热作用可改变血管壁的顺应性，降低动脉壁对血管活性物质的反应，减轻球囊扩张后所引起的血管壁弹性回缩，有利于血管的持久扩张。因此，激光血管成形术现多与球囊血管成形术配合应用，称之为激光辅助球囊血管成形术（laser-assisted balloon angioplasty）。

激光再通血管仍处于研究开发阶段，有许多技术问题需进一步解决。

三、动脉粥样斑切除术

有些学者简称之为旋切法，主要适用于血管高度狭窄或完全闭塞，也是一种机械治疗方法。根据用于这一疗法的导管功能，其治疗方式分为两种：①经皮切割，取出粥样物质，称之为 atherectomy，意即切除术。②经皮破碎粥样斑，使之成为微粒，存留于血液循环中，有待于机体自然清除，称之为 atheroablation，意即破碎术。

用于这一治疗的导管头端有一高速或低速旋转的削刀或磨球，当导管头端置于血管闭塞病变处，操纵体外导管尾端驱动装置，削刀或磨球旋转，切除或磨碎病变，使血管再通。正在研制的导管很多，目前用于临床的有 Kensey 导管、Simpson 导管、经腔抽吸导管（TEC）等。

旋切法除用于外周血管外，也开始用于肾动脉和冠状动脉。外周血管的再通成功率在 95% 以上。由于旋切法仍是机械性治疗手段，所以损伤血管壁后的修复反应还可造成再狭窄。这一疗法也在发展中。

四、血管支撑器

血管支撑器是采用特殊的合金，制成不同结构的圆筒形，支撑于血管狭窄病变处，使之保持血流通畅。目前支撑器有三种：①热记忆合金支撑器（thermal memory alloy stent）：由镍钛合金丝制成，称为 Nitinol。②自膨支撑器（self-expandable stent）：用不锈钢合金丝编织成圆筒形，放入血管后，由于金属弹力而支撑于血管腔内。③球囊膨支撑器（balloon-expandable stent）：支撑器是圆筒网眼形，先在球囊之上，放入血管后充胀球囊，使支撑器张开支撑于血管腔内（见图1-1）。

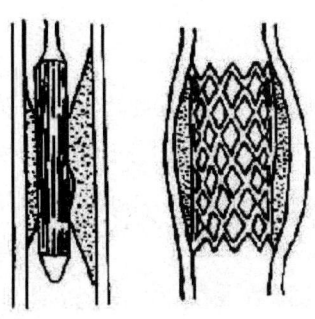

图 1-1　球囊膨胀支撑器

支撑器置于血管后，机体能耐受，无异物反应。支撑器内由于纤维蛋白原覆盖，不久即可形成新生内膜，同支撑器两端处的正常血管内膜相接，从而保证血管的通畅。

支撑器主要同球囊血管成形术、激光血管成形术和旋切法等相配合应用。在后几种技术扩张或再通病变血管后放置支撑器，可提高血管开放率，减少再狭窄。

此外，利用超声能量消除粥样斑、血栓等以再通血管也适用于临床，称为超声血管成形术（ultrasonic angioplasty，angiosonoplasty）。一些新的血管影像技术，如血管镜、血管内超声和 MRA 对于经皮血管成形术的发展有重要作用。

第三节　心脏瓣膜狭窄经皮球囊成形术

心脏瓣膜狭窄以往主要采取外科治疗，1982 年开始用球囊导管扩张，取得了满意的临床效果。

一、二尖瓣成形术

风湿性心脏病在我国是多发病，其中绝大部分为风湿性瓣膜病。二尖瓣最为常见，主动脉瓣次之。有单纯狭窄、关闭不全和狭窄伴关闭不全等病理改变，而二尖瓣单纯狭窄是最常见的病变。正常成人二尖瓣口面积为 4 cm^2，休息状态每分钟通过 5 L 血液。当瓣口面积小于 2 cm^2 时，即发生有血流动力学意义的二尖瓣狭窄。小于 1 cm^2，则发生严重的机械性循环障碍。

1984 年首次报告了经皮穿刺球囊二尖瓣成形术（percutaneous balloon mitral valvuloplasty，PBMV）的临床应用。目前所采用的技术有两类：①顺行途径技术：球囊导管经股静脉入右心房，穿过房间隔进入左心房，顺血流方向置于二尖瓣口。②逆行途径技术：球囊导管经股动脉、主动脉至左心房。逆血流方向置于二尖瓣口。

（一）适应证与禁忌证

1. 适应证

（1）中、重度单纯二尖瓣狭窄，瓣膜无明显变形、弹性好、无严重钙化，瓣膜下结构无明显异常，左心房无血栓，瓣口面积≤1.5 cm^2，窦性心律。

（2）二尖瓣交界分离手术后再狭窄，心房纤颤，二尖瓣钙化，合并轻度二尖瓣或主动脉瓣关闭不全，可作为相对适应证。

（3）二尖瓣狭窄伴重度肺动脉高压，手术治疗危险性很大者，不宜换瓣者，也可作为PBMV的选择对象。

2. 禁忌证

风湿活动，有体循环栓塞史及严重心律失常，二尖瓣叶明显变形，瓣下结构严重异常，二尖瓣或主动脉瓣中度以上关闭不全，房间隔穿刺禁忌者。

（二）操作技术

以顺行途径技术为例说明。采用Seldinger技术，经右股静脉穿刺插管，行右心导管检查，观察各部血氧饱和度、肺动脉压、肺毛细血管嵌顿压以及测定心排出量，再行右心房造影，观察三尖瓣环、左心房及主动脉根部的相对解剖关系。穿刺股动脉，送入5F猪尾导管，测量主动脉及左心室压力以及血氧饱和度，再做左心室造影，观察二尖瓣有无反流，然后将5F猪尾导管后退至降主动脉，作为监测血压用。经右股静脉送入Brockenbrough穿刺针，穿刺房间隔。穿刺成功后，用14F扩张器扩张股静脉穿刺孔和房间隔穿刺孔，然后经导丝送入球囊导管（Inoue球囊导管系统），在荧屏连续监视下充胀球囊扩张二尖瓣口（见图1-2）。扩张结束后。重复左右心导管检查，观察扩张的效果。

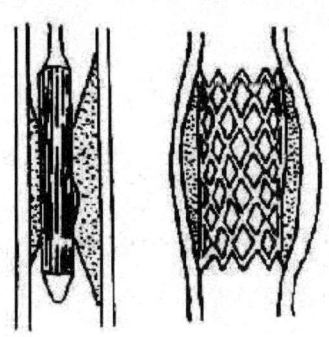

图1-2 Inoue球囊扩张二尖瓣口示意图

（三）疗 效

判断PBMV临床成功的指标如下。

(1) 心尖部舒张期杂音消失或明显减弱。心功能提高一级以上。
(2) 左心房平均压≤1.5 kPa（11 mmHg），二尖瓣压差≤18 mmHg（2.4 kPa）。
(3) 心排出量增加，全肺阻力下降。
(4) 二尖瓣口面积≥2 cm^2。
(5) 无重要并发症发生。PBMV 的技术成功率一般在 95% 以上。

（四）并发症

穿刺房间隔可引起心脏压塞，误穿入主动脉后，造成主动脉-右心房瘘以及房间隔缺损、心律不齐等。球囊扩张可引起二尖瓣反流、体循环栓塞、心律不齐、心脏穿孔及急性肺水肿等。严重者可造成死亡。

二、肺动脉瓣成形术

肺动脉瓣狭窄是常见的先天性心脏病。1982 年开始采用球囊导管扩张治疗。临床实践证明，经皮球囊肺动脉瓣成形术是安全、有效的治疗方法。

（一）适应证与禁忌证

1. 适应证

无并发畸形的肺动脉瓣狭窄，跨瓣压差≥5.3 kPa（40 mmHg）；复杂先天性心脏病伴发的肺动脉瓣狭窄，需行姑息性体-肺动脉转流术者。

2. 禁忌证

并存心内复合畸形；3 岁以下患者。

（二）操作技术

先行右心导管检查和右心室造影，计算肺动脉瓣环直径，选用适宜的球囊。将球囊导管经股静脉、右心房、右心室送入肺动脉，置球囊于肺动脉瓣口，充胀球囊，扩张狭窄的肺动脉瓣口。

（三）疗　效

以肺动脉-右心室收缩压差大小为判断疗效的标准。≤3.3 kPa（25 mmHg）为优，3.3～6.6 kPa（25～50 mmHg）为良。PBPV 的临床有效率约在 96%，再狭窄发生率低，行再次 PBPV 效果满意。

（四）并发症

极少发生严重并发症，死亡率低。可能并发症有静脉损伤、心律失常、肺动脉瓣关闭不全等。

三、主动脉瓣成形术

主动脉瓣狭窄的公认有效治疗方法是手术。1984 年后开展了经皮球囊主动脉瓣成形术（percutaneous balloon aortic valvuloplasty，PBAV），取得良好效果。

（一）适应证与禁忌证

1. 适应证

先天性或获得性主动脉瓣狭窄，左心室主动脉压差≥6.6 kPa（50 mmHg）主动脉瓣狭窄而不能做手术换瓣者。

2. 禁忌证

伴中度以上关闭不全的主动脉瓣狭窄；严重左心功能衰竭；不可控制的室性心律失常。

（二）操作技术

经股动脉穿刺插管，测量左心室-主动脉压差。并做左心室、升主动脉造影，以确定瓣口狭窄程度。将球囊送至主动脉瓣口，充胀球囊扩张瓣口。

（三）疗效

PBAV疗效较好。临床成功的指征为：①主动脉瓣区杂音减轻。②左心室-主动脉压差＜5.3 kPa（40 mmHg）。③心排出量增加。④未发生主动脉瓣关闭不全。

（四）并发症

主要并发症为主动脉瓣关闭不全，发生率约为50%。PBAV术中也有猝死的报告。

第四节 经导管灌注药物治疗

一、血管收缩治疗

经导管灌注升压素（vasopressin）是治疗胃肠出血的有效方法。

1. 胃食管静脉曲张出血

灌注升压素治疗的目的是控制急性出血，使病情趋于平稳，然后择期手术。方法是经股动脉插管，导管置于肠系膜上动脉内，以0.2～0.3 IU/min的速度灌注加压素。加压素直接作用于血管平滑肌，使血管收缩，可有效地降低门静脉血流量和门静脉压，加上胃肠道平滑肌收缩，从而可以控制出血，其成功率为55%～95%。

2. 胃黏膜弥漫性出血

经胃左动脉插管灌注，有效率约80%～90%，如胃左动脉插管困难，也可经腹腔动脉灌注。

3. 溃疡出血

效果较差,成功率为30%～60%,以胃十二指肠动脉插管灌注为好。

4. 下胃肠道出血

结肠憩室出血经肠系膜上动脉或肠系膜下动脉插管灌注升压素,止血成功率为60%～75%。

二、化疗药物灌注治疗

化疗药物对肿瘤的作用大多是非特异性的,静脉给药后全身不良反应重,而肿瘤局部药物浓度不高。选择性动脉灌注化疗药物治疗,可增加肿瘤局部的药物浓度,延长肿瘤细胞同高浓度药物的接触时间,减轻药物的全身不良反应,可提高化疗的效果。

(一) 常用的化疗物

经导管灌注的常用化疗药物有丝裂霉素-C(mitomycin-C)、顺铂(cis-platinum-diamine-dichloride,PDD)、阿霉素(adriamycin,ADM)、5-氟尿嘧啶(5-fluorouracil,5-Fu)及长春新碱(vincristine,VCR)等。

(二) 临床应用

主要用于原发性肺癌和原发性肝癌。

1. 原发性肺癌

肺癌主要由支气管动脉供血,肿瘤血管一般较丰富。为经支气管动脉灌注化疗提供了解剖基础。经股动脉穿刺插管,首先行支气管动脉造影,在明确诊断与观察病变部位血管结构等以后,经导管灌注化疗药物。一般主张联合用药,即一次治疗时选择2～3种药物顺序给药。灌注时间一般为15～30 min。每间隔2～3周重复治疗。治疗后摄胸片、CT观察肺部肿瘤缩小情况,作为判断疗效的根据之一。肺癌经灌注化疗治疗后,Ⅱ～Ⅲ期患者完全缓解和部分缓解率约占一半以上。经支气管动脉灌注化疗已成为肺癌综合治疗中的重要措施之一。

2. 原发性肝癌

经肝动脉灌注化疗药物是目前治疗肝癌的重要方法,有较好的临床疗效。在此基础上已发展成为化疗栓塞(chemoembolization),即把经导管栓塞肿瘤与灌注化疗结合起来的一种方法,疗效优于单纯灌注化疗。

三、溶栓治疗

经导管灌注溶栓药物进行溶栓治疗是在静脉溶栓基础上发展起来的有效治疗方法。

(一) 常用药物

尿激酶、链激酶是常被选用的药物。前者无抗原性,疗效可靠,应用更为普遍。此外,组织型纤维蛋白溶酶原激活剂（tissue-type plasminogen activator，tPA）是较为理想的纤溶剂。蛇毒也用于溶栓治疗。

（二）临床应用

1. 冠状动脉溶栓

冠状动脉内血栓形成是急性心肌梗死的重要促发因素，采用经冠状动脉灌注溶栓治疗是一种有效方法。先行选择性冠状动脉造影，确定闭塞血管及其部位和程度之后，经导管灌注溶栓剂。取得成功的关键因素之一是从患者胸痛发作至灌注开始的时间长短。一般认为 3 h 之内开始溶栓，成功率高。若超过 9 h，成功率明显降低。6 h 之内开始灌注是合适的。

2. 脑动脉溶栓

脑动脉急性栓塞所致梗死，在经临床、CT 确诊后，可采用经导管溶栓治疗。导管置入颈内动脉或选择性插入栓塞的大脑前动脉或中动脉的分支内。现一般采用蛇毒制剂，如精制蝮蛇抗栓酶，临床上有较好的效果。

3. 周围血管溶栓

各种原因造成的血栓形成均可采用经导管溶栓。导管头端置于病变血管的上游进行灌注。目前发展至导管头端抵近血栓，甚或穿入血栓内进行压力灌注（团注法），其效果优于一般灌注方法。

溶栓治疗中应对患者的出血、凝血状态进行严密监护，一旦发现出血并发症，应立刻停止治疗。

第五节　管道狭窄扩张成形术

胃肠道、胆系、气管支气管等发生狭窄后，可用球囊扩张和放置支撑器的方法治疗。

一、胃肠道狭窄

胃肠道狭窄原以外科手术治疗为主，1982 年开始用球囊扩张治疗。

（一）适应证和禁忌证

1. 适应证

食管狭窄，幽门良性梗阻，上胃肠道吻合术后吻合口狭窄，不宜手术的贲门失弛缓症。食管癌梗阻和食管癌并发气管瘘也可用支撑器治疗。

2. 禁忌证

食管灼伤后的炎症期，上胃肠道吻合术后 3 周内发生吻合口狭窄。

（二）操作技术

透视下将导管、导丝一并送入食管，操纵导丝使之通过狭窄部，沿导丝将选好的球囊导管送入，使球囊中部置于狭窄处，充胀球囊扩张狭窄病变。

（三）疗 效

球囊扩张对于食管灼伤后狭窄、食管蹼以及其他先天性狭窄；上胃肠道吻合口狭窄均有良好疗效，有效率约 90%。

（四）并发症

一般少见。较为严重的并发症为胃肠道穿孔。球囊扩张后可出现局部黏膜出血、水肿，数天可缓解。

二、胆管狭窄

胆管狭窄可造成梗阻性黄疸，具备手术条件者，外科治疗效果较好，但对患者创伤大、恢复时间长，为此开展了介入治疗方法。

（一）良性胆管狭窄

球囊扩张术：先行经皮肝穿刺胆管造影，明确胆管狭窄的部位及程度。再采用经皮肝穿刺途径，将导丝放至胆管，通过狭窄段，由此导管在扩张穿刺通道后送入球囊导管，将球囊置于狭窄段，充胀球囊扩张狭窄。扩张结束，再行造影复查，如结果满意，可经穿刺通道放一外引流管，引流数日，待梗阻性黄疸缓解后，即可拔除引流管。

（二）恶性胆管狭窄支撑器治疗

对于不能手术治疗的恶性胆管狭窄，原采用内引流可塑料导管制成的永久性内涵管引流。目前采用的支撑器引流要优于前者。用于胆系的支撑器为自膨胀性支撑器，经导管放入后，靠金属弹性膨胀，支撑于胆管狭窄处。若肿瘤生长阻塞支撑器，可采用用于血管介入的旋切导管，切除肿瘤，使支撑器再通。

三、气管支气管狭窄

20 世纪 80 年代起用自膨胀式支撑器治疗气管支气管狭窄、气管软化和气道塌陷。肺癌术后气管支气管吻合部狭窄可用支撑器治疗。对于肿瘤性狭窄应用支撑器价值有限。

四、良性前列腺增生

老年前列腺增生肥大发生率较高。多造成尿道狭窄、梗阻性改变，以往以手术治疗为主。采用球囊导管扩张和支撑器治疗，对患者损伤小，效果较好。

第六节 经皮穿刺引流与抽吸技术

一、经皮肝穿刺胆管引流

分外引流、内引流和永久性涵管引流，这种非手术性胆系引流已成为恶性胆系梗阻减压和梗阻性黄疸术前减压的有效方法，优于手术引流。

（一）外引流

先行经皮肝穿刺胆管造影，在明确病变部分范围及程度后，将有多个侧孔的引流管置入扩张的胆管内，导管头端放在梗阻的上方，即可将胆汁引流至体外，降低胆系内压力，缓解黄疸（见图1-3）。由于外引流会丧失大量电解质，体外端导管有引发感染的危险，因此，外引流主要用于术前。待病情缓解平稳后，再治疗引起胆管狭窄的疾病。

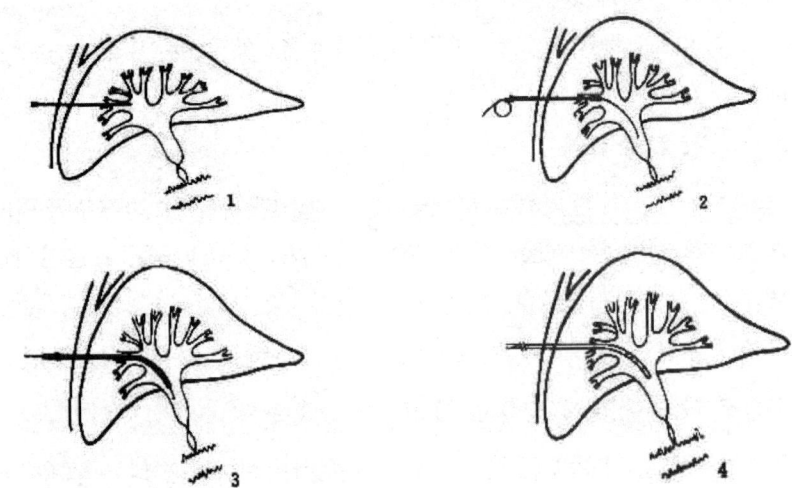

图1-3 经皮肝胆系外引流示意图
1. 穿刺肝内胆管；2. 经穿刺针放入导丝至狭窄近端；
3. 经导丝放入有侧孔的导管；4. 拔出导丝即行外引流

（二）内引流

方法基本同外引流，但引流导管头端要通过狭窄梗阻区，置于梗阻远端的胆管内或十二指肠内，胆汁即经引流导管之侧孔流入梗阻下端胆管，进入十二指肠内（见图1-4）。留于体外的引流管在贴近皮肤处切断，用缝线缝于皮肤上，用消毒纱布包扎。内引流可避免丧失胆汁和感染的弊病，对于不能手术的恶性梗阻较为适宜。如引流管阻塞，流通不畅，可经原途径调换新引流管。

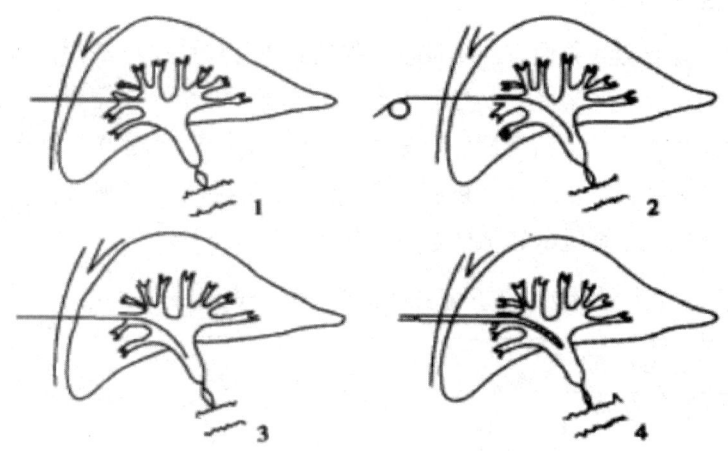

图 1-4　经皮肝胆系内引流示意图
1. 穿刺肝内胆管；2. 导丝通过狭窄段；
3. 有侧孔导管头端通过狭窄段；4. 狭窄段上下导管均有侧孔即可行内引流

（三）永久性涵管引流

主要用于不能手术切除的恶性胆系梗阻患者，做姑息治疗用。这是在内引流的基础上，将一段塑料导管置于梗阻狭窄段的胆管内，以便胆汁经此管流入梗阻远侧胆管，进入十二指肠内。这种引流，体外无引流管，可进一步避免感染发生。正如上节所述，目前多已开始采用支撑器支撑方法，代替塑料导管引流。

经皮胆系引流近期效果满意，并发症少，但长期引流易发生胆管炎和引流管阻塞。因此，安置引流管后，应加强导管护理，及时观察与处理功能发生异常的引流管。

二、经皮尿路引流

上尿路梗阻可采用经皮肾盂造影、经皮肾盂造口术以及经皮引流等诊断与治疗措施。

（一）经皮肾盂造影

当上尿路梗阻在静脉尿路造影、逆行肾盂造影无法判断梗阻部位、性质时，可采用经皮顺行肾盂造影。这一造影是在影像系统导向下（如透视、超声），以细针从后路穿刺患侧肾盂肾盏。针进入肾盂后，先抽吸积蓄的尿液行化验检查。随后注入造影剂，观察尿路梗阻的原因与部位，并可通过顺行输尿管灌注试验鉴别梗阻与非梗阻性尿路扩张，判断输尿管瘘的部位与程度，还可测量肾盂静止压。经皮肾盂造影为经皮肾盂造口提供准确的定位标志，也利于经皮穿刺活检肾组织，因此，成为经皮肾盂造口术的必需措施。

（二）经皮肾盂造口术

无法经皮肾盂造影或其他方法确诊者，如适宜进行尿路引流治疗，可以肾盂造影所显示肾盂肾盏为目标，在影像系统导向下，经皮穿刺，将引流导管置于肾盂、输尿管内进行引流或灌注药物或行诊断性操作（见表1-1）。如需经此通道做肾镜检查或取石，可用不同规格的扩张器，将通道（皮肤小切口、软组织和肾盂穿刺孔道）逐步扩张，以便使较粗的器械经此通道进入肾盂内进行操作（见图1-5）。

表1-1 引流或灌注药物行诊断性操作

外引流	内引流	其他
1. 尿路梗阻引流 2. 治疗输尿管瘘 3. 测定分肾功能 4. 灌注药物治疗（化疗、溶石） 5. 扩张治疗输尿管狭窄 6. 肾周积液（脓）引流	1. 肿瘤性梗阻的引流 2. 输尿管狭窄的引流 3. 无梗阻的输尿管瘘引流	1. 肾镜检查 2. 活检 3. 取石

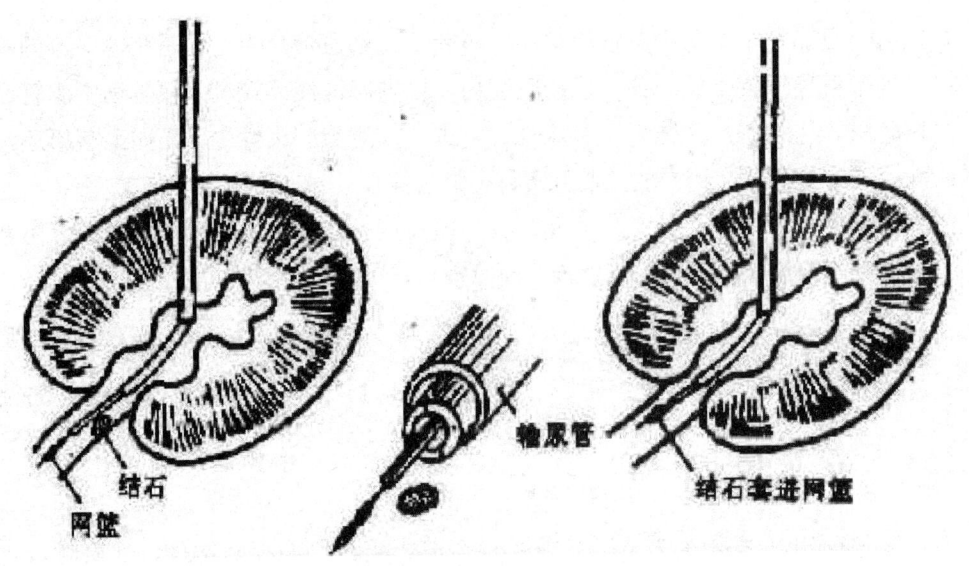

图1-5 经皮肾盂造口术（套取结石）示意图

三、囊肿、脓肿经皮抽吸引流

囊肿、脓肿、血肿和积液均可在影像系统（CT、USG、透视尿路梗阻或各种造影）导向下，经皮穿刺放置引流管进行引流、抽吸。抽吸液可做细胞学、细菌、生化等项检查，进一步明确病变性质，还可经引流管灌注硬化剂、抗生素或化疗药物进行治疗。

第七节 结石的介入处理

一、胆石

胆石可经T形管、经T形管瘘管、经内镜和经皮经肝进行取石或溶石治疗。

(一)经T形管瘘管取石

经T形瘘管取石这一比较成熟的治疗方法,适用于术后残留胆管结石,成功率可达95%。先行T形管造影,明确结石的部位、数量、大小和形状,在荧屏监视下,经T形管插入导丝,拔出T形管,再经导丝置入导管,拔出导丝后,顺导管插入取石网篮导管。将网篮深入到结石附近,张开网篮,轻轻旋转,使呈张开状态的网篮网住结石,收紧网篮,经T形管瘘取出结石,然后重新放置T形管进行引流(见图1-6)。对于胆管内嵌顿性结石,肝内Ⅱ级胆管分支以上的胆管结石,T形管瘘过长、过于纡曲或有急性感染者不适于这一疗法。

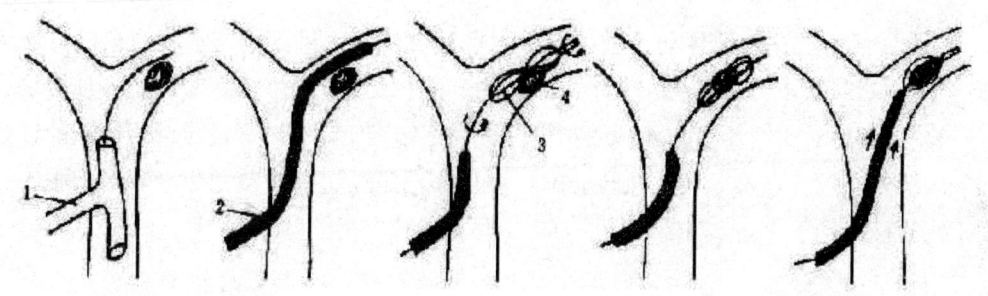

图1-6 经T形管瘘管网篮取石示意图
1. T形管; 2. 导管; 3. 网篮; 4. 结石

此外,可经T形管瘘管用取石钳取石。这对于结石较大,取石网篮无法套住或网篮套住后无法从瘘管取出的病例是一种有效的措施。

(二)溶石

口服或静脉注射溶石药物,因在胆汁内浓度低,不良反应大,故较少使用。目前,甲基叔丁烷乙醚(methyl tertiarybutyl ether,MTBE)溶解胆固醇石效果较好,已在临床上应用。但尚无溶解胆色素石的较好药物用于临床。

二、上尿路结石

上尿路结石一般经肾盂造口导管做网套取、钳取、推移至膀胱内(较小结石)或灌注溶石药物等方法进行治疗。

第八节 经皮针活检

经皮针活检是有价值的介入诊断方法,已应用于身体各部位、多器官病变。经皮针活检有三种活检方式,即细针抽吸活检、切割式活检与环钻式活检。三种活检所用活检针不同,适于不同部位病变的活检需要。

一、活检针

目前活检针种类很多,但大致可分三种:①抽吸针:针的口径较细,对组织损伤小,只能获得细胞学标本,如千叶(Chiba)针。②切割针:口径较粗,针尖具有不同形状,活检时可得到组织芯或组织碎块,可行病理学诊断。这类针很多,如Turner针、Rotex针等。③环钻针:主要用于骨组织病变的活检,针尖有尖锐的切割齿,便于穿过较硬的骨、软骨组织,取得组织学标本,如Franseen针等。

二、经皮针活检的导向方法

经皮针活检是在影像导向下进行,不同于开放式和盲目活检。常用的导向方法为透视、超声(USG)和CT。透视最简单,适用于能在透视下定位的病变,如肺部肿块、骨骼病变等。超声对实质器官的囊性或实体性肿物定向准确。超声可以显示活检针的针迹、进针的方法(见图1-7)。CT导向准确,但操作程序较超声导向复杂,多用于腹部、盆部和胸部病变活检。

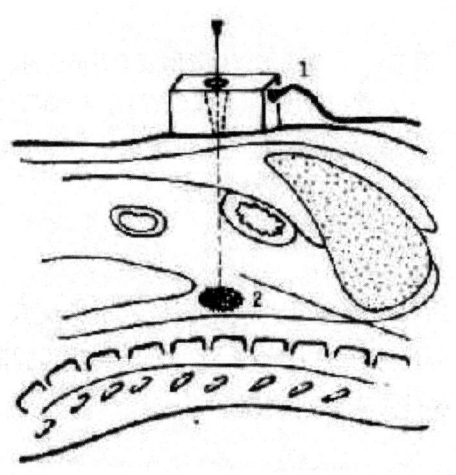

图1-7 超声引导穿刺示意图
1. 针吸活检超声换能器 2. 欲活检的肿物

三、临床应用

除颅内病变外，已广泛用于诊断各系统、各器官的病变。①胸部：诊断不明的肺内结节、肿块病变，已知为恶性病变，但组织类型不明者均适于经皮针活检。针活检对恶性病变的准确率为90%，良性病变为95%。②腹部：肝、胰、肾、腹膜后等部位的性质不明的病变可以经皮针活检，尤其对胰腺癌与胰腺炎鉴别诊断有价值。③其他：骨关节、肌肉系统、盆部、乳腺、椎管内病变等均可行经皮针活检。

细针活检的并发症很少，因此，是安全有效的检查方法。

第二章 呼吸系统的影像学应用

第一节 气管和支气管疾病

一、先天性支气管囊肿

先天性支气管囊肿又称先天性肺囊肿,是一种由胚胎发育障碍引起的先天性疾病。本病多发生在肺部,少数发生在纵隔。

【临床、病理、实验室】

青少年多见,男性好发。临床症状与囊肿部位、大小、是否与支气管相通、是否恶变有关。部分患者无症状,少部分有咯血,继发感染则有发热、咳嗽、胸痛等症状,症状可反复发作。囊肿位于肺门周围或两下肺,可单发或多发,呈单房或多房。无单独血供。继发感染者白细胞总数和中性粒细胞绝对值升高。

【影像学表现】

1. X射线

(1) 单发性支气管囊肿:含液囊肿呈圆形、椭圆形高密度影,深呼吸相囊肿形态大小可改变;含气囊肿呈薄壁环形透亮影(壁薄约 1 mm);含液气囊肿有液平,大小为 3～5 cm。

(2) 多发性肺囊肿:多见于一侧肺,好发于肺野中、内带。含气囊肿多见,一般 0.5～1.0 cm 大小,有蜂窝肺或囊性肺之称。

(3) 小的含气囊肿X射线平片难以发现,支气管造影可显示。造影剂一般不进入囊内,病变区支气管有扩张表现。

2. CT

(1) 含液囊肿在肺窗上呈圆形高密度影,边界清楚锐利,纵隔窗上囊肿密度均匀,CT值为 0～20 HU。

(2) 若囊内合并出血或蛋白含量较高,CT值相应增高。

(3) 含气囊肿在肺窗上呈圆形低密度无肺纹理区,纵隔窗上仅能显示其薄壁。

(4) 液气囊肿在肺窗和纵隔窗上均可显示液气平面征象。

(5) CT平扫右肺中叶见圆形含气低密度影,边缘光滑,壁光滑规则。

3. MRI

含液囊肿因囊内液体成分的不同,其信号强度亦不同,含血液或高蛋白成分为主时 T_1WI 和 T_2WI 上均为高信号,其他含液囊肿 T_1WI 上为低信号,T_2WI 上呈高信号。

【诊断与鉴别诊断】

(1) 肺隔离症发病部位恒定,主动脉供血。

(2) 肺结核空洞好发于上叶尖后段及下叶背段,有卫星灶及粘连带。

(3) 肺包虫囊肿囊壁钙化及内囊分离。

(4) 急性肺脓肿起病急,抗感染治疗有效。

含液囊肿还须与肺内错构瘤和炎性假瘤等良性病变鉴别。

二、气管、支气管异物

气管、支气管异物常见于 5 岁以下儿童,异物可为植物性、动物性和矿物性。

【临床、病理、实验室】

气管、支气管异物可有剧烈呛咳、哮鸣,甚至窒息。异物引起的病理改变主要是机械性阻塞和异物所致的损伤刺激及继发感染。机械性阻塞因异物大小、部位和发病时间不同呈双向通气、呼气性活瓣阻塞、吸气性活瓣阻塞和完全阻塞。

【影像学表现】

1. X 射线

(1) 直接征象:不透 X 射线异物可在胸透和胸片上显示,能够直接显示异物的部位、形态及大小,后前位上显示为纵向条状影,侧位显示异物的宽面;透 X 射线异物可见气道透亮影中断等异常。

(2) 主支气管内异物导致呼气性活瓣阻塞时,可见患侧阻塞性肺气肿,肺透亮度增加;主支气管内异物导致吸气性活瓣阻塞时,可见患侧肺透亮度降低。

(3) 纵隔摆动:透视或呼气相与吸气相胸片可观察纵隔有无摆动。呼气性活瓣阻塞在呼气相时纵隔向健侧移位,吸气时恢复原位;吸气性活瓣阻塞时吸气相纵隔向患侧移位,呼气时恢复原位。

(4) 阻塞性肺炎和肺不张:见于各个部位的异物,支气管阻塞数小时后可发生相应部位的阻塞性肺炎,较长时间的异物阻塞可发生肺不张。

(5) 间质性肺气肿、纵隔气肿、皮下气肿和气胸系因剧烈咳嗽引起肺泡破裂而导致。

2. CT

CT 可发现不透 X 射线及透 X 射线的气管、支气管异物,可明确异物的有无,异物的部位、大小及形态,有助于支气管镜下异物的取出。CT 对异物所引起的早期或轻微的继发改变的发现较 X 射线敏感。CT、MPR 重组和 CTVE 能很好地显示气管内异物。

【诊断与鉴别诊断】

有较明确的异物吸入史及相应临床症状,大多可明确诊断,影像检查的目的在于进一步明确诊断,了解异物停留的部位及继发性改变,或通过间接征象推测出异物的存在及其位置。

主要与食管异物鉴别,食管异物位于气道透明影后方,异物最大径线位于冠状面,最小径位于矢状面,与气管、支气管异物相反。

三、支气管扩张

支气管扩张是指支气管内径的异常增宽,为较常见的一种慢性支气管疾患。少数是先天性,多数为后天发生。儿童及青年多见。

【临床、病理、实验室】

咳嗽、咯血、咳大量脓臭痰,为支气管扩张的三个主要症状。常伴有发热、胸痛、呼吸困难、发绀及杵状指;先天性支气管扩张是由于支气管管壁弹力纤维不足或软骨发育不全所致;后天性支气管扩张主要由感染导致支气管壁组织的破坏、管内分泌物阻塞引起支气管内压增高、肺不张及肺纤维化对支气管产生的外在性牵引,三者互为因果,促成并加剧支气管扩张。支气管扩张可弥漫存在,亦可局限于一侧肺、一叶肺或一个肺段,多见于左下叶、右中叶及右下叶。病理和影像学根据形态分为柱状支气管扩张、囊状支气管扩张、静脉曲张型支气管扩张。

【影像学表现】

1. X射线

(1)肺纹理改变:局部肺纹理增多、紊乱或呈网状,可见"轨道征";支气管内黏液栓可见不规则杵状致密影;囊状扩张见多个小囊状影呈蜂窝状,部分囊内可见液平面。

(2)肺内炎症:增多紊乱的肺纹理中伴有小片状模糊影。

(3)肺不张:病变区肺叶及肺段不张。

2. CT(MPR)

(1)支气管壁增厚,管腔增宽,肺周边部可见支气管影。

(2)柱状支气管扩张:可见"轨道征"和"印戒征",伴行的支气管管径大于动脉管径。

(3)囊状支气管扩张:一组或多发含气囊腔,若内含液体而呈葡萄状。囊内液气平面是支气管扩张最具有特异性的征象。

(4)静脉曲张型支气管扩张:粗细不均的囊柱状改变。

3. MRI

(1)局部肺野结构紊乱,可见索条状或蜂窝状高信号影。

（2）柱状及静脉曲张型支气管扩张的支气管管壁增厚而不规则，呈粗细不均匀的长柱状或串珠状影，囊状支气管扩张呈环状高信号影，其内可见气液平面。

【诊断与鉴别诊断】

1. X射线

胸片在粗乱的肺纹理中如可见杵状、囊状或蜂窝状影，为支气管扩张较为特征的表现，结合临床有咳嗽、咳脓臭痰、咯血，可考虑支气管扩张的诊断。

2. CT

CT对支气管扩张的检出率很高。囊状支气管扩张须与以下疾病鉴别。

（1）多发性肺囊肿。

（2）囊肿相对较大，壁相对较薄。

（3）肺气囊：肺气囊多见于金黄色葡萄球菌肺炎，呈多个类圆形的薄壁空腔，其变化快，伴有肺内浸润灶或囊肿。

四、慢性支气管炎

慢性支气管炎简称为"慢支"，是指支气管黏膜及其周围组织的慢性非特异性炎症，为一种多病因的呼吸道常见病。

【临床、病理、实验室】

临床表现为每年咳嗽、咳痰达3个月以上，连续2年或更长，多在冬季发病，晚期并发阻塞性肺气肿或肺源性心脏病而出现气急、呼吸困难、心悸，甚至不能平卧等症状。病理学显示炎症改变起于黏膜层，黏膜充血、水肿、糜烂；慢性炎症一方面可导致支气管管壁软骨的变性萎缩，管壁弹力纤维的破坏，另一方面导致肉芽组织及纤维组织增生，而产生支气管不完全阻塞。慢性炎症还可引起支气管周围间质纤维化使小血管扭曲、变形。

【影像学表现】

1. X射线

（1）肺纹理增多、紊乱、扭曲及变形，早期可无异常发现。

（2）管状影又称"轨道征"，由支气管壁增厚硬化与腔内气体衬托而成。

（3）索条状或网状影，其内可伴有小点状影，由肺组织纤维化所致。

（4）常合并肺部炎症、肺气肿、肺大疱。

（5）肺动脉高压征象：右下肺动脉干增粗，横径超过1.5 cm，外围分支稀少，即"残根征"。

2. CT

（1）支气管管壁增厚，可见"轨道征"。

（2）弥漫性间质纤维化者，可见弥漫性网状阴影。
（3）肺气肿及肺大疱。
（4）刀鞘状气管，胸段气管冠状径小，矢状径大，形如刀鞘，冠状径/矢状径 ≤0.6。
（5）肺动脉高压可见肺门部肺动脉扩张，外围小动脉明显减少。
（6）HRCT 可显示肺间质及肺实质的微细改变。

【诊断与鉴别诊断】

慢性支气管炎影像学表现虽然无特异性，但结合临床肺纹理增多、紊乱，部分呈网状合并肺气肿、右下肺动脉增宽超过 15 mm 病史、症状，一般不难作出提示诊断。诊断时须与间质性肺炎、结缔组织疾病、尘肺、细支气管炎等鉴别。

第二节　肺先天性疾病

一、肺发育异常

肺发育异常包括肺不发育和肺发育不全，系胚胎早期肺芽发育障碍所致。可分为两肺、一侧肺或肺叶发育异常。

【临床、病理、实验室】

临床症状与肺发育异常的类型、是否合并其他发育障碍及是否有并发症有关。多数患者无任何症状，部分患者仅有胸闷、气短，继发感染可有咳嗽等症状。

肺不发育是指没有肺组织，只有残缺不全的支气管，不能存活。肺发育不全系指肺泡、小支气管及其他肺组织成分形成不足或结构不良。肺发育不全可累及全肺，也可仅累及一侧肺或某一肺叶，且可合并心脏、大血管和骨骼等其他畸形。一侧肺发育异常通常分为三型：肺小发育（患侧支气管、肺和血管系统完全缺如）；肺发育不全（患侧仅有一小段支气管盲管，而无肺组织和血管系统）；肺叶发育不全（肺叶支气管末端有许多相互交通的囊腔构成的无正常结构的肺组织块）。

【影像学表现】

1. X 射线

（1）一侧肺不发育：患侧胸部密度均匀增高，其内无含气肺组织及支气管影像，亦无血管纹理分布，心脏纵隔向患侧移位，患侧横膈升高，健侧出现代偿性肺过度充气，严重时形成纵隔疝。

（2）一侧肺发育不全：患侧全部或部分肺野充气不良或均匀的致密阴影，纵隔向患侧移位，健侧代偿性肺过度充气。

（3）肺叶发育不全：肺叶体积小，密度高，邻近肺野可出现代偿性肺过度充气。

2. CT

（1）一侧肺不发育：患侧胸腔内无含气肺组织及支气管影像，心脏纵隔移向患侧，健侧代偿性肺过度充气并向患侧膨出，严重时形成肺纵隔疝，增强扫描患侧肺动脉缺如。

（2）一侧肺发育不全：患侧肺组织充气不良，主支气管细小，增强扫描示患侧肺动脉细小，有时可见静脉回流异常。

（3）肺叶发育不全：病变肺叶呈三角形或类圆形软组织密度影，三角形病灶尖端指向肺门，增强扫描示病变区见多发大小不等、形态各异的囊性结构。

3. MRI

胸腔内病变区域信号异常，T_1WI上呈中等信号，T_2WI上呈高信号，纵隔向患侧移位，MRA时局部血管缺如或细小。

【诊断与鉴别诊断】

影像学表现有其特征性，结合临床不难诊断。须与以下疾病鉴别。

（1）肺不张：患侧胸廓缩小，肋间隙变窄，双侧胸廓不对称。

（2）肺隔离症：常与肺叶发育不全鉴别，肺隔离症的动脉供应来自体循环系统。

（3）胸部手术后改变：有手术史，患侧肋间隙变窄。

二、肺隔离症

肺隔离症又称支气管肺隔离症，为胚胎时期一部分肺组织和正常肺分离而单独发育，与正常支气管树不相通，不接受肺动脉分支供血，仅接受体循环异常血管的供血。

【临床、病理、实验室】

多无症状，见于各年龄组，合并感染时表现为呼吸道感染的症状。根据隔离肺与正常肺位于同一脏层胸膜之内侧或外侧，分为肺叶内型和肺叶外型。

【影像学表现】

1. X射线

（1）隔离肺为圆形或椭圆形致密阴影，边缘光滑清楚，密度均匀，长轴指向内后方，肺叶内型多与膈相连。

（2）多位于左下叶后基底段，少数位于右下叶后基底段及膈下或纵隔内。

（3）肺叶外型常合并其他畸形，30%合并纵隔疝。

（4）肺叶内型合并感染时病变与支气管相通，可形成单发或多发囊腔，壁薄可见液平面，反复感染后病变边缘模糊，周围支气管扩张。

（5）血管造影：70%由胸主动脉供血。

2. CT

（1）膈上区肺基底部见边界清楚的软组织密度影，密度均匀或不均匀。

（2）与支气管相通时呈蜂窝状改变，并可见液-液平面或液-气平面。

（3）伴发感染者可类似脓肿样改变。

（4）增强扫描病变不均匀强化，CTA可显示供养动脉。

3. MRI

（1）边界清楚的三角形或肺叶形状影，T_1WI呈等信号，T_2WI呈高信号，其内信号均匀或不均匀，可见散在或多发囊性病变，呈长T_1长T_2信号。

（2）可显示病变供血动脉的起源、病灶内的血管结构及静脉引流情况，有助于区别肺叶内型和肺叶外型肺隔离症。

【诊断与鉴别诊断】

肺隔离症好发于下叶后基底段，呈三角形或类圆形致密影，其内可见囊性结构，CT增强实质部分强化，供血动脉来自体循环系统可确诊。应与以下疾病鉴别。

（1）先天性支气管囊肿：病变随呼吸而变化，CT增强囊内无强化。

（2）先天性膈疝：疝出物为肠管，口服对比剂后见对比剂进入病变内，且无异常供血动脉。

（3）肺脓肿：急性感染症状，咳脓臭痰。

（4）阻塞性肺不张：实变区前缘为斜裂，无异常供血。

（5）肺癌：相应的肿瘤征象。

三、肺动静脉瘘

肺动静脉瘘又称肺动静脉畸形，是肺部的动脉和静脉非正常地直接相通而引起的血流短路，多为先天性，少数为后天性，后天性者多为创伤累及肺血管而形成。

【临床、病理、实验室】

较大的肺动静脉瘘主要表现为活动后呼吸困难、心慌、气短、发绀、杵状指、胸痛及咯血等。基本病理改变是毛细血管壁异常扩张或缺如，形成囊壁菲薄的动脉瘤样囊腔直接与肺循环沟通。根据肺动静脉瘘输入血管的来源分为肺动脉与肺静脉直接交通和体循环与肺循环的直接交通两型。根据肺动静脉瘘输入血管的数目可分为单纯型和复杂型两种。

【影像学表现】

1. X射线

分囊状肺动静脉瘘和弥漫性肺小动静脉瘘。

（1）胸部单发或多发结节影，单发者下叶多见，结节直径从 1 cm 至数厘米大小，密度均匀，边缘清楚，或有浅分叶，结节附近可见略增粗的血管阴影与肺门相连。

（2）部分病变巨大，呈团块状影，可达 8 cm，并可见一支或数支粗大的输入血管与肺门相连，输出静脉与左心房相连。

（3）心血管造影：供血肺动脉与"瘤体"相连，且增粗，引流静脉提前显影入左房。

（4）弥漫性肺小动静脉瘘为肺内多发葡萄状高密度影，或肺纹理增粗、扭曲、紊乱甚或无阳性发现。

2. CT

（1）圆形或轻度分叶的致密影，多位于肺门附近。

（2）可见输入血管与肺门相连，输出静脉与左心房相连。

（3）动态 CT 增强扫描病变区明显强化，输入血管和输出血管显示更加清楚。

3. MRI

（1）圆形、椭圆形或不规则病灶，边缘清楚，壁较薄，其内可见较多低信号血管流空影；应用梯度回波快速成像技术，其内血液可表现为高信号。

（2）多方位成像可显示肺动静脉瘘的输入血管和输出血管。

【诊断与鉴别诊断】

（1）肺动静脉瘘根据 CT 增强可见供血动脉及引流静脉，MRI 可见流空血管影，可与肺结核、良性肿瘤及肺癌鉴别。应避免穿刺活检。

（2）肺小动静脉瘘应与纤维性病灶鉴别，胸腔或心外杂音有助于鉴别。

（3）肺静脉曲张：两下肺近左心房的圆形、椭圆形和管状影，听诊无血管杂音，血管造影无供血动脉。

第三节　肺部炎症

一、大叶性肺炎

【临床、病理、实验室】

多见于青壮年，起病急，以高热、畏寒、胸痛、咳嗽、咳铁锈色痰为临床表现。实验室检查白细胞总数及中性粒细胞明显增高。其病理阶段分为四期：充血期（发病 12～24 h）、红色肝样变期（2～3 d）、灰色肝样变期（2～3 d）、消散期（1 周后）。

【影像学表现】

1. X 射线

（1）早期（充血期）：无明显改变，或仅有肺纹理增加或密度较淡的片状模糊阴影。

（2）实变期（红色、灰色肝样变期）：表现为大片状均匀致密影，形态与肺叶或肺段轮廓相符合，其内可见空气支气管征。

（3）消散期：呈散在的、大小不一和分布不规则的斑片状阴影，病变逐步吸收，病变区出现条索状影或完全恢复正常。

2. CT

（1）病变呈大叶性或肺段性分布，病变中可见空气支气管征，肺容积无明显改变。

（2）消散期呈散在的、大小不一和分布不规则的斑片状阴影，病变进一步吸收呈条索状影或完全恢复正常。

3. MRI

大片实变影按肺叶、肺段分布，T_1WI 呈中等信号，T_2WI 呈稍高信号，实变区见含气的支气管影像。

【诊断与鉴别诊断】

（1）大叶性干酪性肺炎全身衰竭，痰菌阳性，病变密度不均，伴多发虫蚀样空洞，可见支气管播散的病灶。

（2）肺不张病变内无空气支气管征，肺容积缩小。

（3）消散期结合病史与肺结核、支气管性肺炎以及阶段性支原体肺炎鉴别不难。

二、支气管肺炎

【临床、病理、实验室】

多见于婴幼儿、老年人及极度衰弱的患者，主要症状为发热，伴咳嗽、呼吸困难、发绀、胸痛。终末细支气管病变较重，支气管黏膜发生充血、水肿及渗出，并累及呼吸性支气管、肺泡及肺泡周围，因此，是肺间质内炎性浸润以及肺小叶渗出和实变的混合病变，如不同程度的阻塞，则可出现肺气肿，小叶不张。

【影像学表现】

1. X 射线

（1）早期肺纹理增强，边缘模糊。

（2）两下肺野中、内带沿支气管分布斑点状或斑片状阴影，边界模糊，密度不均，有时融合成大片阴影。

（3）相邻的肺野可出现代偿性肺过度充气征象。

（4）以金黄色葡萄球菌、铜绿假单胞菌、链球菌引起的小叶性肺炎病变内可见空洞影，有时可见肺气囊。

（5）小儿患者常见肺门影增大，模糊。

2. CT

（1）肺纹理增粗，模糊。

（2）弥散分布斑片影，腺泡结节影（4～7 mm），边缘模糊。

（3）小片状实变影可融合。

（4）可显示病变内小空洞影。

（5）病变周围常伴局限性肺气肿或肺不张。

【诊断与鉴别诊断】

（1）好发于两中下肺的内、中带，沿支气管分布。

（2）呈多发小的斑片状阴影。

（3）邻近肺可见肺气肿或小叶不张。

（4）多见于婴幼儿及年老体弱者。

病毒、细菌、真菌引起的支气管肺炎仅根据影像学表现，难以鉴别支气管肺炎的病原性质。

三、支原体肺炎

支原体肺炎是由支原体引起的间质性改变为主的肺炎，多发生于冬春及夏秋之交。

【临床、病理、实验室】

临床症状多较轻微，重症可有高热，白细胞总数正常或略高，血冷凝集试验和间接荧光检测法可确诊，ESR 普遍增快。病理上主要是细支气管黏膜及周围充血、水肿，多核细胞浸润，肺泡浆液性渗出。

【影像学表现】

1. X射线

（1）早期双肺纹理增多模糊与网状阴影并存。

（2）中下肺野较低密度斑片状阴影，密度不均，常呈单侧。

（3）一个肺叶或肺段实变，但边缘模糊呈网状结节影，无清晰的分界，常伴有淋巴结肿大。

（4）典型表现为自肺门附近向肺野外围伸展的大片扇形阴影，病变密度较淡，其内多可见肺纹理影。

（5）病变多在 2～3 周内消失，少数治疗不及时可发展为肺脓肿。

2. CT

（1）肺纹理增粗而模糊。

（2）肺内渗出性病变密度较淡，可较清楚地显示其内走行的肺纹理。

【诊断与鉴别诊断】

根据上述影像学表现，结合临床症状较轻，肺部体征少，白细胞计数不高等，一般诊断不难。

（1）借助冷凝集试验及支原体培养与细菌性肺炎、病毒性肺炎鉴别。

（2）继发性肺结核：病变以上叶尖后段及下叶背段较多；呈多样性；变化较慢。

四、间质性肺炎

【临床、病理、实验室】

小儿多见，可有气急、发绀、咳嗽、鼻翼翕动等，呼吸系统体征较少。

病理特征为细小支气管壁和血管周围、肺泡间隔、肺泡壁、小叶间隔的炎性细胞浸润，浆液渗出，肺泡很少或不被受累。肺间质内炎症引起水肿及淋巴细胞的浸润，同时，炎症沿间质内的淋巴管蔓延引起局限性的淋巴管炎或淋巴结炎。炎症可致细支气管部分或完全阻塞，导致局限性肺气肿或肺不张。

【影像学表现】

1. X 射线

（1）肺纹理增强，模糊，纤细条纹状影，走行僵直，可相互交错或相互平行；位于肺门区可见支气管断面所致的厚壁环状影，称为"袖口征"。

（2）小点状及网状阴影，以两下肺野为主。

（3）阻塞可引起肺气肿或肺不张。

（4）肺门影增大，密度增高，结构不清。

（5）病变吸收消散较肺泡炎症缓慢，少数病例可导致慢性肺间质纤维化或并发支气管扩张。

2. CT

（1）CT 示两侧肺野弥漫分布的网状影，以下肺明显，小叶间隔及叶间胸膜增厚。

（2）肺纹理增强，可伴有磨玻璃样影。

（3）肺门和气管旁淋巴结肿大。

（4）局限性肺气肿。

（5）少量胸腔积液。

【诊断与鉴别诊断】

间质性肺炎主要表现为肺纹理增强，网状及小结节状影、肺气肿且多呈对称性，易漏诊。可根据病灶大小，分布及病变形状，临床表现及实验室检查鉴别间质性肺炎和粟粒性肺结核。

五、严重急性呼吸综合征（SARS）

【临床、病理、实验室】

首发症状多为发热，可伴有头痛、胸痛和全身关节、肌肉酸痛，多有咳嗽，偶有血丝痰，肺部体征少。临床分为早期（病初 1～7 d）、进展期（病初后 8～14 d）和恢复期（病初后 15～21 d）。

【影像学表现】

1. X射线

（1）初期为小片状或较大片状磨玻璃样密度影，可为单侧或双侧，可单发或多发。

（2）进展期病变多发或弥漫性阴影，病变由单侧发展到双侧，一个肺野到多个肺野。

（3）病变可多发多变，新旧病灶交替出现，病变可反复。

（4）病变吸收过程中可合并肺间质增生，部分可发展为肺间质纤维化。

2. CT

（1）磨玻璃样密度影是 SARS 的基本影像。

（2）胸膜下磨玻璃样影内细线和网状影。

（3）磨玻璃样影内广泛网状阴影形成"碎石路"征。

【诊断与鉴别诊断】

SARS 影像学表现为肺野外带的小片状磨玻璃样影，病变进展快，多发多变，病变反复，肺门或纵隔淋巴结无肿大，结合临床有高热，病情重，进展快，有 SARS 患者密切接触史，一般诊断不难。

影像学上与肺部其他炎性病变表现有相似之处，须与细菌性肺炎、其他病毒性肺炎、支原体肺炎、衣原体肺炎、军团菌肺炎、肺孢子菌肺炎等鉴别。

六、肺炎性假瘤

肺炎性假瘤为非特异性增生性炎症或慢性炎症的结局所导致的肺内瘤样团块病变。

【临床、病理、实验室】

以 30～40 岁多见，男性多于女性。常见症状为咳嗽，痰中带血少见，部分患者无任何症状。

炎性假瘤是成纤维细胞、淋巴细胞、浆细胞、异物巨细胞、组织细胞及泡沫细胞等组成的肉芽肿。炎性假瘤与肺的境界是否清楚取决于病变周围的病理变化。根据炎性假瘤的组织成分可将其分为组织细胞增生型、乳头状增生型、硬化血管瘤型、淋巴细胞型、浆细胞型。

【影像学表现】

1. X射线

（1）网形、椭圆形、类圆形或不规则形肿块影，密度均匀，边缘可呈驼峰状或不规则形。

（2）多数小于5 cm，少数可大于10 cm。

（3）硬化血管瘤型病变内可见斑点状钙化影；化脓性炎症形成的假瘤可见小空洞。

（4）部分可类似于周围型肺癌的毛刺样表现。

（5）邻近胸膜可见局限性粘连肥厚。

（6）随访病变可在数年内无明显增大。

2. CT

（1）肺表浅部位的圆形或类圆形高密度影，肺窗及纵隔窗显示的形态大小比较一致。

（2）密度均匀，部分病变内可见钙化影或小空洞影。

（3）边缘多光滑清楚，少数毛糙或毛刺样改变，部分病变可见胸膜尖角样粘连带。

（4）假性淋巴瘤型可见肿块内支气管气相。

（5）增强扫描病变多较显著均匀强化。

3. MRI

多表现为光滑清晰的圆形或类圆形肿块，T_1WI呈中等信号，T_2WI呈高信号，邻近胸膜者可见局部胸膜肥厚。

【诊断与鉴别诊断】

炎性假瘤病变多位于肺表浅部位，直径多在5 cm以下，轮廓光滑，周围血管纹理受压移位，胸膜可见尖角样粘连带，增强扫描肿块不同程度的强化，动态观察长时间无变化。应与以下疾病鉴别。

（1）结核球病变：周围见卫星灶，病变内可见钙化；有时痰中可找到结核菌。

（2）周围型肺癌病变：不规则，见分叶及胸膜凹陷征，可见空泡征；临床上痰中带血。

（3）球形肺炎：球形，边缘模糊，可见胸膜反应，增强无强化，抗感染治疗病灶吸收。

鉴别有困难时，应及时行穿刺活检进一步明确。

七、肺脓肿

肺脓肿是多种化脓性细菌所引起的破坏性疾病，分急性肺脓肿与慢性肺脓肿。

【临床、病理、实验室】

急性肺脓肿起病急、寒战、高热、胸痛、咳嗽、咳大量脓痰。慢性肺脓肿临床上以咳嗽、脓痰或脓血痰、胸痛、消瘦为主要表现。

化脓性细菌进入肺组织内引起炎性细胞浸润、渗出而发生肺实变，继而发生坏死，液化形成脓肿，此期经有效治疗，大部分可治愈。若脓肿引流不畅，治疗不及时，迁延不愈，形成慢性脓肿并可继发支气管扩张。

实验室检查：白细胞总数升高，痰在杯中分三层，上层为白色泡沫，中层为半透明的液体，下层为混浊的沉淀。

【影像学表现】

1. X 射线

（1）急性肺脓肿：①化脓性炎症阶段（一周内），见大片密度增高影，密度较均匀，边缘模糊。②脓肿形成阶段（两周后），大片实变区内出现含液平面的厚壁空洞，空洞内壁光滑或不规则。③伴有少量胸腔积液或胸膜肥厚。

（2）慢性肺脓肿：①圆形、椭圆形或不规则形厚壁空洞，边缘清楚，内有或无液平。②多房空洞显示多腔相通、多支引流、多叶蔓延。③常伴有支气管扩张、脓胸、胸膜肥厚。

（3）血源性肺脓肿：两肺多发大小不等的类圆形致密影，外围较多，部分病变内见小空洞及液平。

2. CT

（1）早期：大片致密影，边缘模糊。

（2）液化排脓后形成厚壁空洞，内含有气-液面或液面，内壁多不规整。

（3）增强扫描脓肿壁可呈环形强化，脓腔内未见明显强化。

（4）可有支气管扩张及肺气肿表现。

（5）血源性肺脓肿多为两肺多发性结节状或片状高密度影，边缘模糊。

3. MRI

早期，肺内见大片状影，T_1WI 呈中等信号，T_2WI 呈高信号；空洞内气体呈极低信号，液体 T_1WI 呈低或中等信号，T_2WI 呈高信号。MRI 可敏感显示脓胸。

【诊断与鉴别诊断】

1. 脓肿形成前应与大叶性肺炎鉴别

大叶性肺炎病变按肺叶分布，肺脓肿病变跨叶分布，CT 增强扫描病变内可显示中央相对低密度和强化明显的脓肿壁，有助于鉴别。

2. 慢性肺脓肿应与结核空洞鉴别

结核空洞内多无气-液平面，周围常有卫星灶，同侧和（或）对侧伴有结核灶。

3. 血源性肺脓肿应与肺转移瘤鉴别

肺癌空洞壁厚薄不均，内壁见壁结节，外缘可呈分叶状，常可见毛刺；血源性肺脓肿应与肺转移瘤鉴别，结合临床表现及寻找有无原发病变有助于鉴别。

八、艾滋病的肺部感染

机会性感染是艾滋病的主要并发症。以肺部感染多见，是艾滋病死亡的主要原因。

【临床、病理、实验室】

肺部感染可由多种病原引起，如病毒、细菌、霉菌和原虫等。实验室检查，人类免疫缺陷病毒抗体阳性。

（一）肺结核

艾滋病合并肺结核比其他机会性感染发病时间早。

【影像学表现】

（1）在 HIV 感染早期，影像所见与普通患者的肺结核相似，表现为上叶尖后段及下叶背段结节、浸润及空洞等影像。

（2）HIV 感染中后期，多为原发感染表现，即原发综合征的表现；也常见支气管播散、血行播散型肺结核和胸腔积液等。

（二）肺孢子菌肺炎

肺孢子菌肺炎（PCP）又称肺孢子虫病，是 HIV 感染晚期主要并发症之一。

【临床、病理、实验室】

肺孢子菌引起Ⅰ型肺泡上皮细胞损害，Ⅱ型肺泡上皮细胞增生和间质性肺炎等病理改变，可导致肺间质纤维化。

主要临床表现为进行性呼吸困难、咳嗽、发热，病程持续数周或数月。肺部听诊可闻及干鸣音或湿啰音。实验室检查：中性粒细胞明显增高。PCP 相关检查为痰聚合酶链式反应（PCR）、血 PCR 检测，六胺银染色、吉姆萨染色找肺孢子菌。

【影像学表现】

1. X 射线

双侧肺内的弥漫性间质性影像，可为细颗粒状、网状及磨玻璃样阴影。

2. CT

（1）广泛或局限性的磨玻璃样阴影，有肺门周围分布的优势。

（2）小叶间隔增厚及网状影。

（3）病变治疗后可见残留的纤维化。

(三) AIDS 合并细菌感染

【临床、病理、实验室】

免疫获得性细菌性肺炎占 AIDS 患者的 30% 以上，其致病菌为肺炎球菌、铜绿假单胞菌、金黄色葡萄球菌、大肠杆菌、革兰阴性杆菌及克雷伯式杆菌等。病理上为浆液性、浆液脓性及化脓性肺泡炎。

【影像学表现】

（1）一个或多个肺叶或肺段实变。

（2）多发小斑片阴影，沿支气管走行方向分布。

（3）肿块或大片阴影，易形成空洞，血源性感染表现为两肺中下野边缘模糊的多发结节或球形阴影，常形成空洞。

(四) AIDS 合并霉菌感染

以新型隐球菌、曲菌、荚膜组织胞浆菌和粗球孢子菌常见。

【影像学表现】

（1）曲菌感染表现为片状、肿块或球形及空洞阴影，空洞内可见曲菌球。

（2）隐球菌感染表现为结节、肿块或肺叶、肺段实变，可单发或多发，10%～15%形成空洞。

（3）病变进展较细菌性肺炎缓慢。

第四节 肺结核

肺结核是由人型或牛型结核分枝杆菌在肺内引起的一种常见的慢性传染病。肺结核的诊断主要以临床症状、痰检、胸部 X 射线检查和 CT 检查等资料为依据。

【临床、病理、实验室】

肺结核的临床表现与感染的结核菌的数量、毒力及机体免疫反应和变态反应状态有关，也与病变的发展阶段有关。可无任何症状，或仅有咳嗽、咯血及胸痛，有些患者可出现比较明显的低热、盗汗、乏力、食欲减退以及消瘦等全身中毒症状。血行播散性肺结核可出现高热、寒战等症状，这些症状缺乏特异性，痰检找到结核菌或痰培养阳性及纤维支气管镜检查发现结核性病变是诊断肺结核的可靠依据。

一、原发性肺结核

原发性肺结核（Ⅰ型）：机体初次感染结核分枝杆菌所引起的肺结核，包括原发综合征和胸内淋巴结结核，儿童多见。

（一）原发综合征

结核分枝杆菌经呼吸道吸入后，经支气管、细支气管、肺泡管到肺泡，在肺实质内产生急性渗出性炎症性改变，即原发病灶，同时，原发病灶内的结核分枝杆菌很快经淋巴管向局部淋巴结蔓延，引起结核性淋巴管炎与结核性淋巴结炎。肺部原发病灶、局部淋巴管炎及所属淋巴结炎三者合称为原发综合征。

【影像学表现】

1. X 射线

（1）原发灶：肺中部即上叶下部或下叶上部近胸膜处片状或类圆形密度增高影，也可呈肺段或肺叶阴影，边缘模糊不清。

（2）淋巴结炎：同侧肺门与纵隔淋巴结肿大，表现为突出于正常组织轮廓的肿块影。

（3）淋巴管炎：肺内原发病灶与肺门肿大淋巴结间一条或数条较模糊的条索状密度增高影。

（4）典型的原发综合征显示原发病灶、淋巴管炎与淋巴结炎三者组成的哑铃状，又称双极现象。如原发灶范围较大时，常可掩盖淋巴管炎和肿大的淋巴结。

2. CT

（1）可清楚显示原发病灶、引流的淋巴管炎及肿大的淋巴结。

（2）易显示肿大淋巴结压迫支气管等所引起的肺右上肺片状模糊影与肺门肿大淋巴结融合，肺门角消失叶或肺段的不张。

（3）可显示原发病变周围的胸膜的改变。

（二）胸内淋巴结结核

当原发病灶完全吸收时，结核性淋巴结炎常因干酪坏死而吸收缓慢，表现为纵隔和肺门淋巴结的增大。肿大淋巴结分为炎症型和结节型。肿大淋巴结压迫支气管可引起肺不张，以右肺上叶及中叶多见。

【影像学表现】

1. X 射线

（1）炎症型：肺门向外扩展的高密度影，略显结节状，边缘模糊，与周围组织分界不清。

（2）结节型：肺门、纵隔淋巴结肿大，以右侧气管旁及气管支气管淋巴结多见，表现为肺门区域突出的圆形或卵圆形或分叶状的边界清楚的结节影。

（3）多发淋巴结肿大使纵隔影增宽，边缘呈波浪状。

2. CT

CT 对发现肺门及纵隔淋巴结增大，对隆突下淋巴结增大较 X 射线片优越，还可早期发现原发灶的干酪坏死及空洞。平扫难以确定的肿大淋巴结，增强则可明确。

3. MRI

对于疑为胸内肿大淋巴结结核而 X 射线及 CT 平扫不能显示时，行 MRI。增殖性病变表现为中等信号的结节影，边缘清楚，但可凹凸不平。

二、血行播散型肺结核

血行播散型肺结核（Ⅱ型）为结核杆菌短期大量或多次少量进入血流播散至肺部所致，分急性粟粒型和亚急性或慢性血行播散型肺结核。

（一）急性粟粒型肺结核

结核分枝杆菌一次或短时间内数次侵入血液循环所引起，临床上发病急，有高热、头痛、昏睡、脑膜刺激及呼吸道症状，胸部多无阳性体征，血沉快，结核菌素试验可为阴性。

【影像学表现】

1. X 射线

（1）肺透亮度下降呈毛玻璃样，透视下难以辨认。

（2）肺内广泛分布的 1～2 mm 大小的粟粒样病灶，其大小一致，密度一致，分布一致，呈"三均匀"特点，边缘清楚或模糊。

（3）正常肺纹理常不易辨认。

2. CT

CT 可清楚显示两肺弥漫性的粟粒结节。

（二）亚急性或慢性血行播散型肺结核

由于较少量的结核分枝杆菌在较长时间内多次进入血液循环所造成。播散来源大多为泌尿生殖器官或骨关节结核病的病菌侵入静脉而引起。

【影像学表现】

1. X 射线

（1）肺内多发病灶分布不均，大小不一，密度不均，即所谓的"三不均匀"。

（2）部分病灶可融合并产生干酪坏死，形成空洞和支气管播散。

2. CT

（1）分布不均，以两中上肺野分布较多。

（2）大小不均，粟粒结节可相互融合形成大于粟粒的结节。

（3）密度不均，部分病灶钙化。

3. MRI

两中上肺可见小结节影，信号有差异，以中等信号为主。

三、继发性肺结核

继发性肺结核（Ⅲ型）是肺结核中最常见的类型，大多见于成年人，多为已静止的原发病灶的重新活动，偶为外源性再感染。病变多在肺尖、锁骨下区及下叶背段。

【影像学表现】

1. X射线

（1）渗出浸润为主型好发于上叶尖、后段和下叶背段。单发或多发的边缘模糊的小斑片状或云絮状阴影或结节索条影，也可是渗出、纤维化和空洞播散并存。

（2）干酪为主型包括结核球和干酪性肺炎。

①结核球：单发或多发圆形、椭圆形或分叶状阴影，边缘光滑或有毛刺，直径多在2~3 cm之内，密度均匀或不均匀，可伴有钙化、小空洞，周围常见卫星灶和胸膜粘连带。

②干酪性肺炎：呈大叶性或肺段实变，其中见多发虫蚀样空洞，同侧或对侧肺常见支气管播散的边缘模糊斑片状阴影。

（3）空洞为主型以纤维厚壁空洞、广泛纤维性变及支气管播散病灶组成病变的主体。

①锁骨上下区形状不规则的慢性纤维空洞，周围伴有广泛的条索状纤维性改变和散在的新老不一的病灶。

②同侧或对侧肺见斑点状或斑片状支气管播散灶。

③肺门上提，肺纹理垂直向下呈垂柳状，可合并支气管扩张。

④邻近肺野内出现代偿性肺过度充气表现。

⑤可伴有胸膜肥厚，横膈圆顶幕状粘连。

⑥纤维化及胸膜肥厚明显者可引起胸廓塌陷，肋间隙变窄，纵隔向患侧移位。

2. CT

（1）渗出为主型多种病变性质并存，包括腺泡结节状、斑片状模糊影、纤维条索影及钙化灶，常伴有肺容积缩小和支气管扩张。

（2）干酪为主型。

①结核球呈圆形、类圆形阴影，边界清楚，中心可见小空洞，周边或中央可见钙化。部分病灶边缘可呈浅分叶，少数可见毛刺征或胸膜凹陷征。病灶周围常可见卫星灶。增强扫描病灶不强化或轻度强化。

②干酪性肺炎表现为上叶的大叶性实变影，其内可见多个小空洞，下肺常可见沿支气管分布的播散病灶。

（3）空洞为主型。

①肺叶或肺段高密度影，其内可见一个或多个空洞，内无液平。

②病变同侧或对侧见新旧不一的结节状支气管播散灶，其密度差异大。

③空洞周围见较大索条状致密影，肺纹理增粗扭曲，可见支气管扩张。

④纵隔向患侧移位，常伴有明显胸膜肥厚及相应部位的胸廓塌陷。

4. MRI

（1）渗出性及干酪性病变一般呈高信号，增殖性病灶呈中等信号，纤维化病灶及钙化灶呈低信号，对钙化的显示不如CT。

（2）结核球在T_1WI及T_2WI多为中等信号，空洞为低信号。

四、结核性胸膜炎

结核性胸膜炎（Ⅳ型）多见于儿童与青少年，可见于原发性或继发性肺结核。临床上分为干性及渗出性结核性胸膜炎。

【影像学表现】

1. X射线

（1）游离性胸腔积液：平片可发现250 mL以上的积液，表现为肋膈角变钝。中量积液时表现为肺野大片均匀致密影，其上界为外高内低的弧形。大量积液时，整个一侧胸腔呈致密影，或仅于肺尖的内侧见到一部分稍透亮肺组织。患侧肋间隙增宽，纵隔向健侧移位。

（2）肺底积液：立位颇似一侧横膈升高状，但膈顶外移至中外1/3，卧位患侧呈均匀一致的密度增高影，正常横膈清晰可见。

（3）包裹性积液：呈单发或多发的半球形或扁丘状边缘清楚的阴影，具有胸膜外征。

（4）叶间积液：正位呈边缘清楚的圆形或椭圆形阴影，侧位可见水平裂或斜裂部位边缘清楚的梭形阴影。

（5）液气胸或包裹性液气胸：结核性胸膜炎并发支气管胸膜瘘或胸腔穿刺后均可形成气液平表现。

2. CT

（1）少量游离性积液：沿后胸壁的弧线状或新月形均匀致密影，当积液增加时，可呈半月形。

（2）大量的胸腔积液：见大片液体密度影，边缘呈弧形，可将肺向内压迫形成不同程度的不张。

（3）包裹性积液：自胸壁向肺野内突出的凸透镜形液体样密度影，基底宽而紧贴胸壁，与胸壁的夹角呈钝角，边缘光滑，邻近胸膜多有增厚，形成胸膜尾征。

（4）叶间积液：表现为叶间片状或带状的高密度影，有时呈梭状或球状。

3. MRI

积液在 T_1WI 上呈低信号、中等信号或高信号，这与积液内蛋白含量或有无出血有关，在 T_2WI 上均呈高信号。

【诊断与鉴别诊断】

（1）肺叶肺段阴影须与中央型肺癌引起的阻塞性肺炎及慢性肺炎鉴别。

（2）成人原发性肺结核须与结节病、淋巴瘤、肺癌淋巴结转移鉴别。

①结节病：女性多见，双侧肺门淋巴结对称性肿大；肺内无病变或广泛病变，肺部病变和肺门淋巴结可自行缩小。

②淋巴瘤：以纵隔淋巴结增大为主，肺门为次，纵隔向两侧增宽呈波浪状，可融合成块，肺部改变以间质浸润为主，本病对放疗敏感。

③肺癌淋巴结转移：一侧肺门及单侧或双侧纵隔淋巴结肿大，以右侧多见；肺内原发灶明显；压迫膈神经或喉返神经引起膈升高或声音嘶哑；老人多见。

第五节　肺曲菌病

肺曲菌病又称肺第状菌病，为肺部最常见的真菌病。主要致病菌为烟曲菌。

【临床、病理、实验室】

临床症状与吸入的曲菌量及机体对曲菌发生的变态反应有关。无任何症状或酷似肺炎的症状或颇似结核的症状。

病理上将肺曲菌病分为局限型和侵袭型。局限型常继发于支气管囊肿，结核空洞等肺内的空洞或空腔，在繁殖过程中，菌丝、纤维素、细胞碎屑及黏液互相混合而形成曲菌球。黏液和曲菌丝使黏液变稠，滞留于支气管内，形成黏液嵌塞。侵袭型为曲菌引起的肺部炎症、化脓及肉芽肿性病变，病变范围可较广泛。

【影像学表现】

1. X 射线

（1）肺曲菌病以曲菌球最具特征。表现为位于肺部空洞或空腔内的圆形或类圆形致密影，大小多在 3～4 cm 左右，密度较均匀，边缘光整；其内可见斑点状钙化或边缘钙化；曲菌球随体位改变位置可有改变，且总是处于近地位；可见空气半月征，即曲菌球与空洞（腔）壁之间的新月形空隙；支气管黏液嵌塞多见于两肺上叶，表现为沿肺段或亚肺段支气管分布的柱状致密影，其远侧肺组织可出现肺实变或不张。

（2）侵袭型曲菌病主要表现：一侧或两侧肺野内单发或多发斑片影；肺叶或肺段的

实变影；病灶坏死可形成脓肿，少数可见空洞形成。

2. CT

（1）曲菌球在 CT 上通常表现为：薄壁空洞或空腔内的孤立球形灶，边缘光滑锐利，直径大小为数毫米至数厘米不等，通常可见空气半月征；改变患者体位，曲菌球及空气半月征的位置均发生相应改变；曲菌球呈软组织密度影，有时可见钙化，增强扫描病变无强化。

（2）支气管黏液嵌塞表现为柱状致密影。

（3）侵袭型曲菌病早期肺部出现结节或肿块状实变影，周围环绕磨玻璃样密度影，形似晕轮，即晕轮征。

【诊断与鉴别诊断】

肺曲菌病的特征表现为：空洞（腔）内的孤立的且具有活动性的形态规则的圆形或类圆形致密影，密度较均匀，边缘光整，病变与洞（腔）壁间可见空气半月征。结节或肿块的晕轮征对侵袭型肺曲菌病的诊断具有重要意义。

鉴别诊断如下。

1. 支气管扩张

发生于两肺下叶较远侧的支气管，并有咳嗽、咳痰、咯血的临床症状，可与肺曲菌病的支气管黏液嵌塞鉴别。

2. 血源性肺脓肿

借助临床病史、临床表现及实验室检查可与肺曲菌病的两肺多发的球形病变鉴别。

3. 慢性肺曲菌病纤维结节性病变及空洞形成者须与肺结核鉴别

慢性肺曲菌病纤维结节性病变及空洞形成者与肺结核的鉴别可借助于肺结核多种性质的病变同时存在，并结合实验室检查及痰菌检查进行鉴别。

4. 侵袭型

须与支气管肺炎鉴别：痰中找到曲菌有助于本病的诊断。

第六节 肺吸虫病

【临床、病理、实验室】

一般临床症状较轻，有咳嗽、咳白黏痰，可有低热、乏力与食欲不佳等，多有咯血或咳果酱样痰。在痰中可查到嗜酸性粒细胞、夏科雷登结晶或肺吸虫卵。

肺吸虫囊蚴在肠道内发育成幼虫，进入肺内，在肺内发育成成虫。成虫在肺内引起炎性渗出，可形成脓肿，也可形成包绕虫体的单房或多房囊肿。可形成结节状肉芽组织。病变可发展为纤维化或钙化。

【影像学表现】

X射线、CT有以下具体表现。

1. 浸润阴影

为出血破坏期，表现为中下肺野片状或圆形、椭圆形影，密度较淡薄，边缘模糊，直径为1～3 cm。

2. 多房囊状阴影

为病变囊肿期，表现为肺门周围及肺野的浸润阴影，内可见单房或多房性透明区，周围可见条索状阴影伸向肺野，为肺吸虫病的特征性表现。

3. 结节状阴影

为囊肿后期，可见单发或多发的境界清楚的圆形或椭圆形结节影，结节中心可见透明区，周围可见条索状阴影，结节可散在分布，或聚集成片状或团块状。

4. 硬结、钙化阴影

代表病变的静止期，呈大小不等的结节状阴影，可呈环状、点状或片状钙化，也有的呈纤维条索状。

5. 胸膜病变

少量胸腔积液与胸膜肥厚较常见。

【诊断与鉴别诊断】

肺吸虫病的X射线和CT表现无特异性，与肺结核鉴别比较困难。若患者有食入未熟螃蟹、蛤蜊与蝲蛄历史，肺吸虫皮内试验与补体结合试验阳性，痰内查到肺吸虫卵即可确诊。

第七节　原因不明的肺部疾病

一、特发性肺间质纤维化

【临床、病理、实验室】

本病主要发生于中年，起病隐匿，病变进展速度差异较大，反复感染可加快病变发展。主要表现为进行性呼吸困难、干咳，合并肺部感染后可有发热、咳痰。肺功能检查呈现限制性通气障碍及不同程度的低氧血症。

病理改变以肺泡壁损伤为主。急性期可见肺泡内皮和基底膜损伤、肺泡和间质内蛋白样渗出，逐渐出现淋巴和单核细胞浸润、肺泡壁增厚、胶原纤维扭曲紊乱，晚期肺泡壁、小叶间隔、胸膜下广泛纤维化。

【影像学表现】

1. X射线

（1）早期正常或双下肺细小网织状影。

（2）双肺不对称性、弥漫性网织状、条索状、结节状阴影。

（3）病变以肺基底部及外周为主。

（4）晚期结节影增大，伴有广泛厚壁囊状影，形成蜂窝肺，肺体积缩小。

（5）肺气肿、肺心病。

2. CT

（1）下部磨玻璃样阴影及实变影。

（2）肺下野与胸膜垂直的线条状影。

（3）下肺后外部与胸膜弧度一致的弧线影。

（4）肺基底部数毫米至 2 cm 大小蜂窝状影。

（5）网状背景上的小结节影。

（6）散在性小叶中心性肺气肿。

（7）中、小支气管扩张。

【诊断与鉴别诊断】

由外围至肺门逐渐减轻的间质性病变，并排除其他间质纤维化后可诊断本病。须与以下疾病进行鉴别。

（1）肺类风湿性病：容易发现类风湿结节、胸膜侵犯较常见。

（2）系统性红斑狼疮：有心脏增大、肺炎、肺不张，胸腔积液较多。

（3）硬皮病：皮肤改变、食管张力变化。

二、结节病

【临床、病理、实验室】

结节病为原因不明的累及全身多个器官的肉芽肿性病变，一般呈良性经过。

本病多见于 20～40 岁，女性较多见。病程缓慢、症状轻微，可出现咳嗽、少量黏痰、低热、乏力、盗汗、食欲缺乏、胸闷等，但轻微的临床症状与较明显的影像学表现不相称，可出现其他器官肿大。实验室检查 Kvein 试验阳性、ACE 升高、血及尿钙值升高。

病理特征是出现多数器官的非干酪性肉芽肿，肿大淋巴结之间不融合，容易侵犯双侧肺门淋巴结，肺内肉芽肿主要沿支气管结缔组织和小叶间隔蔓延。

【影像学表现】

1. X射线

（1）纵隔、肺门淋巴结增大最常见。

（2）多组淋巴结增大、肺对称、可自行消退为特点。

（3）肺部弥漫性网状结节影，多在肺门淋巴结病变后出现。

（4）可出现胸膜渗出、增厚、手足短管状骨小囊状缺损吸收。

2. CT

（1）淋巴结增大，直径为1～3 cm，密度均匀、边界清楚。

（2）增强检查淋巴结均匀强化。

（3）肺部可见结节或块状影。

（4）支气管束增厚、边缘不规则、扭曲。

（5）胸膜下区小叶间隔增厚和细小蜂窝影。

（6）病变呈条带状分布。

3. MRI

肺门、纵隔肿大淋巴结，T_1WI呈中等或略低信号，T_2WI呈中等或略高信号，信号较均匀。

【诊断与鉴别诊断】

若20～40岁女性患者出现典型肺门淋巴结增大和多组淋巴结增大，影像明显而临床轻微，则可考虑结节病的诊断。鉴别诊断主要考虑下述疾病。

（1）胸内淋巴结核年轻人多见，结核中毒症状明显，气管旁淋巴结增大为主，结核菌素试验阳性。

（2）霍奇金病颈部淋巴结先肿大，增大淋巴结不对称，以纵隔淋巴结增大明显。

（3）非霍奇金淋巴瘤单侧淋巴结或一侧为主的后纵隔淋巴结增大，晚期影响肺门。

（4）肺癌单侧纵隔和（或）肺门淋巴结增大为主，容易造成支气管阻塞性改变，临床病情较重。

三、韦格纳肉芽肿

【临床、病理、实验室】

韦格纳肉芽肿是主要累及呼吸道、肾和皮肤的坏死性肉芽肿。

本病主要发病于30～50岁，男多于女。早期表现为上呼吸道和头面部器官急性炎症和溃疡，全身症状有发热、贫血、体重减轻，肺部症状为胸痛、咳嗽、咯血，累及肾脏后尿中出现蛋白、红细胞、管型、脓细胞。

本病的病理是坏死性肉芽肿和坏死性血管炎。坏死性肉芽肿好发于鼻及鼻窦周围、支气管等部位；坏死性血管炎好发于肺、肾、皮肤、心血管、消化道、神经系统，主要是以动脉为主的纤维素样变性、纤维破坏、炎性细胞浸润。

【影像学表现】

1. X射线

(1) 肺内单发球形或多发球形、结节形、粟粒状病灶。

(2) 病变主要分布于两肺中下野和肺尖。

(3) 球形病灶内可出现空洞。

(4) 阶段性肺出血或梗死。

(5) 晚期可出现心功能不全。

(6) 可出现鼻窦炎、鼻窦肿块及骨质破坏。

2. CT

(1) 结节或球形病灶周围可见针状突起，邻近胸膜面可见放射条状影。

(2) 增强检查可见供养血管进入病灶。

(3) 半数患者肺部较大结节和球形病灶内可出现空洞。

(4) 支气管管腔狭窄、管壁增厚破坏，远端伴有肺不张。

(5) 少数患者出现肺门、纵隔淋巴结增大。

(6) 少数患者可伴有少量胸腔积液。

【诊断与鉴别诊断】

肺野中下部球形病灶出现空洞或斑片状影，增强检查可见血管进入肿块内，提示本病诊断；免疫抑制剂治疗有效，合并鼻窦周围病变时诊断不难。鉴别诊断主要考虑肺炎、结核瘤、真菌病、周围型肺癌及转移瘤。

第三章 循环系统的影像学应用

医学影像学对循环系统的检查不仅能显示心脏大血管的外部轮廓，而且能显示心脏大血管壁及腔内结构的解剖和运动情况。普通 X 射线检查可显示心脏、大血管的轮廓及肺循环，实时观察搏动，但不能显示内部结构。心血管造影可显示心血管的解剖、运动和血流情况，但属有创性检查。超声心动图、CT、MRI 可直接观察心血管内在结构和功能情况，特别是超声心动图的对比和时间分辨率高，经济实用，已成为首选的检查方法。

第一节 诊断基础

一、检查方法及价值

（一）X 射线

1. 普通 X 射线检查

（1）胸部透视：与摄片比较，透视能观察心脏及大血管的搏动。从不同角度透视观察心脏房、室情况及心脏、大血管与周围结构的关系。

（2）X 射线平片：常规投照体位为后前位、右前斜位、左前斜位和左侧位。X 射线平片能很好地显示心脏大血管的位置、外形及大小的变化；能较好地反映肺循环改变。

2. 心血管造影检查

心血管造影是借助导管技术将对比剂快速注入心腔或大血管内，以显示腔内形态、大小和部位等解剖结构及其动态变化，是一种有创性的特殊 X 射线检查。可分为右心造影、左心造影、主动脉造影等常规造影和冠状动脉造影等选择性造影。

心导管检查是心血管疾病诊断与治疗的基本技术之一，主要用于检测心血管血流动力学状况，是临床诊断和介入治疗的基础。

（二）CT

常规胸部 CT 扫描能显示心脏、大血管的轮廓及其与纵隔内器官、组织的毗邻关系。但 CT 平扫对心肌和心腔内结构的显示价值有限。对比剂的引入和心电门控、多排螺旋 CT 的应用可提高心脏 CT 检查的价值和准确性。

(三) MRI

自旋回波（SE）序列主要显示心脏及大血管的解剖细节、心脏及大血管的血流。冠状动脉 MRA 可显示冠状动脉主支的近心段。对比增强 MRA（CE-MRA）尤其适合较大范围的胸腹部血管，包括肺动脉成像。MRI 电影成像技术（MRC）对评价心脏的运动功能有重要价值。

禁忌证：

(1) 安装心脏起搏器的患者。

(2) 少数有精神异常，如幽闭恐惧症的患者。

(3) 金属瓣膜置换术后的患者因产生大量伪影及有移动危险均不适合进行 MRI 检查。

(四) 超 声

应用超声成像技术对心血管系统进行检查统称为超声心动图，包括 B 型超声心动图、M 型超声心动图和多普勒超声心动图。超声心动图已成为诊断各种心血管疾病不可缺少的重要检查方法。

二、正常影像解剖

(一) X 射线

1. 心脏、大血管正常投影

(1) 后前位：心尖指向左下，心底部朝向右后上方。正常心影约 2/3 位于胸骨中线左侧，1/3 位于右侧，心影分左右两缘。

右心缘分上、下两段，两者之间有一浅切迹。上段较直为上腔静脉和升主动脉的复合影。下段弧度较大为右心房的外缘，构成心脏、大血管右缘的下 1/2，右心缘与横膈顶相交成一锐角称为右心膈角，此处有时可见一小的三角形阴影，为下腔静脉影。

左心缘由三段组成，上段左凸的弓状影为主动脉弓与降主动脉的起始部构成的主动脉结。其下方为肺动脉主干和左肺动脉起始部构成，称肺动脉段，呈平直略凹或略凸。下段由左心室构成，向外下方延伸然后转向内，转弯处称心尖部。在肺动脉与左心室缘之间为左心耳，但正常情况不隆起，X 射线片上不能区分。透视下，左心室段与肺动脉段的搏动方向相反，其交界点称为相反搏动点。

(2) 右前斜位：心影分为前、后两缘。

心前缘自上而下可分为三段。上段为升主动脉影，边缘较平直。中段为肺动脉主干和右心室漏斗部（圆锥部）。下段最长，向前下倾斜，多为右心室构成，仅膈上小部为左心室心尖部。心前缘与胸壁之间呈尖端向下的三角形透亮区，称心前间隙。

心后缘分两段。上段为升主动脉后缘、弓部、气管及上腔静脉重叠影；下段大部分由左心房构成，略向后凸出呈浅弧形，仅膈上一小部分为右心房。心后缘与脊柱间比较透亮的区域称为心后间隙。食管吞钡时，沿途可见主动脉、左主支气管及左心房压迫形成的3个压迹。

（3）左前斜位：心影分前后两缘。

心前缘分三段，自上而下为升主动脉、右心房耳部和右心室。

心后缘正常应与脊柱分开。分为上、下两段，上段是主动脉弓。主动脉弓下的透明区称为主动脉窗，其内有气管分叉、左主支气管和与其平行的左肺动脉。下段为房室影，其上部小部分为左心房，下部大部分为左心室。主动脉弓在此位置上显示最好。

（4）左侧位：心影呈椭圆形，分为前、后两缘。

心前缘自上而下分升主动脉、肺动脉主干与右心室的漏斗部和右心室三段。

心后缘上段一小部分为左心房，下段大部分为左心室，二者间无明显界线。后心膈角处三角形阴影为下腔静脉。食管吞钡时，向下与左心室及膈构成一心后三角。

心脏大小的估计：最常用的方法是心脏最大横径（T_1+T_2）与胸廓最大横径（T）之比，即心胸比率正常成人小于等于0.50。心脏大小与体格和年龄关系密切，与性别关系较小。如儿童的心胸比率较高，运动员的膈高，心胸比率可大于0.50。此外，摄片时的呼吸相、体位、心动周期等也可显示有所差别，以上情况均为正常。

2. 正常心脏、大血管造影表现

心脏、大血管造影可以显示心脏和大血管内腔的解剖结构，了解心脏功能变化及血流动力学的改变及有无异常通道等。

（二）CT

1. 心　脏

正常心脏、大血管CT扫描具有主动脉弓层面、主－肺动脉窗层面，主肺动脉及左、右肺动脉层面，左心房层面，"四腔心"层面和心室层面。

2. 心　包

CT扫描是进行心包检查较为敏感而又无创伤的检查方法。通常显示的是壁层心包，正常厚度为1～4 mm。

3. 大血管

CT在心脏扫描时，同时可显示两侧锁骨下动、静脉，颈总动脉及头臂动、静脉，主动脉、腔静脉及两侧肺动、静脉等。CT可显示冠状动脉主干及其主要分支的近段。

（三）MRI

1. 心　脏

心脏可直接显示心脏大小、心肌壁厚度以及大血管管腔大小、行径和血流速度。

2. 心　包

心包因其壁层纤维组织的质子密度低，T_1值长、T_2值短，故无论T_1WI、T_2WI均表现为低信号。正常心包厚度为1～4 mm。

3. 血　管

磁共振血管成像是基于血管内血液流动产生的磁共振信号，其强弱取决于血液的流速。磁共振血管造影技术除用于显示血管的形态、内径、走行外，还可测量血流速度和观察血流特征。磁共振于不同扫描体位和层面在心外脂肪的衬托下可显示冠状动脉主支的近心段。

（四）超　声

心脏位于纵隔中部，有心底和心尖之分。心底朝向右后上方，心脏长轴是指心尖部与心底部中央之间的连线，与人体长轴约成45°角，心脏短轴是指与心脏长轴垂直的轴面。

1. 正常二维超声心动图

主要观察心脏及大血管的形态及内部结构。

心脏大血管二维超声心动图的基本检查部位有：①心前区，即胸骨左缘（第2～5肋间）位。②心尖位。③剑突下位。④胸骨上窝位。

（1）左心室长轴断面：将探头置于胸骨左缘第3、4肋间，探查平面与右胸锁关节和左乳头连线平行，声束几乎垂直向后。

（2）心底短轴断面：将探头置于胸骨左缘2、3肋间，探查平面与左肩和右肋弓连线平行，即与心脏长轴垂直，声束通过主动脉根部及其瓣膜。

（3）二尖瓣水平左心室短轴断面：将探头置于胸骨左缘3、4肋间，探查平面与左肩和右肋弓连线平行，与心脏长轴垂直，声束通过二尖瓣。

（4）心尖四腔心断面：探头置于心尖搏动处，探查平面平分心脏四腔，声束指向右胸锁关节。

（5）剑突下四腔心断面：将探头置于剑突下，探查平面通过心脏四腔，声束指向左肩。其特点为：①显示的结构与心尖四腔心断面相似。②房间隔显示较完整，很少出现假性中断现象，弥补了心尖四腔心断面的不足，故此断面为观察房间隔缺损的最佳切面。

（6）胸骨上窝主动脉弓长轴断面：将探头置于胸骨上窝，探查平面呈右前左后方向（即通过主动脉弓长轴），声束尽量朝下。

2. 正常M型超声心动图

主要对心脏及大血管进行超声测量。

正常M型超声心动图主要在胸骨左缘左心室长轴断面图上，将取样线对准需检查的结构，即可获得该结构的M型超声心动图。

①1区：乳头肌水平心室波群；取样线对准乳头肌。②2a区：腱索水平心室波群；取样线对准二尖瓣腱索。③2b区：二尖瓣前、后叶波群；取样线对准二尖瓣前、后叶。④3区：二尖瓣前叶波群；取样线对准二尖瓣前叶。⑤4区：心底波群；取样线对准主

动脉根部及主动脉瓣。

（1）M型超声心动图常见波形

①二尖瓣波形：正常二尖瓣前叶形成舒张期向前（向上）、收缩期向后（向下）的双峰曲线。二尖瓣后叶曲线与前叶曲线呈镜面关系，两者收缩期合拢成CD段，舒张期分开，后叶开成一振幅较低的"W"形曲线。A峰：心室舒张期末，心房收缩，左心房血液向左心室主动充盈，使二尖瓣前叶向前移动的顶点（为二尖瓣前叶活动的次高点）。C点：心室开始收缩，二尖瓣前、后叶关闭的接合点。D点：二尖瓣前叶向前开放的起点。E峰：心室舒张期，二尖瓣前叶开放活动的顶点医学影像诊断学（为二尖瓣前叶活动的最高点）。F点：心室舒张期，血液快速充盈左心室而形成旋流，使二尖瓣前叶回缩的最低点，此时二尖瓣处于半开放状态，形成轻轻微摆动的FG段。

②心底波形：主动脉根部及主动脉瓣波形。主动脉根部前、后壁呈两条平行的、同向运动的曲线，两条曲线收缩期向前（向上），舒张期向后。在主动脉前、后壁之间可见主动脉瓣的活动曲线，收缩期瓣膜分开为盒状（其中，向前的为右冠瓣，向后的为无冠瓣），舒张期瓣膜闭合为一条直线。

③肺动脉及肺动脉瓣波形：在心底短轴断面图上，将取样线对准肺动脉瓣后叶，可获得肺动脉瓣后叶的活动曲线。由a波、bc段、de段构成，a波为右心房收缩引起瓣叶的后向运动；bc段为右心室收缩致肺动脉瓣迅速开放；de为舒张期瓣叶关闭形成段，e点为肺动脉瓣关闭点。

（2）测量方法与正常值

①左、右心室内径：在2a区心室波形中测量，同时测量室间隔及左心室后壁的厚度和搏动幅度以及右心室内径。心室收缩期内径：23～36 mm。左心室舒张期内径：37～53 mm。右心室内径：10～20 mm。室间隔厚度（舒张期）：7～11 mm。左心室后壁厚度（舒张期）：8～12 mm。左心室后壁搏动幅度：9～14 mm。右心室壁厚度：3～5 mm。

②左心室流出道宽度：在3区二尖瓣前叶波形中测量室间隔左室缘到二尖瓣前叶C点上缘间的垂直距离，同时可测量二尖瓣前叶的漂浮幅度（DE幅度）和EF。左心室流出道宽度：21～35 mm。DE幅度：17～28 mm。EF斜率：70～190 mm/s。

③右心室流出道和左心房内径：在4区心底波形测量，同时可测主动脉内径、主动脉瓣开放幅度。右心室流出道：22～33 mm。左心房内径：20～32 mm。主动脉内径：22～36 mm。主动脉开放幅度：16～26 mm。

④肺动脉瓣：在肺动脉瓣后叶波形中测量a波深度，bc幅度。a波深度：2～6 mm。bc幅度：12～15 mm。

3. 多普勒超声心动图

主要观察心脏及血管内的血流情况。

（1）多普勒血流检测仪的类型和检查方法

①频谱多普勒诊断仪（脉冲多普勒探测仪、连续多普勒探测仪）。

②彩色多普勒血流显像仪。

③脉冲多普勒探测仪。

优点：能确定异常血流的部位（定位功能）。

缺点：不能确定高速血流的速度。

④连续多普勒探测仪。

优点：能够测定高速血流的速度。

缺点：对异常血流无法定位。

彩色多普勒血流显像仪：是在二维超声心动图上叠加上彩色的血流频移信号，从而显示出心脏及大血管内的彩色血流的分布图像。

（2）血流多普勒的分析

①血流时相：频谱多普勒和彩色多普勒结合心电图可以观察各个波形的出现及持续时间，了解这些血流信号位于心动周期的某一时相。

②血流方向：频谱多普勒曲线上，波形分布在零位基线上下。位于基线上方的为正向频移信号，表示血流朝向探头；位于基线下方的为负向频移信号，表示血流背向探头。彩色多普勒成像中，红色表示朝向探头的正向血流，蓝色表示背离探头的负向血流。

③血流速度与彩色辉度：频谱多普勒中，频移的幅度代表血流的速度，幅度越大，速度越快。彩色多普勒成像中，血流速度的大小用红蓝两色的辉度级来显示。速度越快，色彩越亮。

④频谱离散度和多彩镶嵌图像：频谱多普勒中，频谱离散度系指多普勒频谱图上某一瞬间曲线在纵坐标上的宽度，它代表取样容积内红细胞速度的分布范围。层流：指取样容积内红细胞流动的速度和方向基本一致，正常血管及瓣膜口的血流均为层流。其离散度小，频谱窄，与基线间为一空窗。湍流或涡流：指取样容积内红细胞流动的速度和方向均不一致，血流通过异常狭窄处即形成湍流或涡流。其离散度大，频谱明显变宽，与基线间的空窗消失，呈充填的频谱图。

彩色多普勒成像时，层流显示色调单一的红色或蓝色；湍流或涡流显示出正红、负蓝多种信号同时出现的多彩镶嵌的图像。

⑤血流范围：彩色多普勒成像中，可以清楚地显示着色血流的分布范围。

三、基本病变的影像学表现

(一)异常 X 射线表现

心脏大血管病变时,普通 X 射线检查是根据心脏、大血管和肺循环的改变,结合病理生理的必然联系,综合分析、推断可能存在的病变及其病变部位、性质和程度。

1. 心脏形态的异常

一般指在后前位上心脏和大血管的形态改变,可分为二尖瓣型、主动脉型、普大型、移形型。

2. 各房室增大

心脏增大包括心肌肥厚与心脏扩大两方面,单纯凭 X 射线平片不易绝对区别肥厚与扩大,但 X 射线片上所见的心室增大常是由扩张所引起。

(1) 左心室增大:X 射线所能反映的心室增大大多已累及流入和流出道。左心室增大的 X 射线表现如下。

①后前位:左室段向左下延伸,心尖部明显低于右心膈角,相反搏动点上移;左心缘变得膨胀,心影向左、向下扩展;有时左室段的上段膨凸非常明显,成为左心室大的一个重要征象。心脏增大明显时,心脏向右逆时针旋转,肺动脉段凹陷明显,主动脉弓开大,构成"主动脉型"心脏。

②左前斜位:心脏后缘下段向后、向下膨凸,与脊柱阴影重叠。

③左侧位:心后缘下段向后下膨凸,心后间隙缩小,食管与左心室之间的正常三角间隙消失,正常可见的下腔静脉被左心室掩盖而缩小或消失。

左心室增大常见于原发性高血压、主动脉瓣病变、二尖瓣关闭不全、室间隔缺损和动脉导管未闭等。

(2) 右心室增大:右心室增大时,一般先向前、向左上增大,继之向下膨凸。右心室增大的 X 射线表现如下。

①后前位:肺动脉段平直或隆起,肺动脉段延长,相反搏动点下移,横径增宽;心尖可由右室构成,显示圆钝、上翘。右心室增大时,心脏发生顺时针旋转,主动脉弓缩小,肺动脉段凸出,构成"二尖瓣"型心脏。

②左前斜位:心前缘下段向前膨凸,使心前间隙下部缩小,室间隔切迹向后上方移位。心后缘向后凸出,最突出点位置较高,与左心室增大不同。

③右前斜位:心前缘明显膨凸,心前间隙缩小或消失;肺动脉和漏斗部隆起。

④侧位:心前缘与前胸壁接触面增大。

右心室增大常见于二尖瓣狭窄、肺源性心脏病、肺动脉狭窄、肺动脉高压、心内间隔缺损及法洛四联症等。

(3) 左心房增大:左心房位于心脏的后上方,其后方紧贴食管,左、右支气管骑跨于其上。左心房增大主要发生于体部。左心房增大的方向一般先向后、向上，继之向左、右膨凸。左心房增大的X射线表现如下。

①后前位：于心脏阴影之内右上方可见一类圆形密度增高影，左心房继续增大向右膨凸见心右缘呈双重边缘，称"双心房影"；向左膨凸，左心耳增大突出于左心缘肺动脉段和左心室之间，并形成单独凸出之弧形影，左心缘出现四个弧段影。

②右前斜位：左心房向后增大时，食管中段受压移位，据受压程度分轻、中、重三度。

③左前斜位：心后缘上段左心房向后上膨凸，与左主支气管之间透明带消失，左主支气管向后上方移位并变窄。

④侧位：左心房段向后压迫食管。

左心房增大主要见于二尖瓣病变和各种原因引起的左心衰。另外，先天性心脏病中动脉导管未闭及室间隔缺损也可见。

（4）右心房增大：右心房增大首先于心耳部，向右前方膨凸。但右心房增大在X射线片上很难判断。右心房增大的X射线表现如下。

①后前位：右心房增大使右心缘向右凸出，且长度增加，右心房/心高比率大于50％，上腔静脉扩张，右上纵隔阴影增宽。

②前斜位：右心耳增大，使心前缘上段向上膨凸延长，有时与其下的心室有"成角现象"。

③右前斜位：心后缘下段向后膨凸。

右心房增大见于右心衰竭、房间隔缺损、三尖瓣病变和心房黏液瘤等。

（5）心脏普遍性增大：在大多数心脏病变中，最后均能导致多个心腔增大，心脏普遍性增大。X射线表现：心影向两侧增宽，心脏横径增大，心前和心后间隙均缩小，服钡后食管呈普遍性受压移位。

心脏普遍性增大常见于累及全心的心肌损害、大量心包积液及风湿性多瓣膜病变等。

3. 主动脉的异常

主动脉的异常有主动脉增宽、伸长和迂曲；主动脉细小；主动脉位置异常；搏动改变及动脉壁钙化等。

4. 肺血管的改变

了解肺部X射线表现对了解肺、心功能及疾病的诊断和预后有重要价值。

（1）肺充血：肺充血是肺动脉内血流量增多，也称肺血增多。常见于：

①左向右分流先天性心脏病，如房间隔缺损、室间隔缺损、动脉导管未闭等。

②亦可见于心排血量增加的疾病，如体循环的动静脉瘘、甲状腺功能亢进等。

X射线表现为：

①两侧肺门阴影增大，肺动脉段凸出，右下肺动脉干扩张。

②肺门血管搏动增强，透视下有时可见扩张性搏动，称"肺门舞蹈"。
③肺野透亮度正常。
④肺血管纹理增多、增粗，边缘清楚。
（2）肺少血：肺动脉血流量减少，也称肺血减少。见于：
①右心排血受阻或兼有右向左分流的先天性心脏病，如肺动脉狭窄、法洛四联症等。
②肺动脉阻力增加，压力升高，如原发性及各种重度继发性肺动脉高压。
③肺动脉分支本身的重度狭窄、阻塞性病变，如肺动脉血栓栓塞等。
X射线表现：
①肺血管纹理变细，稀疏，肺野异常清晰。
②肺门血管影变小，右下肺动脉变细或正常。
③肺动脉段平直或凹陷，凸出者多为狭窄后扩张。
④在严重肺少血时，肺门动脉显著缩小或消失，被无肺门形态的粗乱血管影所取代，肺野也有粗细不均的血管纹理或星网状纹理，是支气管动脉等体动脉所构成的侧支循环血管的表现。

（3）肺淤血：肺淤血是由于肺静脉血流回流受阻，使血液滞留在肺静脉系统内。常见于：
①左心房阻力增加，如二尖瓣狭窄、左心房内肿瘤等。
②各种原因所致的左心衰竭；及肺静脉阻力增加，如各种先天性、后天性疾病所致的肺静脉狭窄、阻塞等。
X射线表现为：
①上肺静脉扩张，自两侧肺门起始部向上走行的血管影，呈鹿角状；而下肺静脉收缩或正常，为肺血重分布的表现。
②肺血管纹理普遍增多增粗，边缘模糊，以两肺中、下野明显伴小斑点状阴影。
③肺门影增大亦较模糊，透视下缺乏搏动。
④肺门透明度降低如同薄纱遮盖，与肺充血不同。

（4）肺循环高压：包括肺动脉高压与肺静脉高压，许多情况可能引起其中之一或二者同时存在。
①肺动脉高压：肺动脉压力升高，收缩压和平均压分别超过 4.00 kPa（30 mmHg）和 2.67 kPa（20 mmHg），称肺动脉高压。引起肺动脉高压的原因主要有：肺动脉血流量增加，左向右分流畸形；心排血量增加的疾患；肺小动脉阻力增加，多为肺血管分支本身的疾患；肺胸疾患，如肺气肿、肺纤维化等。X射线表现为：肺动脉段突出；肺门增大；近肺门肺动脉分支扩张，外围的纹理纤细、稀疏，形成肺门"残根"征；透视下见肺门血管搏动增强；右心室肥厚、增大。

②肺静脉高压：肺静脉压超过 3.33 kPa（25 mmHg）时，除有肺淤血，液体渗出在肺间质和（或）肺泡内，表现为肺水肿，可分为间质性肺水肿与肺泡性肺水肿。

间质性肺水肿：除有肺淤血的表现外，还有周围肺间隔线（Kerley 线、克氏线），为各种在不同部位的小叶间隔水肿增厚、积液投影的间隔线。常见有克氏 B 线，表现为肺下野近胸膜处 2～3 cm 长、1～2 mm 厚横行线状影。肺门模糊轻度增大，肺门附近较大支气管横断面可因周围水肿而管壁增厚。胸膜水肿和胸腔少量积液。间质性肺水肿和肺淤血为同一病理过程的不同阶段，有时难以截然分开。

肺泡性肺水肿：多为片状、均匀的密度增高影，边缘模糊，分布无特殊，但其分布与体位有关，主要在低垂的部位，具有分布与消散易变的特点。可表现为以两肺门为中心的"蝶翼状"，也可为广泛弥漫性分布，还可局限于某一叶、段。

5. 心血管造影异常

（1）心脏造影异常：心脏造影的异常所见主要有体积异常、交通异常、瓣膜异常、形态异常、位置异常。

（2）冠状动脉造影异常：冠状动脉造影异常有开口异常、异常交通、血管狭窄等。

（二）异常超声、CT 和 MRI 表现

1. 心脏超声、增强 CT 和 MRI

心脏超声、增强 CT 和 MRI 可显示心肌厚薄、心肌回声、密度和信号的改变、心肌运动的异常、心腔大小及心腔内回声、密度和信号的改变。

2. 心　包

（1）心包缺损：超声、CT 和 MRI 均可显示心包缺损和可能合并的其他畸形。

（2）心包积液：正常心包腔含有 20～30 mL 液体。超声和 CT 扫描很容易发现心包积液，少至 50 mL 的液体即可检出。超声表现为在心脏周围出现液性暗区，其形态可随体位的改变而改变。CT 表现为一水样密度带环绕心脏，而使壁层心包与心脏的距离加大。渗出液在 MRI 的 SE 序列 T_1WI 上呈低信号，血性积液或心包积血时，则可呈中、高信号，T_2WI 上呈均匀高信号。

（3）心包增厚和钙化：心包厚度在 5～20 mm，部分增厚的心包内可出现钙化。超声示心包不均匀性增厚，回声增强。CT 扫描因其良好的密度分辨力而成为检测钙化最敏感的检查方法，并能准确定位钙化的部位和范围。MRI 可显示心包增厚，对钙化的显示不如 CT。

（4）心包新生物：增强 CT 扫描常更有利于观察心包肿瘤的大小和范围，并能区分是大量渗出所致的心脏压塞还是肿瘤直接侵犯心包合并腔静脉阻塞。MRI 所见为心包内异常信号团块影，SE 序列 T_1WI 上为混杂信号，T_2WI 呈高信号。

3. 大血管的异常

（1）位置的异常：CT平扫和增强扫描与MRI均可显示大血管位置的异常。如迷走右锁骨下动脉、右位主动脉弓等。

（2）管径的异常：主动脉瘤二维超声心动图和CT扫描可直接显示出主动脉内径增大的部位、范围和程度。而主动脉缩窄或狭窄则表现为管腔内径变小。MRI可获取沿血管走行方向的切层，观察到血管全程管径的变化及主要分支受累的情况。

（3）回声、密度和信号的异常：血管壁的钙化，CT表现为高密度影，CT值可达200 HU以上。在主动脉夹层时，超声心动图主要表现为主动脉壁内血肿产生的内膜片以及由此形成的真假腔。CT增强扫描可区分真、假腔及内膜片。CT平扫时还可见内膜片的钙化。MRI血流信号的改变直接起因于血流速度的改变，如在主动脉夹层时因真假腔内血流速度不同，而在SE脉冲序列扫描可见血管内流空信号的改变。

4. 冠状动脉的异常表现

CT能清楚地显示冠状动脉的钙化及其程度，表现为动脉壁的高密度影。冠状动脉CTA和MRA可显示其主要分支的局限性狭窄。

第二节 先天性心脏病

先天性心脏病是胎儿期心脏及大血管发育异常而致的先天畸形，是小儿最常见的心脏病。先天性心脏病可按病理生理的血流动力学改变分为左向右、右向左与无分流三类；按临床分为发绀与无发绀二型；按X射线片肺血情况分为肺血增多、肺血减少与肺血无明显改变三类。

一、房间隔缺损

【概　述】

先天性房间隔缺损，简称房缺，是先天性心脏病中最常见的病变之一。房间隔缺损属无发绀心房水平的左向右分流的先天性心脏病。包括第一孔型（即原发孔型）和第二孔型（即继发孔型）。临床上以第二孔型最为常见，根据缺损部位不同可分为卵圆窝型、下腔型、上腔型和混合型四型。

通常情况下，左心房压力高于右心房压力，因此当有房间隔缺损时，左心房的血液分流入右心房，使右心房、右心室及肺血流量增加，加重了肺循环负担，导致右心房、右心室心肌肥厚、心脏扩大，肺血流量持续增高导致肺动脉高压，严重时出现心房水平双向分流或右向左分流。

一般临床症状出现较晚可有劳累后心悸、气促、易患呼吸道感染，重度肺动脉高压者可有发绀。查体于胸骨左缘第2、3肋间闻及2～3级的收缩期吹风样杂音。

【影像学表现】

1. X射线

（1）X射线平片：①肺血增多。②心脏增大呈"二尖瓣"型，多为中度以上增大；右心房、右心室增大。③肺动脉段多呈中度以上明显凸出，肺门动脉搏动增强，透视下可见"肺门舞蹈"征象。④主动脉结、左心室缩小或正常。⑤有明显肺动脉高压时，肺动脉呈残根样改变，右心室明显增大。

（2）心血管造影：左心导管检查，左心房充盈后右心房立即显影，是心房水平左向右分流的直接征象。右心导管经间隔缺损进入左心房；当右心房压力增高并大于左心房时，右心房造影可见分流，左心房提前显影。

2. 超　声

可在剑突下四腔心、心尖四腔心和主动脉水平的短轴断面图观察。

（1）二维超声心动图：出现房间隔局部回声中断，缺损断端回声增强、增粗，并可出现明显的左右摆动现象。同时可见右心房、右心室增大，右心室流出道扩大，肺动脉增宽，搏动增强。

（2）M型超声心动图：在2a区波形中测量到右心室增大。在4区波形中测量到右心室流出道扩大。

（3）多普勒超声心动图：对发现小的房间隔缺损具有重要的价值。可以通过彩色血流成像观察左心房向右心房分流的过隔彩色血流，亦可通过频谱多普勒在缺损的右房侧测及过隔血流（在收缩期和舒张早期均可测到）。

3. CT和MRI

CT平扫难以直接显示缺损的部位和大小，诊断价值不大。MRI的SE脉冲序列可多方位、多层面直接显示房间隔有中断，利用快速成像序列MRI影像能在SE序列清楚地显示有无左向右分流的血流情况。

【诊断要点、鉴别诊断及检查方法的比较】

1. 诊断要点

（1）临床症状较轻，无发绀，胸骨左缘第2、3肋间收缩期吹风样杂音。

（2）X射线检查，肺血增多，右心房、右心室增大。

（3）二维超声心动图可观察房间隔缺损的大小及范围，多普勒超声心动图可明确由左心房向右心房分流的过隔血流。

2. 鉴别诊断

超声心动图多可明确诊断。

3. 检查方法比较

超声心动图对房间隔缺损有肯定的诊断价值；X射线检查对肺血改变观察较好；房缺较少应用CT和MRI检查。

二、法洛四联症

【概　述】

法洛四联症是发绀型先天性心脏病中最常见的一种畸形。居发绀型右向左分流先天性心脏病的首位。法洛四联症包括肺动脉狭窄、室间隔缺损、主动脉骑跨和右心室肥厚。20%～30%伴右位主动脉弓。血流动力学变化是由于肺动脉狭窄（为右心室漏斗部肌肉肥厚呈管状或环状狭窄）和室间隔缺损，心脏收缩期大部分血射向主动脉，且肺动脉狭窄越重，通过缺损的室间隔右向左分流量也就越大，使主动脉管径增粗，右心室射血受阻而肥厚。肺动脉内血量减少。漏斗部下方的局限性环形狭窄与肺动脉瓣膜之间形成的局限性扩张，称为第三心室。

临床表现中常有发绀，出生后4～6个月出现，且随年龄增大而加重；并出现气短，蹲踞现象，缺氧性晕厥；胸骨左缘可闻及收缩期杂音及震颤，肺动脉第二音减弱或消失。

【影像学表现】

1. X射线

（1）平片典型表现是：①肺血减少，两肺门血管影细小，严重时可见两肺门区及下肺野杂乱无章、粏细不均的侧支循环影。②心影呈"木靴状"，肺动脉段凹陷，心尖圆隆、上翘；如有第三心室则肺动脉段可平直。③主动脉升弓部不同程度增宽、突出；20%～30%的病例合并右位主动脉弓。

（2）心血管造影。①左室和主动脉提早显影：右心室造影可在收缩期时左心室及主动脉几乎同时或稍后提早显影，主动脉前移跨在室间隔之上，升主动脉扩张。②肺动脉狭窄：漏斗部狭窄呈管道状或局限性狭窄，后者在狭窄远端与肺动脉瓣之间可见第三心室；瓣膜狭窄收缩期可呈鱼口状突向肺动脉；肺动脉主干及其左右分支常较细小。③可显示室间隔缺损及右心室肥厚。

2. 超　声

可在左心室长轴断面图及主动脉瓣水平短轴断面图上观察。

（1）二维超声心动图：在左心室长轴断面图上可见主动脉增宽、右移并骑跨在室间隔之上，主动脉前壁与室间隔不连续，出现缺损，右心室流出道狭窄。在主动脉短轴断面图上显示漏斗部狭窄，或肺动脉瓣及其左、右肺动脉处有狭窄或缩窄。右心室肥厚。

（2）M型超声心动图：在2a区波形中测量到右心室增大，室壁增厚，室间隔增厚及左心室缩小。在4区波形中测量到左心房缩小，主动脉增宽。

（3）多普勒超声心动图：可见在收缩期左、右心室血流均进入主动脉；肺动脉狭窄处的彩色血流束变细及其远端五彩镶嵌色血流。

3. CT 和 MRI

MRI 能够显示复杂型先天性心脏病的解剖异常。

【诊断要点、鉴别诊断及检查方法的比较】

1. 诊断要点

（1）出生后数月出现发绀，有典型杂音。

（2）X 射线平片示肺少血，心影呈靴形。

（3）超声心动图可直接显示室间隔缺损的范围，动脉骑跨、肺动脉狭窄及血流动力学改变，多能作出明确诊断。

（4）必要时行心脏造影。

2. 鉴别诊断

一般诊断不难，但应注意与右心双出口、大动脉转位、单心室等鉴别。

3. 检查方法比较

首选超声检查，必要时行 MRI 及心脏造影检查。

第三节　获得性心脏、大血管病

一、风湿性心脏病

【概　述】

风湿性心脏病分为急性风湿性心脏病与慢性风湿性心脏病两个阶段，后者为急性期后遗留下的心脏瓣膜病变，以二尖瓣狭窄最为常见，常合并有关闭不全。

二尖瓣狭窄时，左心房血液进入左心室受阻，左心房内压力增高，致左心房增大，肺静脉各毛细血管压力增高，引起肺静脉和肺毛细血管扩张、淤血。为保持正常的肺动、静脉压差，建立有效的肺循环，肺动脉平均压必须上升，持续增高的肺动脉高压可致右心室负荷加重，右心室肥大和扩张。当合并有关闭不全时，左心室收缩除将大部分血液推入主动脉外，有部分血液回流到左心房，使左心房充盈度和压力增加，因而发生扩张，而左心室也因额外的左心房回流血液，产生容量的过负荷，造成左心室扩张。

临床上以劳累后心悸、气短、咳嗽等为主要表现，严重的可出现端坐呼吸、咯血、肝大、下肢水肿及颈静脉怒张。心尖区闻及舒张期隆隆样较局限杂音。心电图示左心房扩大、右心室肥厚或心房纤颤。

【影像学表现】

1. X射线

(1) X射线平片：二尖瓣狭窄的基本X射线表现是左心房增大，右心室增大，伴有肺淤血及不同程度的肺动脉高压，伴有二尖瓣关闭不全时还有左心室增大。

(2) 心血管造影：可显示二尖瓣狭窄及二尖瓣关闭不全，但为创伤性检查，少用。

2. 超声

可通过左心室长轴断面图、心尖四腔心和二尖瓣水平的短轴断面图来观察二尖瓣的改变。二尖瓣狭窄表现如下。

(1) 二维超声心动图：主要表现为二尖瓣活动度受限，瓣口变小，瓣膜增厚，回声增强。当二尖瓣体部病变较轻，而二尖瓣口部粘连较重时，二尖瓣前叶可呈"圆顶形"改变，即呈吹气球样向左心室突出。可见左心房增大，右心室增大。

(2) M型超声心动图：二尖瓣前叶呈"城墙样"改变，前、后叶开放幅度减低，当重度狭窄时，舒张期二尖瓣前、后叶呈同向运动，前、后叶曲线会增粗。在4区波形中测量到左心房增大，在2a区波形中测量到右心室增大。

(3) 多普勒超声心动图：通过二尖瓣的血流速度明显加快，进入左心室后会形成涡流。故在彩色血流成像中，二尖瓣口部的血流呈现红黄为主的五彩镶嵌色，并且色彩明亮；在频谱多普勒中，将取样容积置于二尖瓣口左心室侧，可测到经二尖瓣口部的舒张期血流速度增快，达到 1.5 m/s（正常不超过 1.2 m/s）。

3. CT 和 MRI

较少用于瓣膜病变的检查。

【诊断要点、鉴别诊断及检查方法的比较】

1. 诊断要点

(1) 二尖瓣狭窄者心尖区有舒张期隆隆样杂音。

(2) X射线平片为肺淤血，左心房、右心室增大。

(3) 二维超声心动图表现为二尖瓣活动度受限，瓣口变小，瓣膜增厚，回声增强，二尖瓣前叶可呈"圆顶形"改变；M型超声心动图示二尖瓣前叶呈"城墙样"改变，舒张期二尖瓣前、后叶呈同向运动。

2. 鉴别诊断

诊断不难，应注意是否有关闭不全和多瓣膜病变。

3. 检查方法比较

X射线平片多能结合临床作出诊断；超声的诊断价值很大，能直接显示瓣膜的情况，有相当的特异性。MRI、心脏造影必要时可做补充检查。

二、冠状动脉粥样硬化性心脏病

【概述】

动脉粥样硬化累及冠状动脉，导致冠状动脉管腔狭窄、闭塞而引起心肌缺血，而导致心绞痛等一系列临床症状的称为冠状动脉粥样硬化性心脏病，简称冠心病。

病理上冠状动脉粥样硬化主要侵犯主干和大支，引起管腔狭窄以致阻塞；粥样瘤破损，表面粗糙易于形成血栓；以左冠状动脉的前降支近心段最常见，次为右冠状动脉和左旋支。冠状动脉狭窄可产生缺血，缺血的心肌有间质纤维化及小的坏死灶，重度的冠状动脉狭窄或出血及血栓栓塞形成管腔完全阻塞，该部心肌因营养不足产生急性坏死则为急性心肌梗死；急性梗死后数周或数月，肉芽组织、结缔组织代替了原来的心肌以致该区心肌变薄弱，不能抵挡心腔内的压力的冲击而产生局部向外膨隆，形成室壁瘤；心室破裂，室间隔穿孔和乳头肌断裂也是急性严重的心肌梗死的并发症，可致急性衰竭而死亡。

临床表现主要是心绞痛发作；严重、频发、持续时间长的心绞痛，一旦发生左心衰竭，可有呼吸困难、咳嗽、咯血及夜间不能平卧等。心电图可有 T 波倒置，持续出现 ST 段升高，进而出现深大 Q 波；急性心肌缺血可使心脏突然停搏而猝死。

【影像学表现】

1. X 射线

（1）X 射线平片表现：①隐性冠心病和心绞痛患者一般无异常表现，如有左心室增大，多合并有高血压。②心肌梗死：部分病例的心脏和肺循环可显示异常：梗死区搏动异常；心影增大多呈主动脉型心脏，心影中度以上增大；左心衰竭时有肺淤血及肺水肿。梗死区附近的心包和胸膜可以产生反应性炎症和粘连。③室壁瘤：左心室缘局限性膨凸；左心室增大，左心室缘的搏动异常及钙化。

（2）冠状动脉血管造影：显示管腔狭窄或闭塞，管腔不规则或有瘤样扩张；严重狭窄或闭塞形成侧支循环，通过侧支循环逆行充盈，可显示出狭窄或闭塞的范围；狭窄近端血流缓慢，狭窄远端显影和廓清时间延迟；闭塞近端管腔增粗和血流改道，闭塞远端出现空白区和（或）逆行显影的侧支循环影。

2. CT、MRI

多排螺旋 CT 冠状动脉增强扫描法的三维重建技术及 CT 仿真内镜技术，可良好地显示冠状动脉内腔、测量冠状动脉的直径，显示粥样硬化斑块。冠状动脉钙化灶多表现为沿冠状动脉走行的斑点状、条索状影，亦可呈不规则轨道状或整支冠状动脉钙化。

冠状动脉磁共振血管成像（MRA）能较好地显示左主干、右冠状动脉和左前降支的近段。MRI 能良好地显示心室壁的形态、厚度及信号特征。如长期缺血引起心肌纤维化时，左心室壁普遍变薄、信号降低、运动减弱等；急性心肌梗死在 T_2WI 上呈较高信号，增强后 T_1WI 呈明显高信号等。

3. 超 声

（1）M 型及二维超声心动图可显示心肌结构及运动异常表现。

（2）多普勒超声心动图可显示左、右冠状动脉影像，并可获得冠状动脉主干血流频谱，这为无创性观察冠状动脉血流和冠状动脉储备功能提供了重要途径。

（3）超声心动图还可显示冠心病的并发症的改变。如室壁瘤、假性室壁、乳头肌功能不全、左心室血栓形成。

【诊断要点、鉴别诊断及检查方法的比较】

1. 诊断要点

（1）临床有心绞痛及心电图改变。

（2）冠状动脉造影示冠状动脉主支及分支的狭窄和（或）闭塞即可确诊。

2. 鉴别诊断

一般诊断不难，但应注意并发症的诊断。

3. 检查方法比较

X 射线平片无明显价值，冠状动脉造影有最重要的诊断意义，可以确诊是否有狭窄或闭塞，也可显示心肌梗死区的相反搏动现象。冠状动脉 CTA 能显示主支近段，可作为冠状动脉粥样硬化性心脏病的筛选检查手段。超声对观察室壁运动异常很有价值，MRI 对心肌缺血及其程度的评价有一定的帮助。

第四节 心包疾病

心包为一坚韧的纤维浆膜囊，包裹心脏和大血管根部，心脏包膜分为脏层和壁层，脏层紧贴心脏，壁层下部附着于横膈的中心腱，两侧与纵隔胸膜疏松相连接。正常心包腔内有 15～50 mL 液体。

一、心包炎和心包积液

【概 述】

心包炎是心包膜脏层和壁层的炎性病变，可分为急性和慢性，前者常伴有心包积液，后者可继发心包缩窄。急性心包炎以非特异性、结核性、化脓性、病毒性、风湿性等较为常见。

临床表现：心前区疼痛，呼吸困难，水肿及心脏压塞症状；面色苍白或发绀，乏力等；体征有心包摩擦音，心界扩大，心音遥远；颈静脉怒张，肝大和腹水等。

【影像学表现】

1. X射线

干性心包炎、300 mL以下少量心包积液，在X射线平片可无明显改变。中等量到大量积液：心影向两侧增大呈球形或烧瓶状，心缘各段界线消失，上纵隔影增宽变短，心膈角锐利；心尖搏动减弱或消失，主动脉搏动正常；肺野清晰，肺纹理减少或正常，左心衰时出现肺淤血。

2. 超声、CT和MRI

如第一节所述。

【诊断要点、鉴别诊断及检查方法的比较】

1. 诊断要点

（1）临床有心前区疼痛，心脏压塞症状。

（2）X射线平片示心影增大如球形或烧瓶状，心缘各弧段界线消失。

（3）超声示心脏周围的液性暗区，CT和MRI示心脏周围的液性密度和信号。

2. 鉴别诊断

大量心包积液须与扩张型心肌病、三尖瓣下移畸形等进行鉴别。

3. 检查方法比较

超声、CT和MRI均可很好地显示心包积液，超声简便易行是首选；CT和MRI同时有助于对纵隔的了解；MRI则更可对积液的性质进行观察。

二、缩窄性心包炎

【概　述】

急性心包炎心包积液吸收不彻底，可遗留不同程度的心包肥厚、粘连。缩窄性心包炎心脏舒张受限，右心室受压，使腔静脉回流受阻；左心室受压，进入左心室血量减少，心排血量减少；二尖瓣口被纤维包绕时可引起肺循环淤滞、左心房增大等。

临床表现中多有急性心包炎病史；颈静脉怒张、腹水、下肢水肿伴心悸、气短、咳嗽、呼吸困难等。

【影像学表现】

1. X射线

（1）心影可正常或稍增大；心影多呈三角形，心缘变直，各弓分界不清，心脏边缘不规则；或呈怪异状。

（2）心包增厚部位心脏搏动明显减弱或消失。

(3) 心包钙化：呈线状、小片状或带状，多见于右心房室前缘、膈面和房室沟区，广泛者大片包围心影如甲壳称盔甲心，为特征性表现。

(4) 上纵隔影增宽；可有胸膜增厚和胸腔积液。

(5) 累及左侧房室沟致左心舒张受限时，左心房可增大，有肺淤血表现。

2. CT 和 MRI

心包增厚或弥漫性或局限性，各部位增厚的程度可不均匀，可在 5～20 mm。CT 平扫能很好地显示心包内钙化，特别是平片不能显示的钙化灶。MRI 能较好地显示左、右心室腔缩小，心室缘及室间隔僵直并有轻度变形等。

3. 超　声

(1) M 型及二维超声心动图：心包不均匀性增厚，回声增强，室壁在舒张中晚期活动受限，双心房增大，而心室腔正常或稍减少，下腔静脉扩张。

(2) 多普勒超声心动图：各瓣膜中血流频谱随呼吸发生变化，吸气时主动脉瓣口和肺动脉瓣口收缩期血流速度减小；二尖瓣口舒张期血流频谱呼气时峰值流速低于吸气时峰值流速。

【诊断要点、鉴别诊断及检查方法的比较】

1. 诊断要点

(1) 临床心脏压塞（心包填塞）表现。

(2) X 射线平片、CT 见心包钙化影等。

(3) 超声心动图可以观察到心肌活动受限情况及血流变化情况。

2. 鉴别诊断

诊断不难，有时要与心肌病进行鉴别，以 MRI 检查最有鉴别意义。

3. 检查方法比较

超声检查可以观察到心肌活动受限情况及血流变化情况。CT 能更好地显示心包增厚和平片不显示的钙化，及上、下腔静脉情况。MRI 可显示心室壁及心室壁运动，对本病与限制型心肌病的鉴别最有价值。

第五节　大血管疾病

一、主动脉瘤

【概　述】

主动脉某部病理性扩张称主动脉瘤。按病理与组织结构分真性动脉瘤、假性动脉瘤。

真性动脉瘤由动脉壁的三层组织结构组成；假性动脉瘤是由动脉破裂后形成的血肿与周围包裹的结缔组织所构成。按动脉瘤形态可分为囊状、梭形和混合型。据病因分为粥样硬化、感染性、先天性、创伤性、大动脉炎、梅毒性等。

临床表现中常见有胸背痛，可持续性或阵发性；主动脉瘤的压迫症状：压迫气管、食管、喉返神经及上腔静脉等。

【影像学表现】

1. X射线

（1）X射线平片：纵隔阴影增宽或形成局限性肿块影，呈梭形或囊状影，从各种体位观察均不与主动脉分开；肿块有扩张性搏动；瘤壁钙化可呈线状、弧形、片状及斑片状；主动脉瘤压迫或侵蚀周围器官的征象。

（2）心血管造影：胸主动脉造影可使主动脉瘤直接显影，显示瘤体的形态、范围及主动脉与周围血管的关系；瘤囊内如有对比剂外渗，为动脉瘤外穿。

2. 超声

超声心动图检查，如发现主动脉超过近端正常主动脉宽度的30%就应考虑主动脉瘤。假性动脉瘤表现为包块中心为囊性，周围为强回声或回声不均的血栓组织，瘤体与血管腔有交通，并有血流通过。

3. CT和MRI

CT和MRI可显示动脉瘤的大小、形态、部位及与瘤体周围结构的关系，及瘤壁钙化、附壁血栓、主动脉瘤渗漏或破入周围组织脏器等。

【诊断要点、鉴别诊断及检查方法的比较】

1. 诊断要点

（1）X射线平片显示不能与主动脉分开的局限性纵隔肿块影，有扩张性搏动。

（2）胸主动脉造影、超声、CT及MRI均可直接显示动脉瘤。

2. 鉴别诊断

一般无需鉴别诊断。

3. 检查方法比较

心血管造影、超声、CT及MRI均可直接显示动脉瘤的大小、形态、部位与瘤体周围结构的关系，但心血管造影是有创检查。

二、动脉夹层

【概　述】

动脉夹层为主动脉壁中膜血肿或出血，病因尚不清楚，重要因素为高血压。主动脉腔内的高压血流灌入中膜形成血肿，并使血肿在动脉壁内扩展延伸，形成所谓"双腔"

主动脉。多数在主动脉壁内可见两个破口，一为入口，一为出口；少数没有破口，为主动脉壁内出血。

病理是按 DeBaKey 分型，Ⅰ型夹层广泛，破口在升主动脉；Ⅱ型局限于升主动脉，破口也在升主动脉；Ⅲ型局限或广泛，破口均在降部上端。

临床表现：急性者有突发的剧烈胸痛，严重者可发生休克，夹层血肿累及或压迫主动脉主支时肢体血压、脉搏不对称，如血肿外穿可有杂音和心脏压塞征。慢性者可无临床表现。

【影像学表现】

1. X射线

（1）疑有动脉夹层者一般不选用平片检查。

（2）行胸主动脉造影可观察夹层范围和病变全貌，对比剂在真腔通过主动脉管壁内破口喷射、外溢或壁龛样突出等。当对比剂进入假腔后，在真假腔之间可见线条状负影，为内膜片。但为创伤性检查，现少用。

2. 超　声

超声心动图主要表现为主动脉壁内血肿产生的内膜片以及由此形成的真假腔。内膜片很薄，在心动周期有不同程度的摆动。内膜片将血管腔分为真、假两腔，一般真腔受压较小，假腔较大；多普勒超声心动图见真腔血流信号强，流速较快。

3. CT 和 MRI

CT可显示主动脉夹层的各种征象，主要优点为显示内膜钙化灶内移，假腔内血栓，及血液外渗、纵隔血肿、心包和胸腔积血等。MRI通过自旋回波（SE）和梯度回波（GRE）电影显示，可分别用于观察夹层的解剖变化和血流动态，大视野、多体位直接成像，无需对比增强，即可明确显示内膜片、内破口，显示真假腔、腔内血栓及分支受累主要征象，能满足分型的诊断要求。

【诊断要点、鉴别诊断及检查方法的比较】

（1）X射线平片主动脉增宽，主动脉壁（内膜）钙化内移，心影增大。

（2）心血管造影、超声、CT和MRI均能很好地显示真假腔、内膜片及假腔内血栓等，但心血管造影为有创检查。一般无需鉴别诊断。

三、肺栓塞

【概　述】

肺栓塞是肺动脉分支被栓子堵塞后引起的相应肺组织供血障碍。常见的栓子来源是下肢和盆腔的深静脉血栓，如血栓性静脉炎、手术后、创伤后、长期卧床不动及慢性心肺疾患等，少数来源于右心附壁血栓、骨折后的脂肪栓子和恶性肿瘤的瘤栓。

肺栓塞的病理改变取决于肺血液循环状态和栓子的大小、数目。当肺的某一分支栓塞后，肺组织因支气管动脉的侧支供血而不发生异常，栓子较小未能完全堵塞动脉分支时也不易发生供血障碍。

多数肺栓塞患者无明显临床症状，或仅有轻微的不适。部分患者可表现为突发的呼吸困难和胸痛。肺动脉大分支或主干栓塞或广泛的肺动脉小分支栓塞可出现严重的呼吸困难、发绀、休克或死亡。

【影像学表现】

1. X 射线

（1） X 射线平片：病变累及肺动脉主干及大分支，其所分布区域示有肺血减少，肺纹理缺如，或仅有少许杂乱的血管纹理，肺野透明度增高。病变累及外围分支少数可无异常征象；伴肺动脉压增高表现。

（2）肺动脉造影：①肺动脉分支内的充盈缺损或截断。②肺局限性血管减少或无血管区，相应区域的血灌流缓慢。③小分支多发性栓塞引起肺动脉外围分支迂曲，突然变细，呈剪枝样改变。④继发肺动脉高压和肺心病时，肺动脉主干和大分支扩张，周围分支变细。但对外围小分支的小血栓有时只能显示肺动脉高压，而不见直接征象。

2. 超声、CT 和 MRI

超声对肺动脉栓塞作用不大。CT 检查肺动脉内栓子的显示是诊断肺栓塞最可靠的直接征象。肺门区较大肺动脉栓塞平扫时左右肺动脉、肺动脉上干及下干内可见高密度或低密度病灶。高密度为新鲜血栓，低密度为陈旧血栓。增强扫描血栓部位表现为长条状及不规则形态充盈缺损区，其 CT 值明显低于其他部位。MRI 靠近肺门的较大肺动脉内的栓子可被检出、确诊。

【诊断要点、鉴别诊断及检查方法的比较】

1. 诊断要点

（1）临床有血栓性深静脉炎病史。

（2） X 射线平片局部肺血减少伴肺动脉高压表现。

（3）增强 CT 见长条状及不规则充盈缺损。

（4）部分病例须行肺血管造影，显示为充盈缺损、管腔狭窄或闭塞及肺动脉高压表现。

2. 鉴别诊断

据影像学表现，结合临床表现，多可确定诊断。

3. 检查方法比较

肺血管造影仍为诊断肺栓塞最可靠的检查方法，但为创伤性检查。CT 和 MRI 对肺门区较大动脉栓塞的诊断有帮助。

第四章 消化系统的影像学应用

第一节 食管及胃肠道的诊断基础

一、检查技术及其价值

(一) X射线钡剂造影

由于消化道与周围软组织缺乏自然对比，普通X射线透视和摄片均不能理想地显示发生于黏膜及黏膜下组织的病变，其主要应用于急腹症及钡剂造影前的常规检查，观察有无钡剂造影的禁忌证，如肠梗阻、肠穿孔，还可以观察胃内有无大量潴留液。目前，最有效、最成熟的食管及胃肠道的影像学检查手段首选X射线钡剂造影检查。常用的X射线钡剂造影检查方法有两种，一种是仅使用高密度造影剂医用纯净硫酸钡进行造影的单对比造影法，另一种是在使用高密度造影剂硫酸钡的同时，使用低密度造影剂气体，称气-钡双重对比造影法，简称双重造影。良好的双重造影对消化道黏膜早期病变和微小疾病均可理想显示，其对消化道早期疾病的发现率甚至可与消化道内镜媲美，因此消化道检查现在多主张使用双重造影法。

(二) CT

腹部及盆部疾病的CT检查，特别是增强CT、扫描，可用于了解消化道病变本身的大小、形态、血供及肿瘤向腔外生长、侵犯和转移的情况，对病变的分期、治疗方案的制订及疗效的判定均有重要价值。近年来，多层螺旋CT已开始应用于胃肠道管腔成像的研究，主要方法是用口服发泡剂产生的气体充盈胃，自肛门注入适量气体充盈结肠，然后进行薄层螺旋CT扫描，并进行相应的图像后处理，以显示肠道内的病灶。但目前这种胃肠道CT成像方法仍不能替代X射线钡剂造影，而且，目前小肠的充气造影尚未取得成功。

(三) MRI

MRI在显示胃肠道方面还有一定限制。主要方法是阳性对比剂Gd-DTPA与甘露醇配合，服用后使肠道呈高信号，或利用阴性对比剂，如口服超顺磁性氧化铁剂，使肠道内信号消失，从而显示胃肠道壁。和CT一样，目前MRI主要用于观察消化道病变向腔外生长、侵犯及转移等情况，特别是对那些不宜进行强化CT检查的患者，MRI也是一种较理想的补充检查手段。

(四) 超　声

超声检查的优点是无创伤、无痛苦、无电离辐射的影响，一般无须使用对比剂便可获得人体各部位软组织器官及管腔结构的高清晰度断层图像，并能反映运动器官的重要生理功能，由于消化道内存在气体，影响了超声在胃肠道疾病诊断中的常规应用。但在肠套叠的诊断，胃肠道肿瘤的外生、侵犯情况及了解周围淋巴结肿大等方面有着实际应用价值。

总之，消化道是运动性管腔器官，其内含气体及液体，超声、CT、MRI 都不能满意成像，硫酸钡造影是食管与胃肠道检查的首选方法，但超声、CT、MRI 对了解消化道肿瘤的大小、结构、肿瘤对胃肠道及其周围器官浸润程度、转移情况有较大价值，是 X 射线钡剂造影检查的必要补充。

二、正常影像解剖

(一) X 射线钡剂造影

1. 咽及食管

咽钡剂造影后前位：上方正中透亮区为会厌，两旁充钡的小囊为会厌谷，下为喉头。喉头两侧充钡的空腔为梨状窝，中央圆形透亮区为喉头所在。侧位观察：自上而下可以看到舌根、会厌谷、梨状窝、咽后壁和甲状软骨等结构。

食管分为颈、胸和腹三段。食管于第 6 颈椎水平与下咽连接，于第 10～11 胸椎水平与贲门相续。腹段食管于肝左叶之后斜插入胃。食管上口及膈肌食管裂孔为食管生理狭窄处，而主动脉弓、左支气管与左心房对食管的压迹则构成三个生理压迹。钡剂造影所见如下。

(1) 充盈像：吞钡时食管充盈扩张，管腔边缘光滑，管壁柔软，可见自然弯曲度。

(2) 黏膜像：管腔内显示出 2～5 条纵行平行的细条状透亮影，即黏膜皱襞，其宽度不超过 2 mm。

(3) 蠕动波可见两种：第 1 蠕动波系由下咽动作激发，钡剂下行迅速，数秒钟内入胃；第 2 蠕动波为继发蠕动波，由食物团对食管壁的压力引起，常始于主动脉弓水平，向下推进。有时还可以看到由食管环行肌局限性不规则收缩所形成的第 3 收缩波，表现为管壁边缘呈波浪状或锯齿状，该收缩波存留时间很短，多发生于食管下段，常见于老年人和食管贲门失弛缓症患者。深吸气时膈下降，食管裂孔收缩，常使钡剂于膈上方停顿，形成食管下段、膈上一小段长 4～5 cm 的一过性扩张，称为膈壶腹，呼气时消失。

2. 胃

钡剂造影充盈像可观察胃的形态、轮廓、蠕动以及胃腔扩张和胃壁柔软度等情况。

胃分为胃底、胃体、胃窦三部分及胃小弯和胃大弯，胃底立体时含气体称胃泡，上通过贲门与食管相接，下经幽门与十二指肠相续，幽门是长约 5 mm 的短管。

胃的形状一般分为四种类型：牛角形胃，位置与张力均高，呈横位，胃角不明显，多见于胖型人；钩形胃，位置与张力中等，胃角明显，胃下极大致位于髂嵴水平；长形胃，又名无力型胃，位置与张力均较低，胃腔上窄下宽如水袋状，胃下极常在髂嵴平面以下，多见于瘦长型人；瀑布形胃，胃底呈囊袋状向后倾，胃泡大，胃体小，张力高，钡先进入后倾的胃底，充满后再溢入胃窦，犹如瀑布。

胃的轮廓在胃小弯和胃窦大弯侧一般光滑整齐。胃底及胃体近侧大弯轮廓常呈锯齿状。

胃的黏膜像因皱襞间沟内充钡而呈条纹状致密影，皱襞则为条状透明影。胃小弯的皱襞平行整齐，向大弯侧逐渐变粗而呈横向或斜行。胃黏膜皱襞是可塑的，胃黏膜下层的厚度，黏膜肌层的张力和肌层的收缩与舒张，以及服钡多少均影响皱襞的走行及宽度，胃小弯及胃窦部黏膜皱襞宽度一般不超过 5 mm。

在胃双重造影片上，由于胃充分扩张，黏膜展平，因而不见上述的黏膜皱襞而显示胃微皱襞的影像。胃微皱襞是胃小沟及其勾画出的胃小区。胃小区为直径 1～3 mm、圆形或类圆形的小隆起，呈网眼状，在胃窦易见到。胃小沟充钡后表现为很细的线状阴影，宽度小于 1 mm，粗细深浅均匀。

胃的蠕动由胃体上部开始，有节律地向幽门方向推进，同时波形逐渐加深。胃窦没有蠕动波，是整体向心性收缩，使胃窦呈一细管状，将钡剂排入十二指肠。一般于服钡后 2～4 h 胃排空。

3. 十二指肠

（1）钡剂造影：十二指肠是起自幽门与空肠相连的肠管，全长 25 cm 左右，呈 C 形包绕胰头，称为十二指肠肠曲。根据形态和位置，可分为球部、降部、水平部和升部 4 个部分。

（2）十二指肠 X 射线解剖：十二指肠低张造影后，十二指肠增宽，管径可为原来的 2 倍，达 6～7 cm，蠕动消失。降部内侧缘的中部可见肩样突起，称之为岬部。在岬部以下肠管变宽，扩张肠管内缘平直，无锯齿状横行皱襞，此为平直段。平直段的内方能见到一条纵行皱襞，这是由胆总管和胰管形成的共同管道——肝胰壶腹（瓦特壶腹）穿行在肠壁内形成。因而纵行皱襞止于十二指肠乳头上方。后者表现为卵圆形透亮区。

4. 空肠与回肠

小肠 X 射线成像分为 6 组。第一组为十二指肠；第二组为上段空肠，起自十二指肠悬韧带，向左达胃大弯的左下方，位于左上腹；第三组为下段空肠，位于第二组下方，常达左髂窝，横行走向，位于左中腹；第四组为上段回肠，在右中腹呈垂直排列，第五组为中段回肠,位于右中下腹,亦是纵行排列;第六组为下段回肠,位于盆腔,互相重叠,向后、向右上方行走,止于回盲瓣。

5. 大 肠

结肠全长约 1.5 m,起于右髂窝部的盲肠,沿右侧肋腹部上升到肝下缘即升结肠,由肝曲转向横结肠,再由脾曲从左肋腹部下行为降结肠,经盆腔的乙状结肠,最终到达直肠。结肠袋自盲肠至乙状结肠由大变小,切迹由深变浅,到达乙状结肠时逐渐消失。结肠的某些部位可以经常处于收缩状态,形成局限性的狭窄收缩环。这些收缩环常见的部位有:①盲肠、升结肠交界处。②升结肠中段。③横结肠中段。④脾曲。⑤降结肠、乙状结肠交界处。⑥乙状结肠中段。⑦乙状结肠、直肠连接部。应注意与病理性狭窄相鉴别。

(二) CT 与 MRI

1. 食 管

食管位于胸椎及胸主动脉前方,在胸部 CT 横断面图像上,食管呈圆形的软组织影,同周围结构界限清楚,穿过膈肌食管裂孔后左行入贲门,胃食管连接处管壁可局限性增厚。在胸部 MRI 横断面图像上,食管壁的信号强度和胸壁肌肉相似,壁厚约 3 mm,处于闭合状态的食管直径为 11～28 mm。

2. 胃与十二指肠

口服造影剂后,CT 与 MRI 均可显示胃与十二指肠。胃上连食管、下连十二指肠。用造影剂扩张开的胃壁,CT 片上正常厚度为 2～5 mm,且整个胃壁厚度较均匀。胃分为胃底、胃体及胃窦三部分。

胃底:前方和肝左叶、后方和脾关系密切。

胃体:胃体前方邻接肝左叶,后方邻接胰体和左肾,左后方是脾,有时是结肠脾曲。

胃窦:胃窦位置偏前,并横过中线到右方,连于十二指肠球。胰体仍在胃窦后面。胰头在十二指肠降部的左侧,也在胃窦远侧的后方。

十二指肠包绕胰头,正常壁厚小于 5 mm,其水平部在脊柱的右侧接十二指肠降部水平左行,横过第 3 腰椎前方后移行为升部。

三、基本病变的影像学表现

X 射线钡剂造影所见的异常表现如下。

1. 轮廓异常

(1) 龛影:龛影病理基础是消化道壁的溃烂、缺损,致使钡剂进入壁内。X 射线切线位呈突向腔外的含钡阴影,呈致密钡点与器官重叠。肿瘤性病变形成腔内龛影。

(2) 憩室:憩室病理基础是消化道壁局部发育不良、肌壁薄弱和内压增高致该处管壁膨出于器官轮廓外，使钡剂充填其内。X射线上表现为器官轮廓外的囊袋状突起，黏膜可伸入其内，与龛影不同。

（3）充盈缺损：充盈缺损指消化管腔内因隆起性病变而致使钡剂不能在该处充盈。多见于消化道良、恶性肿瘤和肉芽肿，少数亦可为异物所引起。

2. 黏膜皱襞的异常

（1）黏膜破坏：多由恶性肿瘤引起。X射线表现为黏膜皱襞消失，形成杂乱无章的存钡影，与正常黏膜皱襞的连续性中断。

（2）黏膜皱襞平坦：多为黏膜和黏膜下层水肿或肿瘤浸润引起。表现为皱襞不明显或消失。水肿者多为逐渐移行，与正常皱襞无明确分界；浸润者多伴有病变形态固定，僵硬，与正常黏膜有明显分界。

（3）黏膜纠集：慢性溃疡因瘢痕挛缩致皱襞呈放射状从四周向病变集中。

（4）黏膜皱襞增宽和迂曲：表现为黏膜皱襞的透明条纹影增宽，常伴有皱襞迂曲和紊乱。病理基础为黏膜和黏膜下层的炎症、肿胀及结缔组织增生。

（5）微黏膜皱襞改变双重造影时胃小区、胃小沟及结肠的无名区和无名沟等称微皱襞影像。炎性疾病时，小区呈非均匀性、颗粒状增大，小沟增宽且模糊，伴有糜烂时小区和小沟结构破坏消失；癌瘤时局部小区和小沟完全破坏。

3. 管腔异常

主要为管腔狭窄或扩张。炎性狭窄范围较广，边缘较光整；癌性狭窄管壁僵硬、边缘不规则；外压性狭窄多偏于管腔一侧且伴有移位，管腔压迹常光整；痉挛性狭窄以其可变性和可消失性为特点。管腔扩张常为梗阻或麻痹引起。

4. 位置异常

邻近病变的压迫常可致消化管位置发生改变，粘连和牵拉不仅有胃肠道的移位，还有可动性受限；先天性异常和胃肠道的扭转亦是导致位置异常的常见原因。

5. 功能异常

（1）张力改变：胃肠道张力受神经控制和调节。交感神经兴奋和迷走神经麻痹可使张力升高，管腔变小；麻痹性肠梗阻常使肠管张力下降，管腔扩张。痉挛可致局部性张力增高，其特点是暂时性、形态可变性和可用解痉剂消除。

（2）蠕动改变：蠕动增强表现为蠕动波增多、加深和运行加快。肿瘤浸润使病变处蠕动消失，肠麻痹则全部小肠无蠕动可见。

（3）排空功能改变：排空功能与张力、蠕动、括约肌功能和病变本身有关。胃排空时间约为4 h，小肠排空时间为9 h，超过上述时间而仍有钡剂停留则成为排空延迟。服钡后2 h即抵达盲肠则意味着运动力增强。

（4）分泌功能改变：胃肠分泌功能的改变常与疾病有关。胃溃疡时胃液增多；吸收不良综合征时肠腔分泌物增加；过敏性结肠炎时肠腔内大量黏液存在，服钡后表现为细长或柱状阴影，结肠黏膜钡剂附着不良，肠管轮廓不清。

CT、MRI及超声检查对消化道黏膜皱襞、功能的改变观察不理想，主要用于观察食管及胃肠道病变，特别是肿瘤的腔外生长情况，并同时观察周围器官及淋巴结有无侵犯及转移。

第二节 食管异物

【概　述】

食管异物可发生于任何年龄，多见于儿童和老人。一般以鱼刺、骨碎片为多见，还可见有果核、硬币、小玩具、针、义齿等。自伤者强吞服碎玻璃、金属制品也偶有发生。另外，病理性食管狭窄者团块食物也可成为异物。异物停留在食管上端入口、主动脉弓压迹及左主支气管压迹处者为最常见，占70%～80%。

食管异物一般有较为明显的异物误咽史。吞咽阻塞感、疼痛或吐血为常见症状。异物较大或伴有软组织肿胀，压迫喉及气管时，可出现呼吸困难等呼吸道症状。尖锐异物刺破食管，多可伴有继发感染，可表现为发热、颈部疼痛。最为严重的是发生大血管糜烂和破裂，可突发大量呕血以致死亡。这类病例多见于异物存留1周左右，常有胸背痛、便血等先兆症状。

【影像学表现】

X射线表现：多数不透X射线的异物一般由透视或摄片即可明确诊断，并可识别异物的类别、大小、部位。透光或密度较低的异物主要应用吞钡检查，一般只需服小口稀钡，借助异物附着的少量钡剂可显示出异物的大小、形状和位置。大多数异物呈斜位或横位，与黏膜皱襞走行不一致，结合局部体表触痛显著且和异物部位一致，一般多可作出诊断。对于较小的异物，稀钡不易显示，可用絮钡，掺入棉絮的钡糊易在异物处勾挂或停留，有时小的异物或埋藏于肿胀软组织内的异物，絮钡可不勾挂，因此，无钡棉勾挂现象，也不能完全除外异物存留。由于棉絮常掩盖异物的外形，并加重异物对管壁的损伤，应慎用。如周围软组织内有颗粒状或泡沫状积气透光区，则提示已有脓肿形成；如有液-气平面出现，则提示已向腔内穿破或食管穿孔。

【诊断要点、鉴别诊断及检查方法的比较】

1. 诊断要点

（1）有明确的吞服异物的病史及症状。

(2) 稀钡或少量絮钡 X 射线检查可发现，食管特别是上段食管内有充盈缺损或絮钡勾挂、停留。

2. 鉴别诊断

主要与食管本身疾病，如肿瘤鉴别，有时在食管狭窄基础上发生异物存留，应注意追问有关病史，并注意食管黏膜皱襞有无破坏及有无扩张受限的改变，必要时可行内镜检查。

3. 检查方法比较

大部分病例经钡剂检查均可明确诊断，高密度异物 CT 有帮助，金属异物禁用 MRI 检查。

第三节　食管静脉曲张

【概　述】

食管静脉曲张是门静脉高压的重要并发症，常见于肝硬化，其发生率可高达 80%～90%。

正常情况下，食管黏膜下层和食管周围各有一组静脉丛，汇集了食管的静脉血。当门静脉血液受阻时，来自消化器官及脾等的回心血液不能完全进入肝，大量血液通过门静脉系统的胃冠状静脉和胃短静脉进入食管黏膜下静脉和食管周围静脉丛，经奇静脉进入上腔静脉，于是形成食管和（或）胃底静脉曲张。

静脉曲张早期一般无明显症状，吐血为主要症状，并可伴脾大、脾功能亢进、肝功能异常或腹水等症状。

【影像学表现】

1. X 射线钡剂造影表现

X 射线钡剂检查是发现食管静脉曲张有效、简便而安全的一种方法。低张力双重造影较单纯钡剂检查的静脉曲张检出率明显提高。静脉曲张最初局限于食管下段。黏膜皱襞稍增宽或略微迂曲，管壁边缘略不平整。中度静脉曲张常累及食管的中段，典型表现为食管中、下段的黏膜皱襞明显增宽、迂曲，呈蚯蚓状或串珠状充盈缺损。重度静脉曲张扩展至中、上段，甚至食管的全长。除上述表现外，管壁蠕动明显减弱，钡剂排空延迟。

2. 超声、CT 与 MRI 表现

超声、强化 CT 与 MRI 不仅能发现食管及胃底静脉曲张，还可明确有无肝硬化及门静脉扩张情况，有助于进一步明确曲张原因和程度。

【诊断要点、鉴别诊断及检查方法的比较】

1. 诊断要点

（1）常有肝硬化病史。

（2）钡剂X射线检查表现为食管中、下段的黏膜皱襞增宽、迂曲，或串珠状充盈缺损。

（3）管壁蠕动存在。

2. 鉴别诊断

主要与食管癌鉴别，一般肿瘤病变较局限，上、下界限清楚，充盈缺损不规则，最重要的鉴别点是食管癌管壁僵硬不能扩张，而静脉曲张管壁柔软。

3. 检查方法比较

大部分病例经钡剂检查均可明确诊断，超声、CT与MRI有助于观察食管静脉曲张形成的原因。

第四节 食管贲门失弛缓症

【概　述】

食管贲门失弛缓症多是由于肌间神经丛的华勒变性而导致胃、食管平滑肌长期处于紧张状态。其主要的特征是食管缺乏蠕动，食管下括约肌高压和对吞咽动作的松弛反应障碍，表现为中、下段食管痉挛狭窄伴上段食管扩张，贲门部痉挛，肌层增厚。多见于20～40岁青壮年，女性多见。

临床表现为有间断性吞咽困难、胸骨后沉重及阻塞感，以及纵隔内邻近器官受压迫产生的症状，常伴有体重下降。

【影像学表现】

1. X射线透视及平片表现

食管高度扩张并延长，纵隔阴影增宽，立位可见气－液平面，胃泡不明显。

2. X射线钡剂检查表现

食管高度扩张，食管内有液体潴留时，钡剂呈雪花样散落，下端呈"萝卜根"样或"鸟嘴状"变细，原发和继发蠕动波消失，出现第三蠕动波，钡剂排空明显延迟。

【诊断要点、鉴别诊断及检查方法的比较】

1. 诊断要点

（1）原发和继发蠕动波消失。

（2）食管高度扩张，下端呈"萝卜根"样改变。

（3）食管黏膜完整，边缘光滑，管壁柔软。

（4）立位纵隔内可见气－液平面。

2. 鉴别诊断

食管贲门失弛缓症应与食管下端癌及贲门癌鉴别。食管下端癌及贲门癌所致的狭窄呈局限性，狭窄段与扩张段界限清楚，扩张段可见蠕动波，狭窄段黏膜破坏，管壁僵硬，肿块常向周围浸润、转移。另外，还应注意与纵隔肿瘤的鉴别。

3. 检查方法比较

X射线钡剂透视是确诊的首选方法，CT、MRI可用于鉴别诊断。

第五节 胃 炎

【概　述】

胃炎为多种原因所致的胃壁，特别是胃黏膜层的炎症。胃炎可分为急性胃炎和慢性胃炎，急性胃炎常有明确的病因，如化学性烧伤、应激反应等，诊断明确；慢性胃炎为一种常见于成年人的消化道疾病，病因尚不清楚，可能与螺杆菌感染、高级神经活动功能障碍、营养不良、全身健康状况及局部刺激等因素有关。

通常病理上常把慢性胃炎分为浅表性、萎缩性、肥厚性三种，以前两者多见。组织学上可见黏膜层充血、水肿，炎症细胞浸润和纤维组织增生，有时伴有上皮细胞变性、坏死、剥脱等变化，发展下去可见腺体萎缩、囊变和肠腺化生，腺体间隙变大，淋巴滤泡增生。

另外，把仅累及黏膜表面以组织糜烂为特征的炎症称为糜烂性胃炎。糜烂指黏膜缺损深度不超过黏膜肌层。糜烂性胃炎病因不详，可能与饮酒、应激状态或服用激素、阿司匹林等抗炎药物有关，病理上可分为平坦型和隆起型两种类型，前者周围黏膜等高或稍凹陷，常为多发，形态多样，后者多见，常呈小圆形隆起，顶部因糜烂而有小凹陷，又称为"疣状胃炎"。

慢性胃炎的一般常见症状为食欲缺乏、餐后饱胀、上腹钝痛或不适，少数患者可呕血或便血。糜烂性胃炎多见于30～60岁的男性，常有胃灼热、疼痛、消化不良及出血等症状。

【影像学表现】

X射线钡剂造影表现单对比造影时，慢性胃炎的主要表现为整个胃的黏膜皱襞增宽，胃窦及胃体小弯侧黏膜皱襞宽度超过5 mm，甚至达1 cm以上，黏膜皱襞排列和走行方向异常，胃体近小弯侧的黏膜失去与小弯平行的特征，呈弯曲交叉状，有时可出现横行或斜行的黏膜皱襞。胃张力、分泌功能、蠕动均可增加或减弱。双对比造影主要表现为胃小沟增宽，其密度和粗细由均匀变成不均匀，部分胃小区增大达 5 mm 以上，胃小区大小不一。疣状胃炎表现为胃窦部 5～10 mm 大小圆形、类圆形充盈缺损，中心伴有小糜烂面形成的钡点，称为"靶征"。病灶多聚集在胃窦部，常呈串珠样排列成行。

【诊断要点、鉴别诊断及检查方法的比较】

1. 诊断要点

（1）慢性胃炎的直接 X 射线征象是黏膜增粗迂曲，走行失常。

（2）疣状胃炎多发的"靶征"和串珠样排列特点为本症的特异性表现。

2. 鉴别诊断

胃窦炎性痉挛时应与胃窦癌鉴别，前者胃壁软，必要时应用低张药和产气粉能使胃扩张。疣状胃炎常需与隆起型早期胃癌相鉴别，后者之隆起一般大小不一，形态多样，常因高低不平而密度不均。诊断困难时，应做胃镜和活体组织检查。

3. 检查方法比较

X 射线钡剂透视是明确胃炎的首选方法。

第六节　胃、十二指肠溃疡

【概　述】

以前认为，消化性溃疡是由于胃酸的分泌过多所引起。最近的研究表明，螺杆菌在消化性溃疡的发病中起着重要作用。

溃疡病可发生于消化道各部位，以胃、十二指肠最常见，占消化性溃疡的 95%，胃、十二指肠溃疡发生比例为 1∶4。胃、十二指肠同时发生溃疡称复合溃疡。

胃溃疡多数为单发，好发部位为胃体小弯侧或胃窦部。溃疡是指胃壁溃烂形成的缺损，又称壁龛。溃疡先从黏膜开始，逐渐殃及黏膜下层、肌层乃至浆膜层，形成深浅不一的壁龛。

溃疡邻近的组织有不同程度的细胞浸润、纤维组织增生和水肿，逐渐向胃壁过渡，与正常胃壁分界不清。由于纤维组织增生、收缩，溃疡的黏膜皱襞以壁龛为中心，呈放射状纠集。纠集的黏膜皱襞可以直达壁龛的口部或距口部数毫米至 1～2 cm 处逐渐变平或消失。

十二指肠溃疡 90% 以上发生在球部，其次见于球后。球部溃疡以前壁和后壁最多，前壁者易穿孔，后壁者易累及胰腺。溃疡常呈圆形或椭圆形，大小不一，直径一般为 0.4～1.2 cm。溃疡周围可有水肿区，邻近组织可有炎症改变，可伴有纤维组织增生。由于痉挛或瘢痕收缩，球部可变形，可见黏膜向溃疡纠集。十二指肠球部溃疡均为良性，球后溃疡可为恶性。发病年龄多在青、壮年，男性比女性多见，为 2∶1～4∶1。

胃溃疡患者常有长期的上腹疼痛史，常在饮食失调，过度疲劳，季节变化后发作。疼痛的性质可为钝痛、胀痛、刺痛或灼痛。十二指肠溃疡患者表现为中、上腹周期性、节律性疼痛、嗳气、反酸，有时可出现呕吐咖啡样物、黑粪、梗阻等。临床上有饥饿后疼痛，进食后好转的特点。

【影像学表现】

1. 胃溃疡 X 射线钡剂造影检查

胃溃疡的 X 射线表现可归纳为两类：直接征象和间接征象，直接征象代表溃疡本身的改变；间接征象代表溃疡所造成的功能性或瘢痕性改变。

直接征象：为溃疡所致的龛影。龛影多见于小弯，切线呈乳头状、锥状或其他形状，边缘光滑整齐，密度均匀。

龛影口部常有一圈黏膜水肿造成的透明带，这种水肿带是良性溃疡的特征，依其范围而有不同的表现。

（1）黏膜线：为龛影口部宽 1～2 mm 的光滑整齐的透明线。

（2）项圈征：龛影口部的透明带宽约数毫米，如一个项圈。

（3）狭颈征：龛影口部明显狭小，使龛影犹如具有一个狭长的颈。当黏膜皱襞如车轮状向龛影口部集中且到达口部边缘并逐渐变窄时则为良性溃疡的又一特征。

间接征象：

（1）痉挛性改变：表现为胃壁上的凹陷（又称切迹），小弯侧龛影，在大弯的相对处出现深的痉挛切迹，犹如一个手指指向龛影，又称"指压迹征"。

（2）分泌增加：潴留液较多，钡剂不易附着于胃壁，透视有时可见液平面。

（3）胃蠕动增强或减弱，张力增高或减低，排空加速或减慢。

（4）龛影处常有不同程度的压痛。

胃溃疡还有一些特殊表现：

（1）穿透性溃疡：龛影深而大，深度和大小均超过 1 cm，龛影周围常有范围较大的水肿带。

（2）穿孔性溃疡：龛影很大，如囊袋状，其中常出现液面和分层现象。

（3）胼胝性溃疡：龛影较大，深度一般不超过 1 cm，龛影口部常有一圈较宽的透明带，边界清楚而整齐，常伴有黏膜皱襞纠集。

胃溃疡愈合的 X 射线表现为龛影变浅变小，周围水肿减轻或消失。

慢性胃溃疡发展到一定阶段，出现一些恶性表现：

（1）龛影周围出现小结节状充盈缺损，犹如指压迹。

（2）周围黏膜皱襞呈杵状增粗和中断。

（3）龛影周围不规则或边缘出现尖角征。

（4）治疗过程中龛影增大。

2. 十二指肠溃疡 X 射线钡剂造影检查

（1）直接征象：龛影。气钡双重造影或加压法较单对比造影更能有效地检出溃疡。正面观龛影呈圆形或椭圆形，边缘光滑，加压时可见周围有整齐的透光带。切线位时龛影呈小锥形、乳头状或半圆形突向腔外。可以看到以龛影为中心的黏膜皱襞呈放射状纠集现象。

（2）间接征象

①畸形是十二指肠溃疡的常见重要征象，表现为球的一侧壁有切迹样凹陷；也可形成二叶、三叶或花瓣样改变，龛影常位于畸形的中心，也可见假憩室形成；当球部严重痉挛或瘢痕收缩严重时，球部可变小如硬管状，此时常伴有幽门梗阻。

②激惹征象：球部因炎症钡剂不易在球部停留，排空迅速。

【诊断要点、鉴别诊断及检查方法的比较】

1. 诊断要点

龛影是诊断胃与十二指肠溃疡的直接征象。

2. 鉴别诊断

良性胃溃疡重点与恶性胃溃疡鉴别。

3. 检查方法比较

典型临床表现结合钡剂检查及内镜检查可明确诊断，CT、MRI 不用于胃溃疡的诊断，可用于溃疡穿孔后小网膜囊内积气及软组织包绕的判断。

第五章 泌尿系统的影像学应用

第一节 肾上腺无功能性疾病

一、肾上腺无功能性腺瘤

(一) 临床特点

随着B超、CT和MRI的广泛应用,肾上腺无功能性腺瘤的意外发现率明显增加。腹部CT检查中,无功能性腺瘤的发现率为女性略多于男性,并随着年龄而增加。某些疾病,如高血压、糖尿病或肿瘤患者,其发生率较高。病理上,腺瘤具有包膜,而结节性增生无包膜。

(二) 影像学表现

1. CT表现

CT表现为单侧肾上腺肿块,偶为双侧性,肿块呈类圆形或卵圆形,边缘光滑,直径通常在5 cm以下,偶也可较大。密度均一,多为软组织密度。增强检查时肿块多呈轻到中度均一强化,偶尔强化不均,内有低密度区。

2. MRI表现

在T_1WI和T_2WI上,绝大多数肿瘤里为均质信号,其强度高于肌肉,低于脂肪,而类似肝脏信号。增强检查时腺瘤有轻度强化,并迅速廓清。

(三) 影像学鉴别诊断

CT检查难以分辨腺瘤是否有功能,只有Cushing腺瘤的CT表现为同侧及对侧肾上腺萎缩性改变有助于识别,因此,诊断时要结合临床表现和内分泌检查结果,一般认为,如果肾上腺肿块<3 cm且临床表现及内分泌检查排除功能性病变时,可初步考虑为非功能性腺瘤。需与肾上腺转移癌鉴别,其鉴别较为困难。

(四) 检查手段的选择

MRI有助于和肾上腺转移癌鉴别,因此,MRI优于CT检查。

二、肾上腺神经节细胞瘤

（一）临床特点

肾上腺神经节瘤是一种良性肿瘤，由神经纤维和成熟的神经节细胞组成，可发生在任何年龄，但以20岁以上成年人为主。

（二）影像学表现

1. B超表现

肾上腺区的实性低回声肿物，边界清晰，似有包膜，内部回声尚均。CDFI：未探及血流信号，其与肾脏的界线清晰，呈强回声带。

2. CT表现

CT表现为呈卵圆形或分叶状肿块，大小为2～10 cm或更大，较小的肿瘤密度均匀，而大肿瘤常密度不均，内有类圆形或不规则形低密度区，代表囊变或陈旧性出血灶；增强检查时肿瘤呈均一或不规则强化，其内低密度区无强化。肿瘤内可有斑点状钙化。

3. MRI表现

MRI多表现为肾上腺不均质信号肿块，T_1WI像呈均匀略低信号，在T_2WI像呈不均质高信号。

（三）影像学鉴别诊断

肾上腺神经节细胞瘤需与肾上腺无功能性腺瘤和肾上腺无功能性皮质癌相鉴别，需要依赖穿刺活检来鉴别。

（四）检查手段的选择

肾上腺神经节细胞瘤很少见，其CT和MRI表现无特征性，与其他肾上腺疾病较难鉴别，一般需手术病理来给予证实。

三、肾上腺囊肿

（一）临床特点

肾上腺囊肿是少见病变，常无任何症状，为意外发现，少数较大的肾上腺囊肿可产生压迫症状，可出现钝痛或隐痛的症状。肾上腺囊肿较大时，可因压迫周围脏器出现腰腹部胀痛及胃肠道不适等非特异性症状，少数患者可因囊肿破裂出血引起急腹症，手术探查时才被发现。

肾上腺囊肿的大小可从数毫米到20 cm以上，多为单侧，双侧性囊肿占8%～10%。临床可分为几种病理亚型：真性囊肿、假性囊肿和上皮样囊肿及感染性（寄生虫性）囊肿等，具体见表5-1。

表 5-1 肾上腺囊肿病理分型

类型	比例	病理	与影像学相关的病理
真性肾上腺囊肿	约45%	被覆内皮细胞，常为淋巴管或血管起源	与肾囊肿相比，一般囊壁较厚
假性肾上腺囊肿	约39%	无上皮，常因肾上腺出血吸收	常见分隔，常比真性囊肿大，吸收过程偶有囊壁钙化
上皮样囊肿	约9%	柱状上皮并包含囊样腺瘤	偶有类软组织成分的腺瘤
寄生虫性囊肿（感染性囊肿）	约7%	常为肝包虫起源	

(二) 影像学表现

1. B超表现

真性囊肿中可表现为不规则形，囊内有分隔或囊实性回声，也可表现为圆形或椭圆形，薄壁无回声区，边界清晰。假性囊肿声像图表现为无回声、低回声及囊实性回声；规则或不规则；边界清晰或欠清；囊壁薄或厚；囊内可有分隔及钙化。CDFI：囊肿内均未探及血流信号。

2. CT表现

CT表现为边界清楚，边缘光滑圆形肿物，其内密度均匀，CT值与水相近，85%为单侧性，大小不等，15%囊壁有钙化，特别是出血所致囊肿。

3. MRI表现

MRI表现为肾上腺肿块，呈典型囊性表现，即T_1WI为均匀低信号，T_2WI为极高信号，如囊内合并有出血，则其信号特征随出血时间而异，增强MRI检查时肿块无任何强化。

(三) 影像学鉴别诊断

肾上腺囊肿需与肾上腺腺瘤及囊变、坏死的嗜铬细胞瘤或转移瘤相鉴别：肾上腺腺瘤有时含丰富脂质而呈水样密度，然而增强CT或MRI检查可显示其有强化或相应的信号特征；囊变、坏死的肿瘤壁明显厚于囊肿的壁且常厚度不一，增强检查有强化，根据这些特征表现及临床资料鉴别并不难。

(四) 检查手段的选择

除极少数肿瘤源性肾上腺囊肿外，肾上腺囊肿并不影响肾上腺功能，实验室检查多无异常改变，故目前诊断肾上腺囊肿主要依靠影像学检查，如果囊肿较小时，诊断多无困难，但对于较大囊肿无论彩超或CT检查，诊断都可能与周围脏器的囊性病变，如肝囊肿、肾囊肿及胰腺囊肿混淆。而且肾上腺囊肿是少见病变，容易被忽略，亦是误诊原因之一。因此，对于上腹部腹膜后的囊性病变也应考虑是否来源于肾上腺。超声是首选检查手段，经济无痛安全，又可大大提高诊断率，同时也为患者提供了诊疗的最佳时机。

四、肾上腺髓样脂肪瘤

（一）临床特点

肾上腺髓样脂肪瘤是一种少见的无功能性良性肿瘤，多数患者临床上无明显症状，常在体检或尸检时偶尔发现，尸检发现率为0.08%～0.2%，组织学上由成熟脂肪组织和不同比例的骨髓造血细胞构成，可伴有钙化和出血，术前主要依赖于影像学检查确诊。

（二）影像学表现

1. B超表现

肾上腺区高回声肿块，肿块形态欠规则，边界尚清楚。

2. CT表现

CT主要表现为肾上腺区边界清楚的圆形或卵圆形分叶状肿块，以脂肪密度为主（CT值多在-20～120 HU之间），由于肿块内含有其他组织，部分病灶呈混杂密度，肿瘤内多有条索状分隔（CT值多在15～35 HU之间），部分病灶可出现钙化、出血，钙化率为20%，出血与肿瘤的大小有显著的相关性，较大的肾上腺髓样脂肪瘤更容易伴有出血，CT对钙化和出血的检查最为敏感，肿块较大时可伴有肝脏、胰腺及下腔静脉受压移位，增强扫描肿块无明显强化，如合并感染或出血时，可出现包膜强化。

3. MRI表现

高脂肪信号变化及增强后无强化，MRI可在术前对肾上腺髓样脂肪瘤作出组织学诊断，应用脂肪抑制技术和化学位移成像技术，MRI可检测到组织中的少量脂肪，使定性诊断更为精确。

（三）影像学鉴别诊断

肾上腺髓样脂肪瘤需与来自肾上极的错构瘤鉴别。其可突破肾上腺区，酷似肾上腺髓样脂肪瘤，但后者肾上极皮质的连续性有中断，不难判断病变的起源。

（四）检查手段的选择

肾上腺髓样脂肪瘤影像学公认的诊断标准是肾上腺区见到含脂肪组织的，间杂不规则骨髓组织，增强后无强化，边界清楚的肿块，B超是常用的筛查方法，CT为敏感的影像学检查，MRI有着更高的诊断价值。

五、肾上腺畸胎瘤

（一）临床特点

肾上腺畸胎瘤更罕见，国内外仅数例报告，且均为个案报告，关于其影像学诊断的报告鲜见。畸胎瘤来自3种原始胚层演变所形成的肿瘤样新生物，大体可分成3种类型。

（1）囊性分化成熟型，其生物特征为良性。

（2）多囊性蜂窝型，部分囊性，部分实质性，镜下结构为成熟组织，生物学特性为良性，如含未成熟组织成分，虽无恶性变应视为潜在恶性。

（3）实质型，镜下检查有明显间变及胚胎组织，应视为恶性，但有4%的镜检为良性组织。

肾上腺畸胎瘤常见于青少年，多发生在右侧，90%是良性；肿瘤生长缓慢，早期临床多无症状，实验室检查正常；如果肿瘤生长过大压迫周围器官或者合并感染，与周围粘连或侵及周围器官，可出现腰背痛及阵发性腹痛等症状。

（二）影像学表现

1. X射线表现

腹部平片及IVP对诊断肾上腺畸胎瘤极有帮助，于平片上可观察到畸胎瘤内的钙化或骨化影，而IVP可观察带有高密度肿块对肾脏的影响情况。

2. B超表现

肾上腺区典型的不均质强光团及含有多种成分回声不均的囊实性肿块。

3. CT表现

CT具有钙化和脂肪两大特征性表现，可表现为以水样密度、实性密度或脂肪密度为主的混合团块，CT值一般20～500 HU，增强扫描后肿瘤实质部分包膜及分隔有强化，脂肪及水样密度无强化。

4. MRI表现

肾上腺区可见异常信号影，其内信号混杂，以脂肪信号为主，并可见不规则囊状液体样信号影及条索状低信号影。

（三）影像学鉴别诊断

肾上腺畸胎瘤较为少见，但由于其多呈，囊性改变，囊液在T_1和T_2加权像均呈高信号等特征性的表现，较易与其他肾上腺肿瘤相鉴别，当病灶较大时，应与来自肾上腺周围腹膜后的畸胎瘤相鉴别，如果能清楚看到正常肾上腺的存在，即可明确排除畸胎瘤来自肾上腺。

（四）检查手段的选择

CT是诊断肾上腺畸胎瘤的最可靠的方法，可清楚地显示病变的囊变和钙化情况。

六、肾上腺出血

（一）临床特点

肾上腺出血是一种较少见的良性自愈性肾上腺疾病，一般不需手术治疗。肾上腺血肿典型而少见的临床表现包括急性腰痛、腹部包块、低热、低血压及贫血，多数情况下肾上腺血肿患者无症状或若有非特异性腰痛、腹部不适，腰痛程度与血肿大小成正比，随血肿吸收减小，腰痛症状逐渐减轻，症状消失时间早于血肿消失时间。

肾上腺出血原因复杂。成人自发性肾上腺出血可见于手术所致的系统性"应激"、身体广泛烧伤、败血症或低血压。抗凝药物、弥漫性血管内凝血和抗磷脂抗体综合征可形成出血体质，引起肾上腺出血。

(二) 影像学表现

1. B 超表现

肾上腺出血 B 超表现为致密的回声增强区，呈实性肿物；也可以是无回声区的团块，甚至呈囊性结构（因血肿内容物为血凝块，血液的液化程度各异）。

2. CT 表现

在血肿尚未形成之前，CT 表现为肾上腺轻度到重度的不均一增大，肾上腺血肿急性期（24～72 h）CT 的特征性表现是肾上腺区圆形或者椭圆形的均一高密度影，CT 值＞60 HU，常常伴有肾上腺周围脂肪组织的条状浸润及同侧膈肌角增厚，临床上可据此判断为肾上腺血肿。随着时间的推移，血肿会逐渐吸收，CT 检查发现，密度逐渐降低并接近水样密度。在亚急性（5～14 d）和慢性期，无论是从形态上还是密度上，CT 均难以明确区分肾上腺血肿和其他肾上腺占位性病变，增强 CT 扫描对其鉴别诊断有所帮助，一般肾上腺血肿不强化，而肾上腺癌及嗜铬细胞瘤几乎总是显著强化。

3. MRI 表现

MRI 诊断肾上腺血肿比其他影像学检查手段更准确。血肿急性期在 T_1 加权像表现为肾上腺增大，呈等信号，T_2 加权像信号甚高，在亚急性期表现为 T_1 及 T_2 加权像不均一高信号，在与肾上腺恶性肿瘤或嗜铬细胞瘤伴出血鉴别时，增强 MRI 十分重要，几乎所有的嗜铬细胞瘤、约 80% 的恶性肿瘤可强化，单纯肾上腺血肿则多无变化。

(三) 影像学鉴别诊断

肾上腺出血需要与肾上腺恶性肿瘤或嗜铬细胞瘤伴出血鉴别。

(四) 检查手段的选择

MRI 是探查和诊断肾上腺出血敏感性和特异性最高的影像学方法。

第二节 肾上腺恶性肿瘤

一、肾上腺皮质癌

（一）临床特点

原发性肾上腺皮质癌，少见，高度恶性，预后极差，5年生存率仅为20%。可发生在任何年龄，并有2个峰值年龄，即10岁以内和40～50岁，男女受累相似，肾上腺皮质癌中，约50%具有内分泌功能，女性略为多见。

（二）影像学表现

1. B超表现

肾上腺皮质癌B超表现为肾上腺区较大病灶，以低回声为主，其内回声不均匀，肿块边界欠清晰，形态多样，可呈圆形、椭圆形或分叶状，彩色多普勒于肿块内部多可探及血流信号，少数周边可见血流信号；疑为肾上腺皮质癌的患者还应行腹膜后及腹腔淋巴结扫查，有时可见到肿大淋巴结，部分患者合并有下腔静脉及肾静脉癌栓。

2. CT表现

（1）一般肿块体积较大，最大径常大于7 cm，平均为12 cm（范围3～30 cm）。

（2）肿块呈类圆、分叶或不规则形。

（3）密度常不均，周边密度类似肾脏，内有坏死或陈旧性出血所致的不规则形低密度区。约40%肿瘤内可见散在点状或结节状钙化，个别瘤体内甚至有小的脂肪性低密度灶。

（4）增强检查时肿瘤实体部分强化，而其内低密度区无强化，有时于肿块周边可见一薄的强化环。

（5）功能性肾上腺皮质癌常分泌皮质醇，导致对侧肾上腺萎缩，而患侧残存肾上腺也因肿块较大而显示不清。

（6）周围脏器受挤现象：由于肿块体积较大，周围脏器常受挤压移位，如患侧肾脏受压下移，右侧肾上腺肿瘤使下腔静脉向前内侧移位、肝脏向上方移位，左侧肾上腺肿瘤致胰腺前移。

（7）肿瘤转移现象：可出现其他脏器及淋巴结转移征象，如肺、纵隔淋巴结、肝脏等。

3. MRI表现

在T_1WI、T_2WI常表现为混杂信号，因为中间有坏死和出血。T_1高信号是出血的代谢物，有时也可以是钙化，可出现在30%的患者，很少见的情况下，病灶中会有细胞质内的脂质，造成反相位的信号缺失。

（三）影像学鉴别诊断

肿块较大导致判断起源发生一定困难时，需与其他类型腹膜后肿瘤和侵犯肾上腺区的邻近脏器肿瘤相鉴别。肺功能性肾上腺皮质癌需与其他非功能性肾上腺肿瘤、非功能性腺瘤、神经节瘤等鉴别。这些肿瘤均可表现为肾上腺区较大肿块，密度和信号不均，并有钙化，此时提倡经皮穿刺活检，以获得组织学诊断。

（四）检查手段的选择

CT 和 MRI 均可较为准确地诊断并显示其范围，但对非功能性皮质癌的诊断，两者均有限度。两者相比，前者能够敏感地发现肿瘤内的钙化而对定性诊断有一定帮助，MRI 的优点要更多一些，其可多方位成像，能较为准确地判断肿瘤的起源，不用对比剂也能敏感地发现下腔静脉受累及肝脏转移，有助于临床治疗方案的制订。

二、神经母细胞瘤

（一）临床特点

神经母细胞瘤是最常见的婴儿腹部肿块，发源于神经嵴，此病有其好发年龄段，多见于小儿（<4岁），的患者可以在10岁以后发病，成人发生者罕见，且好发于单侧肾上腺，多表现大分叶状肿块，瘤体密度不均，常伴有坏死及钙化，须与干酪化期肾上腺结核相鉴别。

（二）影像学表现

1. X 射线表现

X 射线平片检查可见腹膜后肿物影，30%的患者有肿瘤局部钙化表现。

2. B 超表现

肾上腺见类圆形或不规则形肿块，内部回声大多为较均匀散在的细小光点，可见强回声光团和无回声区。

3. CT 表现

CT 表现多呈不规则形实性肿块，为软组织密度，瘤内有坏死、出血和（或）钙化。钙化常呈斑点状，亦可为环形或融合成片，化疗后变得更加致密，亦可无钙化，或为脂肪密度，有或无囊变；超过90%的神经母细胞瘤 CT 上显示钙化，也倾向于侵犯周围组织，如血管和神经孔。

4. MRI 表现

肾上腺区肿块边界部分较清晰，边缘可见包膜，肿瘤内信号欠均匀，多为低信号，多表现为等、高信号，增强扫描见不均匀明显强化合并出血时呈高信号。合并坏死囊变

时呈长 T_1 和长 T_2 信号改变，增强扫描无强化。

（三）影像学鉴别诊断

神经母细胞瘤需与肾上腺皮质腺癌、畸胎瘤鉴别。肾上腺皮质腺癌多见于 50 岁以上的患者，有功能亢进与无功能亢进各占 50%，肿瘤密度不均匀，少有钙化。肾上腺畸胎瘤为孤立性较大的钙化，有脂肪密度。

（四）检查手段的选择

（1）B 超可作为筛查首选。
（2）CT 和 MRI 在诊断方法上均有优越性。

三、肾上腺淋巴瘤

（一）临床特点

肾上腺淋巴瘤（AL）是少见的肾上腺恶性肿瘤，临床症状多为非特征性的乏力、腹部不适、发热等。在临床工作中，易与需外科治疗的肾上腺腺瘤、肾上腺嗜铬细胞瘤、肾上腺皮质癌等混淆而误诊，因部分肾上腺淋巴瘤对化疗敏感而无需手术治疗，故正确的诊断可以减少患者不必要的手术创伤。

肾上腺淋巴瘤的肿块一般较大，最大径多在 6 cm 以上，可达 18 cm。肾上腺淋巴瘤多数表现为肾上腺区边缘清楚的软组织肿块，其形态变化较多，可呈圆形、椭圆形和不规则形，肿块较小（最大径 < 10 cm）时多表现为圆形或椭圆形。

（二）影像学表现

1. CT 表现

肾上腺淋巴瘤 CT 平扫多表现为软组织密度肿块，与后背肌肉相近，增强扫描多数呈轻度强化，接近肌肉，少数呈中度强化，与肝脏相近，其 CT 密度并无特征性。但 CT 平扫时肿块多较均质，增强扫描肿瘤较小时多强化均匀或稍不均匀，较大时内部可出现不均匀强化。

2. MRI 表现

T_1WI 多表现为等信号的软组织肿块，与后背肌肉相同，T_2WI 呈等低或略高信号，其 T_2WI 信号强度比肾上腺绝大多数原发或继发肿瘤低。与 CT 平扫肿瘤密度均匀不同，肾上腺淋巴瘤 T_2WI 信号显著不均匀，内可见多发线条状高信号影。

（三）影像学鉴别诊断

肾上腺淋巴瘤主要需与肾上腺腺瘤、嗜铬细胞瘤、肾上腺皮质癌及转移瘤进行鉴别：
（1）肾上腺腺瘤含大量细胞内脂质，CT 平扫密度较低而与肾上腺淋巴瘤不同，故二者鉴别主要依据 CT 平扫。

（2）肾上腺嗜铬细胞瘤临床常表现为阵发性或持续性高血压发作，瘤体多在 3 cm 以上，强化明显，动脉期和（或）门脉期多 > 100 HU，伴有或不伴有中央坏死。

（3）肾上腺皮质癌常见于中老年患者，临床表现为男性女性化或女性男性化，瘤体直径 > 10 cm、形态不规则，瘤体内测得脂肪密度、增强后动脉期及门脉期 < 100 HU 及瘤体内瘢痕状坏死等 CT 征象有助于肾上腺皮质癌的诊断。

（4）肾上腺转移癌多具有原发肿瘤病史，双侧好发，临床少见肾上腺皮质功能低下表现，瘤体边界不清晰，其内坏死区边缘不清，增强后较中度强化。

（四）检查手段的选择

CT 及 MRI 检查对肾上腺区淋巴瘤的诊断准确率相当。

四、肾上腺转移癌

（一）临床特点

肾上腺是肿瘤转移的好发部位，以肺癌和乳腺癌的转移最为多见，常累及双侧，单侧转移瘤者以右侧多见。此外，原发瘤也常为乳腺癌、甲状腺癌、肾癌、胰腺癌、结肠癌或黑色素瘤等。肾上腺转移开始发生的部位为肾上腺髓质而非皮质，临床上患者很少发生肾上腺皮质功能低下，是因为只有双侧肾上腺皮质破坏超过 90% 时，才会产生肾上腺皮质功能低下，而肾上腺转移癌患者的生存时间有限，肾上腺破坏难以达到如此程度。

（二）影像学表现

1. B 超表现

B 超表现常为双侧性病变，双侧肾上腺出现低回声区，或不均匀回声区；形态或为圆形，或为椭圆形，或为分叶状，两侧病灶不一定对称。

2. CT 表现

CT 表现为双侧或单侧肾上腺肿块，呈圆形、卵圆形或分叶状，大小常为 2～5 cm，然而也可 < 1 cm 或 > 5 cm，较小肿块密度均一，类似肾脏密度；大的肿块常由于坏死而密度不均，内有低密度区，合并急性出血时，肿块内可见高密度灶，增强检查时肿块可有不同程度的均一或不均一强化，其内低密度区无强化。

3. MRI 表现

T_1WI 上肿块信号类似或低于肝脏，T_2WI 上其信号强度常明显高于肝脏。肿块内有坏死时，信号不均，其内有更长 T_1 和长 T_2 信号灶；瘤内发生出血时，其信号强度依出血时间而异；亚急性期时，呈短 T_1 和长 T_2 信号。

（三）影像学鉴别诊断

需与肾上腺非功能腺瘤相鉴别，鉴别方法包括：行有关部位检查以发现无临床症状的原发瘤；定期随诊，观察其大小改变，若有增大则需要活检以明确诊断。

（四）检查手段的选择

MRI 检查对肾上腺转移癌的诊断准确率要高于 CT 检查。

第三节　肾脏感染性疾病

一、急性肾盂肾炎

（一）临床特点

急性肾盂肾炎常见于育龄女性，多由尿路上行感染所致，致病菌以革兰阴性杆菌为主，可单侧或双侧同时受累，尿路梗阻及尿流停滞是急性肾盂肾炎的常见诱因。大体观肾盂肾盏黏膜充血水肿，表面有脓性分泌物，黏膜下可见小脓肿，可见尖端指向肾乳头的楔形炎性病灶，镜下观可见肾小管腔内有脓性分泌物，小管上皮可变性坏死，间质内见白细胞浸润，肾小球一般不受累。临床表现如下。

（1）泌尿系症状：尿频、尿急、尿痛等膀胱刺激症状，腰痛及下腹痛，肋脊角及输尿管点压痛，肾区叩击痛等。

（2）全身感染症状：寒战发热、头痛、呕吐、食欲缺乏等，常伴有血白细胞升高，血沉增快。实验室检查可见尿白细胞升高，血白细胞升高等，尿培养可见致病菌。治疗包括补液、营养等全身支持治疗，以及选用敏感抗生素予以抗感染治疗等。

（二）影像学特点

1. X 射线表现

急性肾盂肾炎由于对抗生素敏感，一般不会造成永久性形态学的改变，因此，影像学检查 3/4 的患者是正常的。KUB 偶见泌尿系结石影，IVP 可见肾盏显影延缓，肾盂显影减弱常可见输尿管上段以及肾盂轻度扩张，需鉴别此种扩张是因下尿路梗阻所致，或为细菌内毒素麻痹集合系统引起。急性肾盂肾炎期避免行逆行尿路造影。

2. B 超表现

B 超下可见肾脏肿大，肾皮髓质界限不清，并可见肾实质内低回声区，彩色多普勒示相应肾实质灌注降低。存在梗阻或结石时，可见相应的声像特点。

3. CT

CT 平扫可见肾脏体积增大，肾实质内的低密度区。增强扫描，根据肾脏受累程度不同，出现局灶性或弥漫性窄条纹状强化减弱，或楔形强化降低区，从集合系统指向肾包膜而呈放射状，肾周出现条索或水肿。CTU可见患侧肾盂扩张，肾盏显影延迟，肾盂显影减弱。

（三）影像学鉴别诊断

需要与以下疾病相鉴别。

1. 肾结核

与肾盂肾炎有一定的相似之处，但肾结核IVP及CT可发现一侧肾小盏边缘虫蚀状破坏，有时出现空洞和钙化。

2. 慢性肾盂肾炎

病程较长，可表现为肾萎缩，皮质变薄，轮廓不规则，因瘢痕收缩使肾盂肾盏变形。

3. 肾梗死

多表现为楔形或圆形低密度灶，增强扫描皮质缘常可见环形强化带。

4. 肾囊肿

病灶呈圆形低密度肿块，中央为水样密度，增强扫描呈程度不等的环形强化，中央无强化。

（四）检查手段的选择

（1）KUB＋IVP检查的意义不大。

（2）B超对急性肾盂肾炎是常用、有效、价格低廉的手段，可作为体检、诊断、复查的首选方法。

（3）CT能评价急性肾盂肾炎的感染范围等，但费用高，较少单纯用作诊断手段。

（4）MRI很少用于评价肾盂肾炎。

二、慢性肾盂肾炎

（一）临床特点

慢性肾盂肾炎的特征是肾实质瘢痕形成，且多见于女性，多由尿路上行感染所致。病理方面，大体观肾脏大小可正常或缩小，肾包膜苍白，不易剥脱，肾脏外表凹凸不平，肾漏斗部瘢痕收缩，肾盏呈钝性扩张，肾实质萎缩，皮髓质分解不清，肾盂黏膜苍白，纤维化。镜下观可见肾实质内有浆细胞及淋巴细胞浸润，部分肾实质纤维化，早期肾小球不受累，晚期肾小球逐渐玻璃样变。临床表现依据肾实质损坏及肾脏功能减弱程度而不同，静止期症状不明显，可表现为轻度肾区不适，膀胱刺激征等；急性期表现与急性肾盂肾炎类似，若炎症累及双侧肾脏，可致慢性肾功能衰竭，从而并发高血压、面部水肿等尿毒症症状。治疗包括全身营养支持治疗，以及选用敏感抗生素足疗程予以抗感染治疗等。

（二）影像学特点

慢性肾盂肾炎的诊断标准严格，除病史或尿细菌学检查有尿路感染的证据外，尚需影像学发现肾皮质瘢痕和肾盂肾盏变性，肾功能学检查有异常。

1. X 射线表现

KUB 偶见泌尿系结石影，可见患侧肾脏肾影较小，IVP 可见肾盏扩张，偶可见肾盏显影减弱或者不显影，输尿管扩张等。

2. B 超表现

B 超下可见肾皮髓质界限不清，可见肾表面凹凸不平，瘢痕化，肾盂可见扩张，上段输尿管扩张等。存在梗阻或结石时，可见相应的声像特点。

3. CT 表现

CT 增强可见此肾实质内强化减低区域，CTU 可见患侧肾盂扩张，肾盏显影不良。CT 重建可见患肾缩小，表面瘢痕形成。

4. MRI 表现

慢性肾盂肾炎 MRI 表现不具特异性，肾盂肾盏黏膜增厚在 T_2WI 上显示清楚，为位于高信号的尿液和高信号的肾窦脂肪之间的低信号带，不光滑，肾盏宽度变窄，MRU 能显示变性的肾盏及输尿管，提示肾盏狭窄肾实质内广泛瘢痕形成，在 T_1WI 和 T_2WI 上表现为实质内不均匀的低信号，正常皮髓质信号差异显示不清。后期肾脏变小，轮廓变形。

（三）影像学鉴别诊断

需要与以下疾病相鉴别。

1. 先天性肾发育不良

发病年龄以及病史明显不同，且先天性肾发育不良伴随肾盏数目减少。结合临床资料或穿刺活检方可诊断。

2. 肾梗死

呈楔形或圆形低密度灶，皮质缘见高密度弧形强化影。

三、黄色肉芽肿性肾盂肾炎

（一）临床特点

黄色肉芽肿性肾盂肾炎（XGP）是慢性肾盂肾炎的特殊类型，其特征是炎症始于肾盂，进而延伸破坏周围髓质和皮质，肾实质破坏，形成多个脓腔，脓腔周围出现肉芽肿、脓肿和泡沫细胞等而得名，女多于男（2：1），发病机制不明，多累及一侧，双侧受累的极罕见。从病理学角度可分为局灶型和弥漫型，镜下可见橙黄色病变组织内含有特征性的泡沫巨噬细胞。

临床表现无特异性，多表现为肾区疼痛、发热、腹部肿块、乏力、厌食、体重下降、便秘等，常合并尿路结石、梗阻性肾病、糖尿病等，本疾病典型的三联症是肾铸型结石、肾肿物、肾功能减退或消失。本病常可累及肾周脂肪以及 Gerota 筋膜、同侧腰大肌。进展形成肾-皮肤和肾-肠瘘，罕见部分病例可表现为肾源性肝功能改变。

单纯抗感染治疗疗效一般不佳，早期患者可行肾部分切除术，晚期黄色肉芽肿病变累及范围较广，可行单侧肾切除术。

（二）影像学特点

1. X 射线表现

KUB 对诊断黄色肉芽肿性肾盂肾炎的意义在于，弥漫型 XGP 肾脏普遍性增大，肾轮廓不清，常伴有肾铸型结石；局灶型 XGP 可见肾脏局部肿块隆起，也可见少许肾结石。IVP 的意义对弥漫型 XGP 提示患肾显影不良甚至不显影，肾功能严重受损。

2. B 超表现

B 超对此病诊断缺乏特异性，可见患肾增大，轮廓模糊不规则，肾实质可探及大小不等、境界欠清的低回声实质性团块或坏死腔。也可表现为肾积水，肾输尿管结石，或肾内低回声病变等，排除肾肿瘤后，可在 B 超引导下穿刺活检。

3. CT 表现

CT 扫描对黄色肉芽肿诊断有重要意义。

局灶型：较少表现有泌尿系结石，表现为肾实质内低密度的软组织影，CT 值常为负值，增强后扫描不见强化或强化不明显，坏死区液性成分，伴出血密度增高，增强可见脓肿壁强化，坏死区无强化，有结石者可见毗邻病灶的结石影，常伴有肾周受累，引起肾筋膜及腰大肌等部位的炎症性粘连增厚等改变。

弥漫型：可显示输尿管结石，增大的肾内可见多个水样低密度区，肾实质内多个囊实性占位，囊状低密度的坏死腔或肾盂肾盏积水，CT 值 -15～30 HU，这取决于脂类和脓液成分的比例增强后病灶边缘强化，坏死区无强化，肾收集系统扩张、积液，肾功能减退或完全消失，肾周筋膜因炎症浸润及增厚粘连，炎症向肾周组织广泛延伸。CT 扫描中，肾实质边缘强化以及其内多发低密度囊状区域，同时见中央结石，这种 CT 特征被描述为"熊掌印"样改变，另一常见改变为"鹿角形"结石的破碎，被称为结石骨折征。

4. MRI 表现

弥漫型：肾脏增大，轮廓不规则，肾实质内见多发形态各异，大小不一的囊状异常信号，T_1WI 上呈混杂的中等信号，边缘模糊不整，T_2WI 呈不均匀的高信号。Gd-DTPA 强化后囊壁不规则强化。

局灶型：肾实质内可见单个局灶囊性肿块，T_1WI 上呈混杂的中等信号，边缘模糊不整，T_2WI 呈不均匀的高信号。

(三) 影像学鉴别诊断

1. 肾肿瘤

肾肿瘤密度较黄色肉芽肿病灶密度高，增强后动脉期可明显强化，静脉期或排泄期肿瘤密度迅速下降，无边缘性强化特点，血管造影可见血管增粗增多，不规则，动静脉短路和血湖出现。

2. 肾结核

结核性膀胱炎表现逐步加重，有结核中毒症状，尿检可检测到结核分枝杆菌，CT 表现为肾内多个囊状低密度影，单个或多个肾盏变形，肾脏病灶多有不规则点状或壳状钙化，甚至为弥漫性钙化，可见特征性的调色盘样改变。

四、肾脓肿

(一) 临床特点

肾脓肿包括急性肾脓肿、慢性肾脓肿。急性肾脓肿是急性肾盂肾炎微小病灶融合的结果，可为单个孤立的病灶，多见，主要发生于糖尿病、药物滥用、膀胱输尿管反流和肾结石患者；也可为多发病灶，少见，多发病灶往往提示为血性感染结果。慢性肾脓肿是成纤维细胞迁移进急性肾脓肿区域并在脓肿和其他肾组织形成屏障的结果。肾脓肿早期病变局限于肾实质，表现为肾间质充血水肿，白细胞浸润，炎症可扩散至肾周，慢性肾脓肿，可见成纤维细胞及纤维组织形成的脓壁将脓肿分割成多房性。

肾脓肿的表现为肾区疼痛、寒战、高热、食欲缺乏、菌血症等症状，肾区较饱满，肌肉痉挛，脊柱旁有明显压痛和叩击痛，并多有腰大肌刺激征等。血源性感染早期可无泌尿系刺激症状，而逆行感染所致的肾脓肿尿路刺激症状较明显。

直径小于 5 cm 的小脓肿建议予以敏感抗生素及支持治疗等对症治疗为主，当脓肿增大，应予以外科引流，肾实质破坏严重，肾功能丧失，对侧肾功能良好时予以肾切除术。

(二) 影像学特点

1. X 射线表现

KUB 可见肾影增大模糊，腰大肌阴影显示不清或消失，腰椎可侧弯突向对侧，IVP 可见肾盂肾盏受压变形。

2. B 超表现

显示不规则的脓肿轮廓，脓肿为低回声区，或混合回声区，肾窦回声偏移，稍向肾边缘凸出。慢性肾脓肿可见脓肿壁为高回声后方无声音，并可见脓肿为多房性。

3. CT 表现

急性肾脓肿表现为肾实质内圆形或椭圆形低密度团块，增强扫描不见强化，因周围组织炎症反应通常团块边界不清,肾周筋膜常增厚,邻近肾周和腹膜密度升高,慢性肾脓肿多出现显著的多血管边缘。

4. MRI 表现

肾脓肿病灶中央部分在 T_1WI 表现为低信号,在 T_2WI 为高信号,脓肿壁在 T_1WI 和 T_2WI 均呈等信号。Gd-DTPA 增强后,脓肿壁显著强化,显示清晰,壁厚光滑而均匀一致。

(三) 影像学鉴别诊断

1. 肾肿瘤

肾肿瘤增强后动脉期可明显强化,静脉期或排泄期肿瘤密度迅速下降,无边缘性强化特点,血管造影可见血管增粗增多,不规则,动静脉短路和血湖出现。

2. 肾结核

结核性膀胱炎表现逐步加重,有结核中毒症状,而全身症状较肾脓肿减轻,尿检可检测到结核分枝杆菌,影像检查可见特征性的虫蚀样病变以及肾盏变化。

3. 肾 癌

结合患者病史不难鉴别,影像学上 CT 增强后肾癌病灶强化明显。

五、肾周脓肿

(一) 临床特点

肾周脓肿可由肾脓肿感染蔓延、血源性感染、经腹膜后淋巴系统侵入以及肾邻近组织,如肝胆等感染蔓延所致。肾周脓肿临床表现依据感染原因不同而有所差异,包括原发病灶及全身感染症状、肾区疼痛、患侧腰部肌紧张、皮肤水肿等,肾周脓肿迁延不愈,可突破膈肌导致支气管胸膜瘘,包括急性肾脓肿、慢性肾脓肿。直径小于 5 cm 的小脓肿建议予以敏感抗生素以及支持治疗等对为主;若脓肿增大,应予以外科引流;若继发于肾结石或脓肾应施行肾脏切除术。

(二) 影像学特点

1. X 射线表现

KUB 可见肾外形不清,腰大肌阴影显示不清或消失,腰椎可侧弯突向对侧,拍片时嘱患者吸气可见患肾固定。IVP 可见患肾显影差或不显影。

2. B 超表现

B 超可见肾周低回声区的肿块,肿块壁常不规则。可在 B 超引导下行穿刺诊断并放入导管引流。

3. CT 表现

CT 为肾周脓肿诊断的首选方法,可见肾移位,肾周围低密度肿块及密度稍高的炎性壁,患肾增大,肾周筋膜增厚。CT 能确定肾周脓肿的范围,常可提示脓肿来源。

4. MRI 表现

肾周脂肪信号被脓肿取代,脓肿在 T_1WI 表现为低信号,在 T_2WI 为高信号。

六、肾盂积脓

(一) 临床特点

肾盂积脓是泌尿外科的急症之一,由泌尿系梗阻并发梗阻上段严重感染所致,不及时治疗可引起败血症、感染性休克甚至死亡。治疗方案以及时外科引流梗阻段以上的脓尿为主。

(二) 影像学特点

1. X 射线表现

KUB 偶可发现肾结石等,IVP 对肾盂积脓诊断价值不大,肾盂积脓进行逆行造影。

2. B 超表现

集合系统可分离暗区,脓液稀薄者呈大片液性暗区,内有细小光点漂动;脓液黏稠者可见粗大弥漫光点及增强回声光斑,改变体位见其间的回声有漂移现象;肾盂输尿管扩张,沿着扩张的输尿管可找到结石梗阻部位。

3. CT 表现

CT 可见肾盂输尿管扩张,并能提示梗阻的原因及部位。

4. MRI 表现

MRI 可见肾盂以及上段输尿管内正常水样信号被脓尿信号取代。

七、泌尿系统结核

泌尿系统结核常见,多继发于身体其他结核病灶,肺结核是最早见的原发病灶,但骨关节结核、肠结核等也可成为原发病灶。肾、输尿管、膀胱均可累及,不同部位的泌尿系统结核可出现相应的不同症状。肾常常是泌尿系统结核的初发器官,而输尿管、膀胱结石常常继发于肾结核。

泌尿系统结核的治疗包括适量、联合、规范、全程、长期的化疗,如果内科治疗效果欠佳或出现严重并发症后应进行手术治疗。

(一) 临床特点

1. 肾结核的特点

肾结核多为继发性感染,结核分枝杆菌经血运抵达肾脏,当人体免疫力低下、细菌毒力较大时,可引起肾髓质干酪样坏死,肾脏及泌尿系统纤维化,继而引发肾皮质的阻塞性缺血性萎缩等基本病变。早期肾结核临床表现不明显,可无任何症状,只在尿检时发现异常,尿呈酸性、少量蛋白尿、血尿等,尿中偶可见结核分枝杆菌。随着病情进展出现尿频，尿频与疾病进程相称，至晚期，病例一昼夜排尿可达数十次乃至百余次；肾结核患者血尿可表现为全程血尿或终末血尿，并伴随有不同情况的脓尿；局部症状多见于肾结核继发脓肾患者，全身症状多不明显，仅当肾结石破坏严重或合并其他器官结核时可表现为消瘦、乏力、发热、盗汗等。

2. 输尿管结核的特点

（1）输尿管结核继发于肾结核，结核分枝杆菌首先侵犯输尿管黏膜，向深部发展达黏膜下层及肌层，最终发生纤维化，致输尿管狭窄、变硬、增粗和僵硬，甚至完全梗阻。

（2）最常受累的部位为输尿管膀胱壁内段，肾盂输尿管连接部较少受累，输尿管中段更少受累。输尿管膀胱壁内段狭窄的长度一般 < 5 cm，且纤维化的部位较为局限，局限于输尿管腔内或病灶附近。

（3）患者多有肺结核或肾结核病史，早期有尿频、尿急、尿痛和血尿症状。晚期输尿管梗阻可出现腰痛，甚至皮肤窦道，伴低热、乏力等消耗症状。有严重肾积水时，可以触及增大的肾脏，肾区有叩痛。

3. 膀胱结核的特点

膀胱结核继发于肾结核，少数由前列腺结核蔓延而来。膀胱结核多与泌尿生殖系统结核同时存在：早期病变为炎症水肿充血和溃疡，晚期发生膀胱挛缩病变累及输尿管口发生狭窄或闭锁不全，致肾、输尿管积水，肾功能减退。具有如下特点。

（1）肾结核病史。

（2）显著尿频，每次尿量甚少，重者有尿失禁。

（3）上腹部可触及肿大肾脏。

（4）晚期慢性肾功能不全症状。

（5）膀胱造影示膀胱容量缩小，呈圆形，边缘不规则，对比剂可经输尿管口反流到输尿管和肾盂。

（6）给予抗结核治疗。

（二）*影像学特点*

1. X射线表现

KUB 可能见到患肾局灶或斑点状钙化影或全肾广泛钙化，如果出现全肾广泛钙化时，提示为终末期肾结核，局限的钙化灶应与肾结石鉴别，鉴别要点是肾结核的钙化灶位于肾实质内，而肾结石位于肾集合系统内。

大多数情况下，单纯 KUB 对肾结核的诊断意义不大，X 射线检查主要依靠 IVP 以及逆行尿路造影。IVP 检查不同时期的表现如下。

（1）早期：表现为肾盏破坏，边缘不光滑，如虫蚀状；随着病变进展，肾盏失去杯形，不规则扩大或模糊变形。

（2）中期：若肾盏颈纤维化狭窄或完全闭塞时，肾盏消失变形，严重者形成空洞，可见空洞充盈不全或完全不显影。

（3）后期：肾结核损坏严重时可见肾不显影，肾结核广泛破坏导致肾功能丧失时，病肾表现为"无功能"，不能显示出典型的结核破坏性病变。根据临床表现，如果尿内发现结核分枝杆菌，静脉尿路造影一侧肾正常，另一侧"无功能"未显影，虽造影不能显示典型的结核性破坏病变，也可以确诊肾结核；输尿管发生结核时，还可见输尿管管腔狭窄，僵硬变直，无自然蠕动波形，动态观察可见输尿管僵硬，蠕动减少等，并可发现输尿管的梗阻部位，通常以输尿管膀胱壁内段，以及肾盂输尿管连接处多见。

初期膀胱结核，行膀胱造影时膀胱形状可正常，或呈折叠状且有膀胱颈部痉挛，膀胱边缘毛糙、不光滑。随着结核病变的加重，膀胱造影见膀胱容量缩小在 50 mL 以下，呈榄核样膀胱，边缘不光滑，不呈折叠状，重者膀胱颈部张开，后尿道扩张，部分患者对侧有膀胱输尿管反流。

2. B 超表现

早期肾结核超声表现可能完全正常。随着疾病的进展，学者依据声学特点将肾结核分为以下几种类型。

（1）结节型：肾实质局部肿胀，多呈单发或多发性低回声结节，边界模糊，可似肾肿瘤，代表早期干酪样结核结节伴有坏死，很少出现血流信号。

（2）空洞型：干酪样结核结节进一步液化坏死，肾乳头和肾盏进一步破坏，形成结核空洞，与肾盏相通，看不到肾乳头，皮质变薄或消失，结核性空洞似囊肿，呈无回声或低回声，但与扩张的肾盏相通。

（3）肾积水型：轻者局部肾盂肾盏显著扩张，重者酷似中度或重度肾积水，体积增大，外形不规则，断面多呈多房囊性改变，囊液常呈"云雾"状低回声，此型与肾积水不同之处在于，肾盂肾盏壁不均匀增厚，肾盂输尿管结合部管壁不规则增厚甚至管腔狭窄，代表结核性肾积脓或肾积液。

（4）纤维硬化型和钙化型：纤维硬化型结核的肾外形不规则，包膜不规则增厚或结节状，肾内回声增强，结构不清，其中可见团块状或弧形强回声，伴有大片声影，此型代表"油灰肾"或"自截肾"。

（5）混合型：肾脏大小不一，表面不光滑，包膜不规则，肾实质回声紊乱，其内可见多个无回声区及斑片状或团块状强回声，部分后伴声影，肾盂、肾盏扩张，内为无回声或分布密集的大小不等的光点，可伴输尿管扩张。

当输尿管发生结核时，B 超较容易发现对侧肾积水及膀胱有无挛缩。

膀胱结核时，超声检查膀胱壁增厚，内膜不光整，回声增强，膀胱内见钙化形成斑点状强回声。

3. CT 表现

CT 为肾结核的重要检查方法，肾结核的 CT 特点为肾内多发低密度灶，增强后静脉呈花瓣样强化，不对称性肾积水，多发钙化、肾盂肾盏输尿管及膀胱壁的增厚，伴随肾周筋膜模糊。邹艳等通过对 20 例经过证实的肾结核患者的 CT 表现进行探讨，总结了肾脏结核的影像学特点（见表 5-2）。

CT 对中晚期肾结核能清楚地显示扩大的肾盂肾盏，皮质空洞及钙化灶，三维成像还可以显示输尿管全长病变。

膀胱结核：CT 下膀胱充盈较满时呈圆形、椭圆形或类方形，膀胱腔内尿液为均匀一致水样低密度，膀胱壁在周围低密度脂肪组织及腔内尿液对比下，显示为均匀一致薄壁软组织影，内外缘均光滑，膀胱壁上小结节多为结核性肉芽肿，增强扫描时可不规则强化，提示病变活动和进展。动态增强扫描时可显示高密度对比剂自输尿管口喷入膀胱内，呈一带状致密影，如输尿管口阻塞则无上述征象，因此，动态增强扫描可提示输尿管梗阻等征象，膀胱结核中晚期检查可清楚显示膀胱壁的厚度、容积及外形改变。

表 5-2 肾脏结核的 CT 影像特点

临床与病理特征	例数/发生率	CT 平扫表现	CT 增强表现
空洞	14（70%）	环形低密度	静脉期花瓣样强化
肾积液	16（80%）	阴性或肾盂扩张	延迟期造影剂充盈肾盂扩张
管壁增厚	8（40%）	肾盂、输尿管壁均匀增厚	增厚管壁均匀中等强化
肾无功能	3（15%）	完全钙化，或者背呈囊袋样	无强化，或囊袋壁轻度强化
肾周炎性渗出	12（60%）	肾周脂肪模糊，条索影	轻度强化
肾脏强化异常	17（85%）	阴性	患肾强化低于对侧
钙化	4（20%）	高密度	无强化

4. MRI 表现

由于肾结核早期一般没有临床症状，磁共振检查常于肾结核中晚期时进行。中晚期肾结核表现为肾皮质变薄，肾实质内脓腔或空洞形成，肾盂、肾盏破坏变形，壁增厚，肾盂肾盏扩张不成比例。空洞为不规则形或类圆形，围绕肾盏排列，为长 T_1 长 T_2 信号，空洞壁不光滑，Gd-DTPA 增强后壁呈点线状强化而空洞内无强化。肾结核 MRU 表现为肾盂狭窄，肾盏紊乱，扩张不均，输尿管管壁僵直，管腔局限性扩张。MRU 可以清晰地显示肾积水的全貌，其影像表现可以反映肾结核时尿路不同部位破坏、溃疡、形成空洞以及纤维化修复等特点，对中晚期肾结核肾皮质改变，肾实质内脓腔或空洞形成、肾盂输尿管壁增厚等征象显示有特异性。钙化是结核的常见表现，而钙化在 T_1 加权像和 T_2 加权像中均为低信号。

MRI 水成像对诊断肾结核对侧肾积水有独到之处。在双肾结核或肾结核对侧肾积水，静脉尿路造影显影不良时，CT、MRI 有助于确定诊断。

（三）影像学鉴别诊断

1. 肾结核的鉴别要点

（1）黄色肉芽肿性肾盂肾炎：CT 表现与肾结核相似，肾盏扩张，相邻肾皮质变薄，但囊状扩张的肾盏壁较厚，内容物 CT 值可低于水，且输尿管壁不厚。另外，黄色肉芽肿性肾盂肾炎肾实质内钙化少见，而肾结核钙化多在肾实质内。

（2）慢性肾盂肾炎：肾结核晚期与慢性肾盂肾炎均可见肾脏缩小，包膜不规则，实质与肾窦分界不清，内部结构混乱及肾功能减退，脓肿和钙化以及输尿管壁增厚为肾结核的特征性表现。

（3）肾囊肿并感染：囊肿壁增厚，光滑清楚，可呈环状强化，钙化少见。输尿管、膀胱不受累。

2. 输尿管结核的鉴别要点

（1）输尿管肿瘤：输尿管肿瘤中常见良性病变为输尿管息肉，恶性病变为输尿管癌。输尿管结核均引起病变以上输尿管扩张，肾积水和肾功能减退输尿管肿瘤的特点是患者多以无痛性血尿就诊；排泄性及逆行性尿路造影显示输尿管病变处有充盈缺损，病变以上输尿管扩张，其黏膜光滑，不像输尿管结核那样病变范围广泛，呈虫蚀状、串珠状改变。输尿管可因积水而呈 S 样改变，但无僵直的表现；尿液中脱落细胞检查可阳性。

（2）输尿管炎性狭窄：由非特异性感染引起，多继发于肾盂肾炎、膀胱炎，排泄性和逆行性尿路造影显示输尿管炎症部位局限性狭窄，狭窄部位以上输尿管扩张、肾积水，应加以鉴别，但肾盂、肾盏无破坏性改变；尿液细菌培养阳性而结核分枝杆菌培养阴性。膀胱镜检查膀胱黏膜有水肿、充血，但无结核结节、肉芽创面和溃疡。其临床表现为输尿管炎特点，由于输尿管蠕动而发生阵发性绞痛而输尿管结核以尿频、尿急、尿痛为主要临床表现，两者有区别。

（3）输尿管周围炎：输尿管周围炎病因不明。其病变发生为腹膜后纤维组织增生，增生的组织包绕一侧或双侧输尿管。常见于输尿管肾盂交界处和髂血管分叉处。但也可以累及盆腔以上输尿管甚至肾脏，由于纤维组织包绕输尿管导致输尿管狭窄、输尿管僵直、肾积水，两者需加以鉴别。输尿管周围炎少见，较少有尿频、尿急、尿痛，排泄性及逆行性尿路造影显示输尿管向中线移位，管腔变细，但输尿管管腔光滑，无虫蚀状及串珠状改变，肾内无破坏病灶；膀胱镜检查膀胱黏膜无结核结节肉芽创面和溃疡；尿液检查脓细胞少见无米汤样脓尿。

3.膀胱结核的鉴别要点

（1）膀胱癌：CT下为膀胱壁突向腔内的结节，呈分叶状或菜花状软组织肿块，大小不等，表面可有点状钙化，常位于侧壁及三角区。

（2）间质性膀胱炎：排泄性尿路造影一般无异常；CT影像结果表现为膀胱壁不规则增厚。病变轻者，膀胱壁不规则增厚仅累及膀胱两侧；病变重者，膀胱壁全部受累及肾盂、输尿管扩张积水，膀胱两侧及前壁明显增厚。CT增强扫描增厚的膀胱壁呈轻到中度强化。

（四）检查手段的选择

（1）IVP、CTU及MRU水成像是泌尿系统结核诊断的常用方法，其中，IVP为首选，可同时显示膀胱及上尿路改变；膀胱造影能清晰地显示膀胱的形态改变，亦可用于发现有无膀胱内增生物，具有重要的临床诊断价值。

（2）静脉尿路造影（IVP）可以了解分侧肾功能、病变程度与范围，对肾结核治疗方案的选择必不可少。

（3）B超作为排除其他疾病的初步手段，有一定价值。

八、肾包虫病

肾包虫病是农牧区常见的寄生虫病。青壮年多发，男性多于女性，右肾多于左肾；早期无明显不适，多由体检时被发现。肾包虫病的诊断包括流行病学诊断、临床诊断和病原体诊断。流行病学诊断应仔细询问是否来自牧区，有无犬羊接触史。临床诊断包括临床表现、实验室检查、影像学检查。该病发病早期无任何临床表现，随着包虫的逐渐增大，肾包膜紧张，肾实质受压、破裂、感染，可出现一系列症状体征。如患侧肾区不适、上腹部包块、高血压、发热、休克等，实验室特异性检查为包虫三项试验。尿液检查一般无变化，当肾包虫破入肾盂时才出现异常。B超检查诊断率高，典型肾包虫的B超图像为圆形或椭圆形，边界清晰，包膜较厚，内为分隔状的液性暗区。CT对发现隐匿病灶，鉴别多子囊病灶、囊壁细小钙化，破裂感染等情况具有优越性。肾包虫的典型CT表现为圆形或类圆形低密度病灶。病灶边缘光滑清晰，囊内密度均匀一致。增强后囊壁稍有强化，囊内无强化。

第四节　肾脏囊性疾病

一、单纯性肾囊肿

(一) 临床特点

单纯性肾囊肿非常常见，具有如下临床特点。

（1）病因不清，大多数为成年人，随着年龄的增长，发病率逐渐上升，50岁以上人群中约50%有一个或者多个单纯性肾囊肿，70岁以上人群患病率高达90%。儿童少见，所以如果发现儿童有肾囊肿，要认真检查，仔细鉴别是良性囊肿还是囊性肾母细胞瘤。

（2）病理学上，单纯性肾囊肿的囊壁薄而透明，内含淡黄色清亮液体，如有过炎症，囊壁可增厚、纤维化甚至钙化。囊肿与肾盂不相通，壁内衬以单层扁平上皮细胞。

（3）临床表现，一般没有症状，偶有腰部胀痛或酸痛及血尿，若囊肿严重压迫邻近血管，可引起肾局部缺血和肾素升高而发生高血压。

（4）较小的单纯性肾囊肿无需处理，直径＞5 cm的单纯肾囊肿、增大迅速的囊肿，或是可疑恶变的囊肿，应考虑手术治疗。

(二) 影像学表现

1. X射线表现

KUB＋IVP对较小肾囊肿的诊断价值不大。较大囊肿使肾轮廓发生改变时，KUB可见肾外形局部扩大，呈圆形或椭圆形；囊肿壁发生钙化表现为肿块边缘处有弧形条状钙化影；IVP难以发现小囊肿，但当囊肿位置较深且较大时，可使相邻肾盏、肾盂明显变长、缩短、扩大或压扁等，但不造成肾盂肾盏破坏。

2. B超表现

特点：

（1）囊内呈光滑圆形的无回声区。

（2）后壁回声增强。

（3）囊肿的壁薄而光滑呈强回声反射的弧形影。

3. CT表现

特点：

（1）卵圆形或圆形。

（2）密度均匀，多为水样密度，CT值 0～15 HU。

（3）壁薄。

(4) 与周围正常肾组织分界清楚。

(5) 增强后无强化。

4. MRI 表现

特点：

(1) 圆形。

(2) 密度均匀，T_1 加权图像中表现为低信号，T_2 加权图像中表现为高信号。

(3) 壁薄。

(4) 与周围正常肾组织分界清楚。

(5) 增强后无强化。

（三）影像学鉴别诊断

1. 囊性肾癌

主要观察囊壁，囊性肾癌的壁不均匀，有较厚而不规则的实性部分，且增强后囊壁有强化。而肾囊肿壁薄，常常难以显示。

2. 复杂性肾囊肿

囊肿内常常有强化的隔伸入，将囊分成数房，与单纯性肾囊肿相鉴别，但伸入的隔常常为均匀一致的，与囊性肾癌的壁厚薄不均不同。

二、多房性肾囊肿

（一）临床特点

多房性肾囊肿是新生儿最常见的腹部肿物之一，多为单侧，无性别差异。患肾被大小不一、数目不同的不规则分叶状囊肿所替代，失去正常形态。多房性肾囊肿常伴随输尿管闭锁。大体观不见肾脏的正常实质，镜下囊肿被覆立方上皮，囊肿之间的组织为小而圆的初级细胞至长而成熟的成纤维细胞，偶见平滑肌细胞，也可见胚胎性肾组织，如肾小球、肾小管。肾小球与肾小管呈初级形态，间质为疏松组织或致密胶原纤维。腹部肿物为本病的最常见症状，透光试验阳性。若病变累及双侧则肾功能严重受损，预后不佳。单侧病变以肾切除为主，双侧病变尚无良好的治疗方案。

（二）影像学表现

1. X 射线表现

KUB 软组织密度占位，成人可见，IVP 患肾不显影。

2. B 超表现

患侧无法探及正常肾脏回声，可见大小不一的分叶状多发囊性结构，形态不规则，边缘凹凸不平，无包膜，切面呈蜂窝状，内囊性无回声区大小不一，互不相通。对侧肾脏形态、结构往往正常。

3. CT 表现

CT 中可清晰显示有厚壁间隔的多发囊肿，壁钙化常见，通常患侧不见肾动脉显示。

三、多囊肾

（一）临床特点

多囊肾是肾囊性疾病中最常见的一种，属遗传性疾病，可分为常染色体显性遗传多囊肾和常染色体隐性遗传多囊肾。常染色体隐性遗传多囊肾并不多见，患者多在出生后不久死亡。常染色体显性遗传多囊肾又称为成人型多囊肾，通常为双侧，多在成年后发病。病理学方面，大体观，肾脏布满大小不等、层次不一的囊肿，囊内液体因囊肿来源，囊内有无出血、感染等有所不同，大多数囊肿之间仍可见正常的肾实质，镜下可见少量肾实质，以及继发萎缩硬化的肾小球、肾小管，囊壁为低立方上皮细胞构成。成人型多囊肾主要临床表现为肾区疼痛不适，腹部肿块，以及肾功能损坏等，常伴有肝、胰、脾、肺等多器官囊肿以及心脑血管先天畸形。对于早期的多囊肾以对症支持治疗为主，如肾囊肿去顶，饮食限制等，晚期患者需血透，以及肾移植。

（二）影像学表现

1. X 射线表现

KUB 可见肾影增大，并发感染时可见肾周及腰大肌影模糊等，并发结石可见结石影。IVP 不见正常的肾盂、肾盏形态，肾盂、肾盏被囊肿压迫变形，呈现"蟹爪状"。肾盏扁平，盏颈狭长，肾功能受损时可见排泄延迟或肾盂不显，为避免诱发感染通常不行逆行性尿路造影。

2. B 超表现

B 超可见患肾增大，肾脏布满液性暗区，早期囊肿太小，可见多发小回声复合体布满肾脏。

3. CT 表现

CT 显示双肾增大，呈"开花样"改变。肾脏布满大小不同的囊肿，偶可见囊内高密度区提示囊内出血，同时可发现肝、脾、胰等器官伴发囊肿。

4. MRI 表现

双肾增大，布满囊肿，囊肿与单纯性肾囊肿表现相似，T_1 加权图像中表现为低信号，T_2 加权图像中表现为高信号。

（三）影像学鉴别诊断

囊性肾癌：主要观察囊壁，囊性肾癌的壁不均匀，有较厚而不规则的实性部分，且增强后囊壁有强化。而肾囊肿壁薄，常常难以显示。

四、髓质海绵肾

(一) 临床特点

髓质海绵肾是肾囊性疾病中最常见的一种，属遗传性疾病，可分为常染色体显性遗传先天性、良性肾髓质囊性疾病，多在 20 岁以后发病，临床少见。病理表现为远端集合管扩张，形成小囊和囊腔，囊内尿液淤滞可并发结石、感染等，扩展的囊腔近端与正常的集合管相连，远端与肾乳头内小管相连。病变多累及双侧，病变较轻可无临床症状，病变较重可继发泌尿系感染、结石、血尿等。本病本身不引起肾功能损坏，但 10% 的患者应会继发肾结石、反复泌尿系感染终至尿毒症。病变较轻，无症状者，可无须治疗，对于出现结石、反复严重泌尿系感染者应予以外科干预。

(二) 影像学表现

1. X 射线表现

KUB 表现为患肾增大或正常，多见不同数目的肾内小结石，位于近肾小盏的锥体乳头区，呈簇状、密丛状、放射状或多数性粟粒状排列，砂粒至 10 mm 大小，个别结石可破入肾盂、肾盏内；IVP 可显示对比剂在肾锥体扩张的小管内形成扇形、刷子状、条纹状、花束状、葡萄串状阴影，肾小盏可增宽，小盏杯口可扩大突出，大剂量静脉尿路造影更能清楚显示上述特点。逆行性尿路造影意义不大。

2. B 超表现

B 超的特征性表现是围绕肾髓质呈放射状、簇状分布的小无回声区和强回声光点，后方伴有声影。小无回声区代表锥体内扩张的集合管，强回声光点，后方伴有声影为囊肿内结石所致。

3. CT 表现

CT 平扫可见双侧肾正常或肾锥体内多发斑点状小结石，呈散在的小点状或簇集成团，增强扫描后可见扩张的集合管内对比剂聚集，扩张的集合管呈条纹状、刷子状改变。

4. MRI 表现

肾髓质集合管扩张囊变，在 MRI 上表现为点状、条管状及多发小囊状的长 T_1、长 T_2 信号。

(三) 影像学鉴别诊断

肾钙盐沉着：钙盐沉着较海绵肾广泛，并伴随集合管的囊状扩张。

五、肾盂旁囊肿

(一) 临床特点

肾盂旁囊肿为一种非遗传性肾囊性病变，发病机制和病理结构与单纯性肾囊肿相同，可由先天发育异常或后天性肾内梗阻形成。肾盂旁囊肿任何年龄均可发病，发病率相对较低，通常为单发和单侧发生，但也有多发和双侧发生。肾盂旁囊肿发展缓慢，早期临床无特殊症状，患者多在中年以后出现症状，临床表现与囊肿压迫肾集合系统或肾蒂血管有关，表现为腰痛、血尿或并发结石，亦可出现泌尿系感染、肾血管性高血压及肾功能衰竭，对于无症状的肾盂旁囊肿以定期随访为主，当肾盂旁囊肿压迫肾盂引起相关临床症状，需予囊肿去顶等外科手术干预。

（二）影像学表现

1. X射线表现

KUB诊断意义不大，IVP可见患侧肾盂积水扩张，肾盂占位，肾盂输尿管连接部位梗阻常见，或可见肾盂、肾盏被囊肿挤压变形，有时见一细管影。

2. B超表现

B超的典型影像表现为囊肿边缘规整、边界清晰、囊壁薄而光滑、囊内无回声、囊液透声性好、后方回声增强，囊肿为球状体或卵圆状，位于肾蒂处，可有肾盂压迹。

3. CT表现

CT检查在形态学上与B超相似，可显示为位于肾门处而非肾皮质区域的囊肿，CTU显示囊肿与集合系统不相通，肾盂输尿管连接部常见梗阻，患肾常见积水，肾窦扩张。

4. MRI表现

MRI可见肾门处囊性占位，MR尿路成像（MRU）显示肾盂、肾盏受压，肾盂输尿管连接处梗阻常见，囊肿在MRI上T_1加权图像中表现为低信号，T_2加权图像中表现为高信号。

（三）影像学鉴别诊断

1. 肾盂输尿管连接部梗阻

CT检查无肾盂旁占位，可显示异位血管等外源性压迫。

2. 肾错构瘤

肾门部的肾错构瘤临床表现与IVP和肾盂旁囊肿相似，但B超下肾错构瘤呈强回声，CT可显示负HU值的脂肪密度。

六、肾盏憩室

（一）临床特点

肾盏憩室是位于肾实质内的囊性病变，囊壁被覆与肾盂相似的移行上皮，没有收缩及分泌功能，与肾盂、肾盏之间相通。整个集合系统从肾盂至穹隆部均可见肾盏憩室，最常见于肾脏上下极的肾盏穹隆部。肾盏憩室并发憩室内结石并不少见，因憩室颈部较窄，结石常难以通过。单纯性肾盏憩室多无明显症状，憩室较大或并发结石、感染时可以出现腰痛、血尿、发热、尿频、尿急、尿痛等症状。对于合并结石、感染或有临床症状的肾盏憩室患者建议手术治疗，目前多采用微创外科治疗，主要包括体外冲击波碎石、经皮肾镜技术、经皮肾造瘘、球囊扩张术、逆行输尿管软镜碎石及腹腔镜下手术等。

（二）影像学表现

1. X 射线表现

KUB 可见肾盏憩室内的结石影，IVP 显示憩室或结石位于肾盏周围肾实质内即可诊断，疑有憩室者可加摄斜位片及侧位片，尽可能显示肾盏憩室的中间管道，常常由于通道较短或憩室与肾盏距离较近而使得肾盏憩室的中间细管显示率不高。延迟摄片可发现其显影顺序依次为相邻盏、中间细管、憩室，之后憩室内的对比剂密度逐渐增高。

2. B 超表现

B 超表现为肾实质内低回声区，可呈球性囊腔，移动探头不难发现囊腔和肾脏集合系统相通，当合并憩室内结石时其内可见高回声伴声影。

3. CT 表现

CT 扫描可见肾脏囊肿样病灶，壁厚，合并结石时可见结石位于囊肿底部，囊内均有钙液平面，表现为高低不平的"半月征"。CTU 可见肾盏憩室与集合系统相通，排泄期肾盏憩室可被对比剂填充。

4. MRI 表现

MRI 单独诊断肾盏憩室不多见，MRU 可见肾盏憩室与肾盂相通。

（三）影像学鉴别诊断

单纯性肾囊肿：CT 平扫多无法鉴别，IVP 以及 CTU 可见肾囊肿囊内不见对比剂填充。

第五节 肾外伤

肾损伤在泌尿系统损伤中仅次于尿道损伤，居第二位，占所有外伤的 1%～5%，腹部损伤的 10%。多见于男性青壮年，男女比例约 3 : 1，以闭合性损伤多见，1/3 常合并有其他脏器损伤。当肾脏存在积水、结石、囊肿、肿瘤等病理改变时，损伤可能性更大。

肾外伤临床依据损伤原因分为闭合性损伤、开放性损伤、医源性损伤。闭合性损伤多由车祸、摔落、对抗性运动、暴力攻击引起。开放性损伤主要由锐器损伤、枪弹伤等引起。

医源性损伤指手术过程中意外撕裂、穿破肾脏或腔内手术等造成的肾脏损伤。

病理学将肾脏损伤分为以下类型。

（1）肾挫伤：仅局限于部分肾实质，形成肾淤斑和（或）包膜下血肿，肾包膜及肾盂黏膜完整。

（2）肾部分裂伤：部分实质裂伤伴有包膜破裂，致肾周血肿。

（3）肾全层裂伤：实质深度裂伤，外及包膜，内达肾盂、肾盏黏膜，常引起广泛的肾周血肿、血尿和尿外渗。

（4）肾蒂损伤：肾蒂血管或肾段血管的部分和全部撕裂；也可能因为肾动脉突然被牵拉，致内膜断裂，形成血栓。

肾外伤后临床表现依据肾脏损伤情况以及有无合并其他脏器有所不同。肾挫伤往往仅表现为腰痛、腹痛以及血尿等，肾裂伤可有明显的肉眼血尿，腰痛合并休克等，肾蒂损伤肾功能可丧失严重，出血量大，早期出现休克、腹痛，合并肾实质损伤时可出现血尿，病情凶险。

现行《中国泌尿外科疾病诊断治疗指南》（2011版）推荐采用1996年美国创伤外科协会器官损伤定级委员会（AAST）制定的肾损伤分级（表5-3）。

表5-3 美国创伤外科协会肾损伤分级

分级	类型	表现
Ⅰ	挫伤	镜下或肉眼血尿，泌尿系统检查正常
	血肿	包膜下血肿，无实质损伤
Ⅱ	血肿	局限于腹膜后肾区的肾周血肿
	裂伤	肾实质裂伤深度不超过1.0 cm，无尿外渗
Ⅲ	裂伤	肾实质裂伤深度超过1.0 cm，无集合系统破裂或尿外渗
Ⅳ	裂伤	肾损伤贯穿肾皮质、髓质和集合系统
	血管损伤	肾动脉、静脉主要分支损伤伴出血
Ⅴ	裂伤	肾脏碎裂
	血管损伤	肾门血管撕裂、离断伴肾脏无血供

注：对于Ⅲ级损伤，如双侧肾损伤，应评为Ⅳ级

肾外伤的治疗依据受伤程度不同有所差异，轻度的肾挫伤以及裂伤以保守治疗为主，包括绝对卧床、抗休克、抗感染等，严重的外伤往往需要外科干预。影像检查对肾外伤的诊断分类以及治疗决策至关重要。以下对常见的肾外伤影像学表现列举说明。

一、肾挫伤

肾挫伤仅局限于部分肾实质，肾包膜完整，常见影像学表现为肾被膜下血肿，以及

肾内血肿。

（一）肾被膜下血肿

1. 临床特点

肾被膜下血肿是肾实质损伤，肾包膜完整，为肾挫伤常见的类型。临床表现以腰痛为主，可有或无血尿，较少引起休克。治疗以保守治疗为主。预后良好。

2. 影像学表现

（1）X射线表现：KUB及IVP对于肾被膜下血肿诊断价值不大，多未见明显异常，较大血肿偶可见肾影增大，脊柱凹向患侧。

（2）B超表现：B超作为肾外伤的首选检查，能明确肾外伤的类型、受伤范围。肾被膜下血肿B超可见肾周包绕肾脏的无回声区，无回声区内可有细小回声或条带状高回声。肾脏纵横切，病变一般呈"新月形"，以伤处外侧最宽，严重时肾脏受压变形，但肾轮廓清晰，肾盂、肾盏回声多无异常。

（3）CT表现：CT扫描肾被膜下有新月形低密度区。血肿往往局限于肾被膜下，肾周不见血块。严重时肾受压变形，但肾轮廓清晰。创面周围肾实质增强时出现强化减弱，创面止血后CT增强不见明显强化，若创面持续出血，可见血肿增大，CT增强可见对比剂填充。一般肾盂、肾盏不受累。CT冠状面、矢状面重建能清晰显示血肿的范围。

（4）MRI表现：肾被膜下出现新月形血肿，T_1WI以及T_2WI均为高信号，周围实质常见T_1WI低信号、T_2WI高信号的水肿带。肾盂、肾盏不见明显异常。

3. 影像学鉴别诊断

肾脏肿瘤出血：肾脏肿瘤自发性出血，其临床表现与肾外伤相似，但无明显外伤史或受伤轻微，且影像学可见原发肿瘤的形态，国外报道以肾癌自发性破裂出血多见，国内报道多以肾血管平滑肌脂肪瘤为主。超声以及CT均可鉴别。

（二）肾内血肿

1. 临床特点

肾内血肿多为肾实质受损、肾挫伤的表现形式。可致休克，压迫集合系统可致肾绞痛等。

2. 影像学表现

（1）X射线表现：KUB对于肾内血肿诊断价值不大，多不见明显异常，较大血肿偶可见肾影增大。IVP可显示肾盂、肾盏受压变形，血肿大影响肾脏血供时可见患肾不显影。

（2）B超表现：B超可见肾内无回声区，无回声区内可有细小回声或条带状高回声。无回声区形态不规则，大小不一，可压迫肾盂、肾盏等。

（3）CT表现：CT扫描肾轮廓规整，大小尚正常，肾实质内见低密度灶或见点状、线条状、斑片状高密度陈旧性病灶，病灶形状不规则，边界不清。增强后病灶不见强化或强化不明显。

（4）MRI 表现：肾内血肿以及 T_2WI 均为高信号，周围实质常见 T_1WI 低信号、T_2WI 高信号的水肿带。肾盂、肾盏可受压变形。

3.影像学鉴别诊断

肾内占位：常见为肾癌、肾错构瘤、黄色肉芽肿性肾盂肾炎等。结合病史易与之鉴别。

二、肾裂伤

（一）临床特点

肾裂伤为肾实质裂伤伴有包膜破裂，致肾周血肿，当裂伤累及肾盂、肾盏时为全层裂伤，易出现休克、尿外渗、血尿、广泛的肾周血肿等凶险病情常需急诊手术。

（二）影像学表现

1.X 射线表现

KUB 可见肾影模糊，腰大肌影不清晰，脊柱凹向患侧。IVP 可见对比剂外渗，肾功能受损严重，患肾可不显影。

2.B 超表现

B 超可见肾脏裂口呈"一"字形或线形通向包膜外，裂口内为液性无回声区，裂口外肾周血肿为液性无回声区或中低回声团块，小血肿一般呈弧形，出血较多的可见肾周被液性无回声区间有中低回声团块环绕，裂口处周围肾组织回声减低；伴有肾盂、肾盏黏膜破裂时，损伤处肾组织回声减低，肾盂裂口不易发现，肾盂、肾盏内见分离液性无回声区间有中低回声团块；肾全层裂伤时，可见上述两型声像图表现同时存在。多普勒彩超提示裂口处周围肾组织血流信号明显减少至无血流信号。

3.CT 表现

肾裂伤 CT 扫描肾轮廓增大变形，肾包膜不完整，可见裂口，肾实质可见低密度区，肾周血肿密度不均，血肿可致肾脏发生移位，CT 增强后无继续出血者血肿一般不强化，出血持续可见血肿强化，并早期填充肾盂输尿管等集合系统，患肾强化较正常侧降低，CTU 可显示对比剂外渗情况。肾脏全层裂伤，CT 横断面可见肾脏实质分离，冠状面、矢状面重建能清晰了解全肾损伤的情况。

4.MRI 表现

肾脏实质连续性中断，肾脏内以及肾周血肿在 T_1WI 以及 T_2WI 均为高信号，显液外渗至肾周筋膜，肾周脂肪囊膨胀推压，充填不同信号强度的血液、尿液、血肿破入肾盂可见 T_1WI 肾盂内水样信号变为血液的高信号。

三、肾蒂损伤

（一）临床特点

肾蒂损伤为肾动静脉或其分支部分和全部撕裂；也可能因为肾动脉突然被牵拉，致内膜断裂，形成血栓。损伤后患肾功能受损严重，早期出现休克，需抗休克的同时早期手术。

（二）影像学表现

1. X 射线表现

不合并肾实质损伤者，KUB 对诊断意义不大。IVP 可见肾功能受损严重，患肾不显影。肾动脉造影，可见受损血管节段对比剂外渗，可同期行血管栓塞。

2. B 超表现

B 超可见肾周及腹膜后无声区，并迅速增大。肾大小、形态正常，包膜完整，未见明显异常低强回声区，多普勒超声可见患肾血流减少。

3. CT 表现

CT 可见肾蒂损伤引起腹膜后血肿，多位于肾内侧与主动脉之间，肾门处裂伤，应高度怀疑肾蒂损伤。CTA 重建可见肾血管损伤情况。

4. MRI 表现

肾蒂损伤伤情严重，急需处理，MRI 检查不予以推荐。

第六节　肾结石

一、临床特点

泌尿系结石是泌尿外科最常见病之一。根据结石晶体成分可分为含钙结石、非含钙结石。前者包括草酸钙结石、磷酸钙/碳酸磷灰石、碳酸钙结石，后者包括胱氨酸结石、黄嘌呤结石、尿酸盐结石、磷酸镁胺结石、纤维素结石等。依据病因可分为代谢性结石、感染性结石、药物性结石、特发性结石等。

肾结石为上尿路结石的重要组成部分，结石可位于肾集合管、肾盏、肾盂等，并可充满整个肾脏的集合系统形成鹿角形结石。肾结石的主要症状是不同程度的腰痛和与疼痛相关的血尿，大多数患者没有症状，只有血尿，可表现为肉眼血尿或镜下血尿。当肾结石从肾脏掉落到输尿管造成输尿管梗阻引发急性肾绞痛时，疼痛剧烈，如刀绞样，难以忍受，常伴恶心、呕吐（肾脏内压力升高导致的胃肠道反应），若合并尿路感染或结石本身为感染性结石，可有畏寒、发热等现象。影像学检查对于结石的诊断至关重要。

肾结石的治疗方案与结石大小、位置、成分、是否合并梗阻等有关。直径≤8 mm 的光滑结石可保守排石治疗；直径≤20 mm 的肾结石患者一般推荐采用体外冲击波碎石；直径≥20 mm 的肾结石或鹿角形结石患者，往往推荐经皮肾镜碎石取石术或联合应用体外冲击波碎石，部分患者也可选择输尿管软镜碎石等。当结石为感染性结石时，常需积极处理感染；结石为尿酸盐结石时推荐同时服用溶石药物。

二、影像学表现

（一）X 射线表现

KUB 可以发现 90% 左右 X 射线阳性结石，能够大致地确定结石的位置、形态、大小和数量，并且初步地提示结石的化学性质。因此，可以作为结石检查的常规方法。在尿路平片上，不同成分的结石显影程度依次为：草酸钙、磷酸钙和磷酸镁铵、胱氨酸、含尿酸盐结石。单纯性尿酸结石和黄嘌呤结石能够透过 X 射线（X 射线阴性），胱氨酸结石的密度低，后者在尿路平片上的显影比较淡。

IVP 可了解尿路的解剖，确定结石在尿路的位置，发现尿路平片上不能显示的 X 射线阴性结石，鉴别平片上可疑的钙化灶。此外，还可以了解分侧肾脏的功能，确定肾积水程度。在一侧肾脏功能严重受损或者使用普通剂量对比剂而肾脏不显影的情况下，采用加大对比剂剂量（双剂量或大剂量）或者延迟拍片的方法往往可以达到肾脏显影的目的。肾绞痛发作时，由于急性尿路梗阻往往会导致尿路不显影或显影不良，因此会给结石的诊断带来困难。

（二）B 超表现

B 超下结石往往呈强回声，后方伴声影，可见肾盂、肾盏的积水扩张，可发现 2 mm 以上 X 射线阳性及阴性结石。此外，超声检查还可以了解结石以上尿路的扩张程度，间接了解肾实质和集合系统的情况。

（三）CT 表现

CT 扫描已作为肾结石术前的常规检查项目，不受结石成分、肾功能和呼吸运动的影响，能使术者了解结石形态、数目、位置和肾脏积水情况，CT 平扫肾结石呈高密度，与骨密度相当，可见肾盂、肾盏积水扩张，CT 增强以及 CTU 可提示肾脏功能情况，肾重度积水可见肾实质变薄萎缩，肾盂、肾盏扩张，CTU 不见肾盏、肾盂显影等，尤其有利于经皮肾镜碎石手术术前了解患肾情况。CTA 肾动脉的重建能指导手术入路等情况。

（四）MRI 表现

因 MRI 难于显示结石，泌尿系结石一般不采用 MRI 检查，对于不适合 CT、X 射线检查，而又需要了解结石引起的泌尿系梗阻情况时，如妊娠期患者，也可采用 MRI。

第七节　肾良性肿瘤性疾病

一、肾素瘤

（一）临床特点

肾素瘤亦称为肾球旁细胞瘤，源于肾小球旁器入球小动脉演化的平滑肌细胞，是以合成、分泌肾素为主要特征的肿瘤。肾素瘤多位于肾皮质，边界清楚，周围有纤维包膜，切面浅黄色至灰白色，可有局灶出血。光镜下肿瘤细胞聚集成团或小梁状、乳头状排列，细胞呈圆形或多角形，大小不等，胞质轻度嗜酸性，细胞核位于中央，核仁不明显。可见细胞核异型，但没有分裂象。肿瘤间质特点是血管丰富，可见较多的薄壁血管及局灶分布的厚壁血管。本病多发生于青年，虽然文献报告可发生于 6～69 岁，但发病高峰在 20～30 岁。女性多见，男女比例为 1.0：1.9，临床表现包括高血压、高肾素血症、高醛固酮血症、低血钾等，需要与原发性醛固酮增多症、肾动脉狭窄等相鉴别。本病手术切除是首选治疗方法。由于肾素瘤为良性，保留肾单位手术是合理的治疗方式。肾部分切除、肿瘤剜除术均可取得良好效果，文献报道施行保留肾单位手术的病例术后未发现肿瘤复发或转移。

（二）影像学表现

1. X 射线表现

KUB 及 IVP 对本病诊断意义不大。

2. B 超表现

B 超检查肿瘤可表现为低回声，也可表现为中强回声。由于肿瘤体积往往较小，单纯依靠 B 超检查容易漏诊，往往需要进一步 CT 检查。

3. CT 表现

肿瘤位于肾皮质区，多表现为单发类圆形肿物，多在 3 cm 以下，多为实性，CT 平扫呈均匀等密度或稍低密度，少数呈囊实性，病理上为实性病变发生囊性坏死所致。可合并出血，此时肿瘤内可见高密度出血灶。肿瘤与正常肾脏分界不清，如果肿瘤较小且不向肾外突出则 CT 平扫容易漏诊，因此，对于疑诊病例应及时行增强扫描。CT 增强肿瘤在动脉早期无明显强化，延迟期可有轻至中度强化，延迟期肿瘤CT值高于动脉早期，因此，延迟期肿瘤显示较清楚。肾素瘤的CT特征，有学者认为是渐进式的动脉期增强，其原因可能与肾素引起的肾内小血管收缩有关，这一结论仍有待大样本的研究证实。

（三）影像学鉴别诊断

1. 肾细胞癌

肿瘤占位均位于肾皮质区常见，肾细胞癌动脉期增强明显，并且动脉期后强化减弱较快，表现为快进快出的特点。

2. 肾错构瘤

肾错构瘤无临床上的"三高一低"特点，且错构瘤在B超表现为高回声，在CT表现为负值的低密度，这两个表现可资鉴别。

二、后肾腺瘤

（一）临床特点

后肾腺瘤是一种罕见的肾皮质小管良性肿瘤，目前报道均为单侧单发，性别发病仍存在争议，多数人认为以女性发病较多见；临床上最常见症状为肾区疼痛、血尿和可触及肿块，但多数患者症状和体征均不明显，10%～12%的患者伴有红细胞增多症。病理方面，大体可见瘤组织与周围正常组织分界不清，切面呈灰黄色、灰褐色，大部分呈实性，局部囊状，可有钙化或瘢痕形成；镜下见瘤细胞往往为非常小而强嗜碱性的上皮细胞，排列成腺管或腺泡或者乳头状结构。肿瘤间质细胞不多见，本病为良性肿瘤，往往因血尿或者偶然体检发现肾占位而行手术切除，腹腔镜下肾部分切除为常见术式。

（二）影像学表现

1. X射线表现

KUB及IVP，逆行尿路造影的X射线检查，对诊断帮助不大，偶可见瘤体钙化形成的高密度影，需与肾结石相鉴别。

2. B超表现

B超示肿瘤为圆形或椭圆形，边界清楚，常呈高回声表现，内部回声不均匀，多普勒彩超提示瘤体为乏血管占位。

3. CT表现

CT表现为边界清，密度均匀。直径一般不超过3 cm，平扫时肿瘤密度高于周围肾组织密度，增强后肿瘤密度增强，但仍明显低于周围肾组织密度等。

4. MRI表现

MRI无助于该病的定性诊断。占位位于肾的任何位置，可呈等T_1、等T_2信号，也可呈长T_1、略长T_2信号。

（三）影像学鉴别诊断

1. 肾细胞癌

肾细胞癌 B 超为低回声，CT 平扫表现为低密度影，增强动脉期增强明显且强化大于周围肾组织，强化减弱较快，表现为快进快出的特点。

2. 肾错构瘤

肾错构瘤 B 超表现为高回声，在 CT 表现为负值的低密度增强不明显，富含血管的错构瘤多普勒彩超可资鉴别。

三、肾错构瘤

（一）临床特点

肾错构瘤是较常见的肾脏良性肿瘤，又称为肾血管平滑肌脂肪瘤，多见于女性，40岁左右发病。常见病理方面，典型的肾错构瘤由异常血管、脂肪组织以及平滑肌等 5 种基本成分组成。在某些不典型的肾错构瘤中，脂肪成分相对缺乏，且可见多倍体核型及有丝分裂现象，很容易被误诊为肾癌。有些肾错构瘤临床上可能出现肿瘤侵及肾静脉、腔静脉和局部淋巴结等情况，腔静脉出现瘤栓者亦不罕见。临床上，随着体检的普及，较大的肾错构瘤已不常见，瘤体较小的错构瘤往往无明显临床症状，瘤体增大时，可压迫周围的十二指肠等消化道引发腹胀等消化道症状，瘤体巨大可有破裂出血的风险，出血后可有休克、腹痛等表现。

国外报道，20％的错构瘤合并多发性硬化，据此有人根据肾错构瘤是否合并多发性硬化分为两类。合并多发性硬化的患者发病年龄早，无明显临床症状，多为双侧，肿瘤较小，多发；而不合并多发性硬化的患者发病年龄晚，多有临床症状，多为单侧，瘤体往往较大，可单发或多发。

现一致认为，对于 < 4 cm 的肾错构瘤往往无需治疗，> 4 cm 的肿瘤或瘤体破裂出血时应予以手术切除或动脉栓塞。

（二）影像学表现

1. X 射线表现

KUB + IVP 对较小肾错构瘤的诊断价值不大。较大错构瘤 KUB 可见肾区有透明区。当肿瘤压迫肾盂、肾盏、输尿管等，可表现为肾积水。血管造影可见肾错构瘤血管呈囊状动脉瘤样扩张、葡萄状，不同于肾细胞癌表现为血管丰富，分布紊乱，扭结，有血管池，动静脉瘘，肾静脉及下腔静脉显影早；肾错构瘤造影早期肾实质可见透明区。

2. B 超表现

B 超表现为肾脏内可见强回声占位，多普勒超声可见瘤体血供丰富。

3. CT 表现

CT 表现为平扫发现肾内极低密度占位，CT 值常为负值，增强后可见强化。对于乏血管的肾错构瘤，强化水平可能较低，而对于缺乏脂肪组织的肾错构瘤与肾癌鉴别较难，此时应用血管造影可资鉴别。

4. MRI 表现

MRI 表现为肾内占位，边缘清楚，内部信号依据成分不同而有差异，常混杂不均；血管成分呈流空的迂曲的管状低信号，脂肪组织在 T_1 加权像上为高信号，在 T_2 加权像上为中等信号，内部可有低信号，平滑肌在 T_1、T_2 加权像上均为中等回声，Gd-DTPA 强化后可为中等强化。脂肪信号与血管信号并存为本病的诊断要点。

（三）影像学鉴别诊断

1. 肾 癌

尤其是脂肪组织较少的肾错构瘤与肾癌鉴别诊断往往较难，血管造影与 MRI 可资鉴别。

2. 肾脂肪瘤

错构瘤以脂肪为主，需与肾脂肪瘤鉴别，脂肪瘤 MRI 表现无血管的流空信号。

四、平滑肌瘤

（一）临床特点

肾脏平滑肌瘤为临床较少见的良性肿瘤，源于肾包膜、肾盂、肾皮质，甚至肾静脉等含有平滑肌的部位。国外报道女性多见。病理方面，肾脏平滑肌瘤大体可以表现不一，可为囊性、囊实性甚至实性瘤体，镜下可见，肾平滑肌瘤由纺锤状瘤细胞组成，分裂象少见，无异型性。分裂象增多及异型性明显往往提示为平滑肌肉瘤。临床表现无明显特异性。常见发生于肾皮质肿瘤，肿瘤一般较小，多＜2 cm，单发多见，无明显临床症状；发生于肾盂及包膜等部位较少见，体积大，单发，可引起腰痛，腹部包块、消化道压迫、血尿、泌尿系梗阻等临床症状。肾脏平滑肌瘤无特异的临床表现，影像诊断与肾平滑肌肉瘤等恶性疾病无法鉴别，确诊困难，因此，手术是治疗和诊断的唯一方法，对于体积较小，界限清楚的肿瘤应尽量行保留肾脏手术。如肿瘤体积大，或不能排除恶性可能者，应行根治性肾切除。

（二）影像学表现

1. X 射线表现

KUB 对诊断价值不大，偶可见肾影增大，对于发生于肾盂、肾门附近或所迫肾盂输尿管等集尿系统的肿瘤 IVP 可显示充盈缺损、肾积水扩张等变化。

2. B 超表现

B 超表现为肾脏内可见中等回声占位，当肿瘤为囊性结构可见液性暗区。

3. CT 表现

CT 诊断价值相对较大，多表现为软组织密度实性肿瘤，有中度强化，偶可见囊性或囊实性肿瘤。病变位于肾包膜、肾包膜下或肾盂，与周围组织界限清楚，一般无肾外浸润或转移表现 CT 增强可见轻度强化。

MRI 中 T_1WI 和 T_2WI 均呈低信号，与肌肉信号相似，Gd--DTPA 增强扫描皮髓期均呈不均匀中度强化，排泄期均呈持续性较均匀中度强化。

（三）影像学鉴别诊断

1. 肾癌

纤瘤体为囊实性，与肾癌鉴别困难，依靠术后病理鉴别。

2. 肾错构瘤

错构瘤以平滑肌为主时较难鉴别，术后病理及免疫组化为唯一鉴别方法。

五、肾血管瘤

（一）临床特点

肾血管瘤为先天性良性肿瘤，多从血管淋巴管内皮细胞产生，单侧单发多见大部分肾血管瘤 < 1 cm，但也有少部分可达 10 cm，常为海绵状和毛细血管型，90% 的肾血管瘤体发生在黏膜下层，但肾脏其他部位也可发生。肾血管瘤患者血尿常见，可为镜下血尿，肉眼血尿，甚至可因血尿影响血流动力学稳定诱发失血性休克，常伴随腰痛等，对于血尿严重以及瘤体较大难以明确诊断者应考虑手术治疗。

（二）影像学表现

1. X 射线表现

KUB 对诊断价值不大，选择性肾动脉造影对诊断意义较大。

2. B 超表现

B 超对于 1 cm 以上的团块状血管瘤敏感性较高，能充分了解血流分布及流速等情况，可见肾血管瘤呈强回声光团，内质均匀，边界清晰，无包膜，无透声，但对于较小的肾血管瘤，B 超可能无明显阳性发现。

3. CT 表现

CT 作为诊断血管瘤较好的辅助检查，在诊断肾血管瘤上有帮助。平扫双肾实质密度未见异常，或可为低密度区域，偶可见增强后肾脏血管瘤强化，强化时间较久，表现为"快进慢出"，但 CT 表现多无明显特异性，无法确诊。

4. MRI 表现

MRI 诊断肾血管瘤其敏感性及特异性均较 CT 高。对不多见的肾海绵状血管瘤，MRI 上表现为 T_1WI 等和低信号、T_2WI 高信号，较大的肿瘤血管可在 T_1WI 和 T_2WI 上呈流空信号。

（三）影像学鉴别诊断

1. 肾错构瘤

瘤体内含有丰富血管的肾错构瘤，影像诊断往往较难鉴别，有时依靠术后病理鉴别。

2. 肾血管肉瘤

血管肉瘤较少见，MRI 多呈混杂信号，边界不清，信号不均匀，肉瘤早期转移多见。

六、肾纤维瘤

（一）临床特点

肾纤维瘤可发生于肾脏的任何部位，如肾实质、肾盂、肾包膜以及肾周组织等病理方面，大体观似子宫肌瘤，肿块有完整包膜，质硬，分界清楚，切面呈灰白色肿瘤细胞形态多变，由梭形细胞及大量纵横交错的纤维结缔组织组成，伴有致密的纤维基质分隔，未见病理性核分裂象，瘤体较小，无临床症状，如肿瘤为肾髓质纤维瘤可较早引起血尿，临床发现多为较大的肿瘤，可致周围器官的压迫症状，以及影响集尿系统造成肾积水等。治疗方面，术前往往无法通过影像学检查确诊，需手术切除患肾，可依据具体情况行肾部分切除术或根治性切除术。

（二）影像学表现

1. X 射线表现

KUB 对诊断价值不大，偶可见肾影增大，当压迫肾盂、输尿管时，IVP 可见肾积水情况。

2. B 超表现

B 超对于较大的纤维瘤表现为高回声占位，内部回声不均匀，可见低回声反射，瘤体钙化时可见强回声伴声影。

3. CT

CT 平扫呈高密度，瘤体边界清晰，密度均匀，瘤体巨大但瘤体内不见明显坏死囊变，病灶内可伴有钙化，呈斑点状或斑块状增强扫描渐进性强化，动脉期轻度强化，延迟期强化明显。

4. MRI 表现

MRI 表现为肿瘤轮廓光滑，T_1WI 和 T_2WI 为明显低信号，此种特征性表现与瘤体内含有较多的胶原成分及细胞数较少有关。

（三）影像学鉴别诊断

肾细胞癌：肾癌 CT 平扫常呈等密度或低密度，增强扫描皮质期强化十分明显，实质期肿瘤强化程度开始下降，坏死囊变明显，常呈蜂窝状或环状强化。MRI 检查肾细胞癌 T_2WI 呈高信号，且信号多不均匀。

第八节 肾恶性肿瘤性疾病

一、肾细胞癌

（一）临床特点

肾癌（RCC）是起源于肾脏泌尿小管上皮系统的恶性肿瘤，占肾脏恶性肿瘤的 80%～90%，绝大多数肾癌发生于一侧肾脏，以单发多见，肿瘤多位于肾脏的上下两极，常有假包膜。病理学分型包括肾透明细胞癌、乳头状肾癌、嫌色细胞癌以及未分类的肾癌。肾透明细胞癌起源于肾近曲小管上皮，是 RCC 最常见的亚型，常规切片大部分肿瘤细胞胞质透明，肿瘤内血管丰富，常同时含有实性和囊性结构，分化好的肿瘤多见钙化。该肿瘤多为富血供肿瘤，生长较迅速，易出现出血、坏死、囊变，其病理大体标本可见肿瘤切面呈灰红色、灰黄色，具有多彩性，在富含类脂的区域是黄色，出血坏死区域是红色；乳头状肾癌恶性程度比肾透明细胞癌低，起源于肾近曲小管或远曲小管，镜下癌细胞排列在纤维血管轴心，构成的乳头结构上可见明显纤维假包膜；嫌色细胞癌恶性程度较前两种亚型低，起源于集合管细胞，病理大体标本可见肿瘤切面灰白质地较均匀，镜下瘤细胞多排列成巢索状，肿瘤内结构多较均匀，不易发生出血、坏死及囊性变，但钙化率较前二者高。

肾癌的临床表现为血尿、腰痛、腹部肿块，即经典的肾癌三联征。随着常规体检的开展，经典的肾癌三联征表现在临床上已不多见。同时有 10%～40% 的患者会出现高血压、贫血、体重减轻、恶病质、红细胞增多症、发热、肝功能异常、高钙血症等副瘤综合征。肾癌的分期现推荐采用 2009 年 AJCC 的 TNM 分期代替以往使用的 Rohson 分期。

治疗方面，对于局限性肾癌推荐采用肾癌根治性切除术或早期采用肾部分切除术；局部进展期除手术根治外尚需术后辅助化疗；对于晚期转移性肾癌，手术无法根治，需要化疗及放疗等综合治疗。

（二）影像学表现

1. X 射线表现

KUB 对诊断肾癌意义不大。偶可见肾影增大变性，肿瘤内有时可见钙化；对压迫集合系统的肾癌 IVP 可显示相应的肾盂、肾盏变形。

2. B 超表现

B 超可显示 1 cm 以上的肾癌，表现为低回声占位病变，当肾癌内有出血、坏死、囊性变时可显示回声不均匀。多普勒彩超可见肾癌血供较为丰富，了解肾静脉、下腔静脉内有无癌栓形成。

3. CT 表现

CT 是临床上对肾癌诊断以及分期的重要检查手段，可发现肾内 0.5 cm 以上的病变。据文献报道，CT 对以下情况的诊断准确率如下：肾静脉受累 91%，下腔静脉内癌栓 97%，肾周围扩散 78%，淋巴结转移 87%，周围器官受累 96%。

对于肾细胞癌的评价包括肾脏肿瘤评价、局部浸润、淋巴结转移、静脉瘤栓，以及邻近器官和远处转移的情况。

据文献报道，肾癌的局部 CT 与病理亚型密切相关，肾透明细胞癌 CT 增强扫描早期即肾皮髓质期显影明显强化，于肾实质期肿瘤强化明显消退呈典型一过性强化，因肾透明细胞癌内部出现囊性变、出血、坏死等继发性改变，故瘤体内部 CT 密度不均匀，可见钙化、出血灶等。乳头状肾癌 CT 增强扫描后呈不均匀或较均匀轻中度强化。嫌色细胞癌 CT 平扫多表现为边界清楚，密度均匀的类圆形肿块，增强扫描密度呈均一轻中度强化，一般没有肾周改变及静脉侵犯。

淋巴结转移方面，CT 诊断为转移淋巴结的标准是淋巴结直径 > 1 cm，重点关注的局部淋巴结包括肾门淋巴结、腹主动脉旁淋巴结，以及下腔静脉旁淋巴结等。但 CT 无法鉴别淋巴结为肿瘤转移或是反应性增生，需术后病理证实。

肾静脉或下腔静脉内存在癌栓时，CT 平扫静脉内可见肿瘤密度相仿的占位性改变，肾静脉以及下腔静脉增粗时尤其应注意有无肾静脉癌栓的存在。

4. MRI 表现

肾细胞癌表现为肾实质内圆形或椭圆形肿物，可为分叶状，肿瘤组织信号较为均匀，T_1WI 为低信号，T_2WI 为高信号，部分病例可与此相反，肿瘤常压迫周围肾实质形成假包膜，在 T_2WI 上常可清楚显示。肿瘤压迫肾盏、肾盂、输尿管等结构时出现相应的肾积水等表现。通常当单个淋巴结直径 > 15 mm，或多个淋巴结直径 > 10 mm 时可认为是淋巴结转移的标准；肾静脉以及下腔静脉内瘤栓形成后可见静脉腔内异常信号。

（三）影像学鉴别诊断

1. 肾盂癌

肾盂癌位于肾盂内，但经肾盂的肾细胞癌需要与肾盂癌相鉴别。肾盂癌尿液中可见癌变的移行细胞，往往 IVP 或 CTU 能显示肾盂内的充盈缺损。

2. 肾上腺神经母细胞瘤

肾上极的肾癌压迫或侵犯肾上腺时需要与肾上腺神经母细胞瘤鉴别。从流行病学方面来讲，二者发病年龄不同，肾上腺神经母细胞瘤多见于儿童，肾癌多见于成人。CT重建的冠状面、矢状面，或者MRI可见肾上腺神经母细胞瘤源于肾上腺，巨大的肿瘤压迫肾上极，但极少浸润肾实质，肾癌则与之相反。

二、多房囊性肾细胞癌

（一）临床特点

多房囊性肾细胞癌是囊性肾癌中的一种类型，具有低分期、低分级和预后良好的特点。在多房囊性肾细胞癌中癌细胞数量很少，故诊断困难，该肿瘤预后较好，故应与实体性肾透明细胞癌相鉴别。多房囊性肾细胞癌边界清楚，囊腔大小不等，其内充以浆液性或血性液体，肿瘤有纤维性包膜与周围正常肾组织分隔肿瘤直径 25～130 mm，多于20%的肿瘤间隔内有钙化，偶见骨化生。其临床表现与肾癌相似，治疗以手术切除为主。

（二）影像学表现

1. X 射线表现

KUB 对诊断多房囊性肾细胞癌意义不大。偶可见肾影增大变性、囊壁钙化等改变。对压迫集合系统的肾癌 IVP 可显示相应的肾盂、肾盏变性。

2. B 超表现

B 型超声表现为囊性或囊实性肿物，囊壁不光滑，低回声或中低回声，内部回声不均匀，有时可见分隔及囊壁上的结节，肿物为少血流性，彩色多普勒超声可见少量或无血流信号。

3. CT 表现

多房囊性肾细胞癌表现为多发或单发囊性或囊实性肿物，囊壁不规则、较厚，肿物变性部分，囊壁或分隔在增强扫描后不均匀强化，囊壁上可有钙化。文献报道当影像学检查发现粗大钙化或新月形钙化时对诊断更有意义。

4. MRI 表现

多房囊性肾细胞癌，T_1WI 为很低的均匀信号，在 T_2WI 为高均匀信号，肿瘤肾癌类似表现具有以下特征。

（1）肿瘤囊壁厚薄不均匀，厚度常大于 5 mm，也可有囊内乳头状结节，向囊内突出。

（2）肿瘤囊间可见分隔。

（3）肿瘤常向外生长。

（三）影像学鉴别诊断

1. 多发性肾囊肿

行磁共振检查。报道如果在 T_1WI 像囊肿液呈高信号，不论囊壁是否增厚或囊内有无分隔，均考虑为良性囊肿。肾囊肿穿刺检查，若发现其中蛋白、乳酸脱氢酶及脂肪成分异常增高，提示恶性可能性大。

2. 多房性肾囊肿

多房性肾囊肿为新生儿常见的股部肿块，伴随肾发育不良。T_1WI 多为高回声，囊内增生少见，囊壁厚薄均匀。

三、肾母细胞瘤

（一）临床特点

肾母细胞瘤（WT）居儿童恶性肿瘤第 5 位，儿童原发性腹腔恶性肿瘤第 2 位，占儿童肾肿瘤的 95%。肾母细胞瘤 90% 发生于 7 岁以下儿童，15 岁以上罕见。肾母细胞瘤起源于原始胚胎性肾组织，含有上皮细胞、原生细胞和基质细胞等成分。但每个肿瘤内不同组成成分的含量及分化程度均有很大不同。肾母细胞瘤在肾包膜内呈挤压性生长，与肾之间有纤维包膜分开。肿瘤进一步生长会引起对肾的浸润破坏，肾盂、肾盏变形、移位、破坏。当肿瘤巨大时，肾绝大部分萎缩破坏肿瘤易累及肾门血管，患侧肾脏在增强后肾功能明显降低甚至消失。

临床表现方面，腹部肿块是最常见的症状，约 75% 的患者均以腹部肿块或腹胀就诊。由于肿块在较小的时候不影响患儿营养及健康状况，也无其他症状，肿块位于上腹季肋部一侧，表面平滑，中等硬度，无压痛，早期可稍具活动性，迅速增大后，少数病例可超越中线。小儿受巨大肿瘤压迫，可有气促、食欲缺乏、消瘦、烦躁不安现象。肾母细胞瘤压迫肾包膜可引起腹痛，压迫肾动脉可导致高血压，压迫肾盂可引发血尿等。

肾母细胞瘤治疗包括外科切除、术前术后辅助化疗，以及术后辅助放疗等综合治疗。由于外科技术的进步及肿瘤放化疗多学科系统规范治疗模式的引入进一步提高了疗效，使其总生存率从不到 30% 上升至 90%。

（二）影像学表现

1. X 射线表现

KUB 对诊断肾母细胞瘤意义不大。可见肾影增大变性。IVP 患侧肾不显影或表现为肾内肿块，即患侧肾盂、肾盏被挤压、移位、拉长变形或破坏，部分患者肿瘤侵犯肾组织过多或侵及肾静脉而不显影。

2. B 超表现

B 超或彩色多普勒超声检查示肾脏低回声团块，回声不均，可见液性暗区，边界清楚或模糊。

3. CT表现

CT平扫见起自肾脏内软组织密度肿块，片状低密度坏死区和出血，钙化较少。增强检查：肿瘤呈不均匀强化，低密度坏死区无强化。肿瘤突破肾包膜侵犯邻近组织使境界模糊不清，腹膜后脂肪间隙消失，肿瘤与肾实质间可见到线状强化的假包膜影肿瘤侵蚀，压迫肾脏，使残存肾实质呈"新月形"强化，为肾母细胞瘤的典型CT表现。

4. MRI表现

MRI表现为肾内较大肿块，边缘尚清楚，分叶状，T_1WI为中等信号，T_2WI为高信号，肿瘤包膜在T_2加权像上显影，肿瘤内可见出血、坏死等继发病变。Gd-DTPA增强后可见肿瘤组织强化，强化小于周围正常肾组织。周围肾组织被肿瘤挤压形成环状为肾母细胞瘤较为特征性改变。

（三）影像学鉴别诊断

1. 巨大肾癌

多见于成人。儿童巨大肾癌不易与肾母细胞瘤鉴别。

2. 肾上腺神经母细胞瘤

肾上腺神经母细胞瘤多见于儿童，CT重建的冠状面、矢状面，或者MRI可见肾上腺神经母细胞瘤源于肾上腺，巨大的肿瘤压迫肾上极，但极少浸润肾实质，肾母细胞瘤可见周围肾实质挤压改变。

四、肾平滑肌肉瘤

（一）临床特点

平滑肌肉瘤是最常见的肾肉瘤组织学亚型，女性好发，男女比例为1∶2，任何年龄均可发病，40～50岁发病最为多见，老年期发病率随着年龄的增加而增高，平滑肌肉瘤起源于肾包膜、肾盂平滑肌纤维、肾乳头括约肌环和肾血管平滑肌纤维等。病理方面，肾平滑肌肉瘤大体标本示肿瘤切面均呈灰白色，鱼肉状，质较软，其中，肿瘤与周围组织界限清楚，肾包膜多完整，肿瘤进展可见包膜不完整与周围组织分界不清，瘤体内可继发囊性变、出血、坏死、钙化等。镜下见细胞均呈梭形，胞质嗜伊红，异型性明显，瘤细胞排列致密杂乱。临床表现包括腰腹部疼痛和镜下或肉眼血尿、腹部肿块、消瘦和食欲低下，偶可见肿瘤自发破裂根治性肾切除术为其治疗首选。该病预后差，5年生存率低，即使手术切除，多于2年后复发或死亡。

（二）影像学表现

1. X射线表现

KUB对诊断价值不大，偶可见肾影增大，对于发生在肾盂、肾门附近或压迫肾盂输尿管等集尿系统的肿瘤 IVP 可显示充盈缺损、肾积水扩张等变化。

2. B 超表现

B 超表现为肾脏内可见中等回声占位，当肿瘤为囊性结构可见液性暗区。

3. CT 表现

CT 表现为肿块大、密度混杂，并见大片坏死囊变；CT 平扫呈低密度、等密度或高密度，增强呈持续强化；可见肾包膜受侵，静脉瘤栓，肾门、腹膜后淋巴结肿大及周围组织器官受侵。

4. MRI 表现

MRI 中 T_1WI 和 T_2WI 均呈低信号，与肌肉信号相似，Gd-DTPA 增强扫描皮髓期均呈不均匀中度强化，排泄期均呈持续性较均匀中度强化。

（三）影像学鉴别诊断

1. 肾　癌

肾癌 B 超为低回声。CT 为极低密度，增强后强化多呈一过性强化。

2. 肾平滑肌瘤

肾平滑肌瘤为良性肿瘤，术前与肾平滑肌肉瘤甚难鉴别，需病理鉴别。

五、肾淋巴瘤

（一）临床特点

肾淋巴瘤为结外淋巴瘤的常见类型，多为非霍奇金淋巴瘤，霍奇金淋巴瘤报道罕见。其发病机制尚存争议，有学者认为是肾脏包膜下淋巴细胞癌变，亦有认为肾内淋巴样细胞为之前的炎症性过程，如肾盂肾炎等牵拉到达肾脏，经直接蔓延，血源播散或淋巴转移而来，并散播生长。肾淋巴瘤多见于男性，最常见的肾原发性淋巴瘤为肾移植术后淋巴增生（PTLD）。病理方面，肾淋巴瘤可表现为单发鱼肉样肿物，或肾脏弥漫增大，而肾脏形态尚正常。镜下可见肾单位充满淋巴样增生结节，依据肿瘤细胞可分为 $CD20^+$ B 细胞、$CD3^+$ T 细胞、$CD56^+$ NK 细胞以及 $CD30^+$ Reed-Sternberg 细胞肾淋巴瘤临床多无明显症状，以腰痛多见，肾内肿物型可压迫肾集合系统出现肾积水，肾周肿物型可压迫肾包膜或周围器官引起腰痛或消化道症状，弥漫增大型肾淋巴瘤可有肾功能损坏。肾原发淋巴瘤的诊断需排除肾外淋巴瘤以及淋巴细胞白血病。治疗以手术根治性肾切除，术后辅助化疗为主。此病预后较差，通常在诊断后 1 年内死亡。

（二）影像学表现

1. X 射线表现

KUB 对诊断价值不大，偶可见肾影增大，对于单发结节压迫集合系统或肾脏弥漫型增大者，IVP 可见肾积水或肾盏、肾盂不显影。

2. B 超表现

B 超下可为单发结节，呈低回声，边界清晰，形态规则，多普勒超声病灶内部均未探及血流信号。患侧肾脏无明显增大，形态规则，肾周未见异常回声。亦可为全肾弥漫型增大，肾脏回声较正常侧降低，肾内血供缺乏。

3. CT 表现

肾淋巴瘤依据 CT 表现可分为肾内肿物型、肾弥漫增大型和肾周肿物型。对于肾内肿物型，CT 平扫和增强扫描其表现均与肾脏肿块密度相仿。肾弥漫增大型平扫肾脏体积增大，密度无异常改变，肾脏正常轮廓尚存在。增强扫描，未受累及的肾皮质正常强化，肿瘤组织强化减弱，肾实质期强化较肾皮质期明显；肾周肿物型可见肾包膜下紧密包绕的等或稍高密度的新月形肿块影，肾受推压前移，肾脏形态、大小及强化密度正常，平扫肿瘤与正常肾组织相比呈等密度或稍高密度。增强扫描动脉期肿块轻度均匀性强化，较正常肾组织强化降低。

4. MRI 表现

常见双肾弥漫性增大，实质增厚，肾轮廓改变不大，肾脏信号亦无明显改变。多发结节，T_1WI 呈低或混杂信号强度，T_2WI 为等信号或混杂信号。单个肿块信号强度与淋巴结相似，T_1WI 为低信号，T_2WI 为中等信号。

(三) 影像学鉴别诊断

1. 急性肾炎

双肾弥漫性增大患者，与肾炎肾脏增大相似，但病史有血尿、蛋白尿、高血压等，影像学无法提供鉴别诊断。

2. 肾　癌

单个结节者，需与肾癌鉴别，肾癌 B 超为低回声。CT 为极低密度，增强后强化多呈一过性强化。

六、肾转移瘤

(一) 临床特点

肾脏是转移性肿瘤的好发部位，多来源于肺、结肠、黑色素瘤、乳腺、子宫、睾丸、胃和胰腺、食管等。肾转移瘤常为双侧多发多见，原发肿瘤的表现除外，多无血尿或氮质血症，偶可有腰痛治疗以原发肿瘤的综合治疗为主，单个肾转移瘤而原发肿瘤有手术指征时可行根治性肾切除术。

(二) 影像学表现

1. X 射线表现

KUB 对诊断价值不大，偶可见肾影增大，对于单发结节压迫集合系统或肾脏弥漫型增大者，IVP可见肾积水或肾盏、肾盂不显影。

2. B超表现

B超下可为单发结节，呈低回声结节，边界不清，形态不一，双侧常见。患侧肾脏无明显增大，形态规则，肾周未见异常回声。可为全肾弥漫性增大。

3. CT表现

肾转移瘤CT表现多样，包括以下几种类型。

（1）实变型：可单发或多发，少数呈双侧分布。平扫时病灶多呈低密度，形态多不规则，边界模糊不清，病变较大时可有肾脏变形，增强后扫描病灶有轻度均匀性强化。

（2）囊性变型：单发多见，转移瘤因囊性变或坏死而呈液性，无明显强化，周边组织可有轻微强化。

（3）弥漫浸润型：病变累及全肾，肾脏呈弥漫性增大，平扫呈等密度，增强后扫描肾密度不均，正常皮髓质结构消失。

（4）出血型：病变原发于多血管性恶性肿瘤，如绒癌、黑色素瘤、平滑肌肉瘤等。可表现为肾实质内或肾包膜下出血性病变，根据出血是否新鲜、出血部位及实性结节的大小，这类病变的表现可有很大差异。

（5）其他类型的病变：包括累及肾周和合并钙化的病变。前者有两种类型：一种表现为巨大肾脏病变侵入并使肾周间隙消失，另一种表现为肾脏肿物呈条索状渗入肾周间隙。后者则有明显钙化。

4. MRI表现

肾实质内多发大小不等的异常信号区，边缘不清，转移瘤信号依据原发肿瘤有所不同，一般为T_1WI呈中或低信号强度，T_2WI为高信号。肾脏可增大或正常，皮髓质差异可不明显。转移瘤形态如CT可分为实变、囊性变、浸润型、出血型，以及其他类型病变。

（三）影像学鉴别诊断

肾癌：单个转移瘤需与肾癌鉴别，肾癌B超为低回声。CT为极低密度，增强后强化多呈一过性强化，如有原发肿瘤病灶可资鉴别。

七、肾盂癌

（一）临床特点

肾盂癌起源于肾盂、肾盏黏膜上皮，约占所有肾肿瘤的10%。年龄多在40岁以上，男多于女，约3：1，左右肾发病无明显差异，两侧同时发生者占2%～4%。病理方面，可分为移行细胞癌、鳞癌和腺癌，后两者占肾盂癌的15%左右，它们的恶性程度远较移行细胞癌为高，肿瘤细胞恶性程度分级与膀胱癌相似。移行细胞癌可在任何被覆有移行上皮的尿路部位先后或同时出现。临床表现包括早期即出现肉眼血尿，多为全程血尿，血尿形成血凝块梗阻输尿管时可引起肾绞痛，肾盂内占位可形成肾积水。肾盂癌的临床分期现多采用2009年WHO的上尿路移行上皮癌TNM分期，对于低级别早期的肾盂癌可保守治疗，包括肾部分切除术、单纯肿物切除术，对于复发或肿瘤进展期以及恶性度高的肾盂癌可行肾盂癌根治术，手术切除范围包括同侧肾、输尿管以及部分膀胱。晚期尚需化疗、放疗等综合治疗。

（二）影像学表现

1. X射线表现

KUB对诊断价值不大，早期无特异改变，晚期肾积水加重或肿块向周围组织浸润，偶可见肾影增大，IVP以及逆行性尿路造影，对肾盂癌诊断意义重大，晚期可见肾盂内的充盈缺损、肾盂扩张积水、肾盂不显影等继发改变。

2. B超表现

B超对于早期肾盂癌诊断意义不大，晚期超声可见肾窦内实性回声团块，低回声者居多，中等回声及高回声者数量相似，边界可清或不清，血供大多数显示不丰富，可伴肾盂积水者。

3. CT表现

CT平扫可见肾盂、肾盏内软组织肿块或可见肾盂壁增厚；当肿瘤侵犯肾实质时，显示肾盂及肾实质内软组织肿块，病灶密度不均匀，内有液化坏死，增强扫描病灶呈轻中度强化。Baron等将肾盂癌CT表现分为3型。Ⅰ型：肾盂内肿块型，表现为肾盂内软组织肿块，可伴轻度肾积水，肾轮廓正常，肾窦脂肪清晰；Ⅱ型：肿块浸润型，此型肿块较大，为肾实质受侵，周围肾窦脂肪消失，肾外形尚保持或稍外隆；Ⅲ型：肾盂壁增厚型，此型表现为肾盂壁不规则增厚或扁平状肿块，肿瘤沿肾盂黏膜浸润蔓延至输尿管，可伴有明显肾积水。CTU能清晰显示肾盂内占位形态、肾盂增厚、肾盂扩张积水的情况。

4. MRI表现

肾盂癌早期仅表现为肾盂增厚，可无肿块，病变进展后，可发现肾盂内的实性肿块，边缘光滑或分叶状、乳头状。肿瘤信号均匀，T_1WI与肾皮质相似。在T_2WI呈低信号或与肾皮质一致，周围被高信号的尿液包围，显示清楚。肾盂常扩大积水。Gd-DTPA增强后，肿瘤均匀强化。MRU可明确显示肾盂内占位的范围以及肿块形态、输尿管、膀胱的转移情况。

（三）影像学鉴别诊断

1. 肾盂旁肾癌

肿瘤位置近肾盂，临床表现与肾盂癌相似，但肾盂癌早期可出现尿肿瘤细胞，IVP、CTU、MRU可资鉴别。

2. 肾盂乳头状瘤

早期二者不易区别,临床表现均为全程血尿,乳头状瘤为良性肿瘤,不发生转移以及周围器官的浸润,肾盂癌随疾病进展向周围浸润。

第六章 神经系统的影像学应用

第一节 颅内肿瘤

一、神经上皮肿瘤

(一) 星形细胞瘤

【临床、病理、实验室】

星形细胞瘤为主要成分是肿瘤性星形细胞的肿瘤,占颅内肿瘤的17%,是最常见的神经上皮肿瘤,多位于幕上。病理上将星形细胞瘤分为Ⅰ~Ⅳ级,Ⅰ、Ⅱ级分化良好,恶性度低;Ⅲ、Ⅳ级分化不良,恶性度高。分化良好者多位于大脑半球白质,肿瘤血管近于成熟;分化不良的呈浸润性生长,与脑实质分界不清,肿瘤血管形成不良,血脑屏障结构不完整。小脑星形细胞瘤多位于小脑半球,常为囊性,少数为实性。局灶性或全身性癫痫发作是星形细胞瘤最重要的表现,病变后期出现神经功能障碍和颅内压增高的表现。

【影像学表现】

1. X射线

(1) 平片:正常或有颅内压增高、颅内钙化移位。

(2) 脑DSA:可见肿瘤血管,周围血管推压移位,部分可见肿瘤染色。

2. CT

(1) 幕上Ⅰ、Ⅱ级星形细胞瘤。

①脑内均匀低密度病灶,类似水肿,CT值为18~24 HU。约1/4病变有钙化。

②边界常不清楚。

③一般无瘤周水肿,占位效应轻。

④增强扫描:Ⅰ级一般无强化,少数有囊壁轻微强化。Ⅱ级常为轻度环形强化,有时可有结节状甚至花环状强化。

(2) 幕上Ⅲ、Ⅳ级星形细胞瘤。

①密度不均匀,由于肿瘤易坏死、出血或钙化,故常为两至三种密度并存。

②与正常脑组织常分界不清。

③有不同程度的瘤周水肿,占位效应显著。

④增强扫描呈不规则环状或花环状强化,环壁上可有大小不一的壁结节。

(3) 小脑星形细胞瘤。

①多位于小脑半球,少数位于蚓部。

②囊性星形细胞瘤:均匀低密度,密度高于脑脊液,边界清楚,增强扫描囊壁可有不规则强化。

③实性星形细胞瘤:以低密度为主的混杂密度,多有囊变坏死区,实性部分可明显强化。

④多有瘤周水肿。

⑤占位效应:第四脑室受压移位、脑干受压前移等。

3. MRI

(1) 幕上星形细胞瘤。

①T_1WI 略低信号,T_2WI 高信号,信号可均匀或不均匀。信号不均匀与肿瘤内出血、坏死、囊性变、钙化有关。

②增强扫描:恶性度低者多无增强,恶性度高者可明显强化,强化形式多样,常为明显不均匀增强。

③瘤周水肿:T_1WI 为低信号,T_2WI 为高信号,呈指套状。

④良恶性肿瘤鉴别:恶性度低者边界清楚,信号较均匀,占位效应及瘤周水肿轻,无出血,增强不明显。恶性度高者边界模糊,信号不均,有中重度水肿,占位效应明显,肿瘤出血多见,可有含铁血黄素沉着,增强扫描强化明显。

⑤MRS:NAA、Cr 峰下降,Cho 峰明显升高。

(2) 小脑星形细胞瘤。

①囊变率高,水肿较轻,边界相对清楚。

②肿瘤呈长 T_1 长 T_2 信号,信号可不均匀。

③增强扫描实性部分强化明显。

【诊断与鉴别诊断】

(1) 少突胶质细胞瘤多位于额叶,钙化多见。

(2) 急性、亚急性脑梗死常有急性发病的病史,病灶多与特定血管分布范围一致。

(3) 单发脑转移瘤有原发肿瘤病史,小肿瘤大水肿。

(4) 多发性硬化常见于侧脑室周围脑白质区,多无占位表现。

(二) 少突胶质细胞瘤

【临床、病理、实验室】

少突胶质细胞瘤起源于少突胶质细胞,占颅内肿瘤的 1.3%~4.4%,为颅内最易发生钙化的肿瘤之一。好发于成年人，绝大多数位于幕上。临床表现与部位有关，常有癫痫发作。

【影像学表现】

1. X射线

（1）肿瘤钙化呈条带状或团絮状。

（2）DSA偶可见肿瘤血管。

2. CT

（1）多位于大脑周边，以额、顶、颞叶多见。

（2）常呈类圆形，边界不清。

（3）平扫多为混杂密度或低密度。

（4）钙化（70%）是其特点，可呈点片状、弯曲条索状、皮层脑回状。

（5）可有瘤周水肿，多为轻度。

（6）增强扫描：低级别者多无增强，而间变性肿瘤的实质部分常为明显均匀增强，少数为环形强化。

3. MRI

（1）起源于脑白质，向灰质生长明显，可引起邻近骨质受压变薄。

（2）T_1WI为低信号，T_2WI呈高信号，信号常不均匀。

（3）钙化于T_1WI和T_2WI均呈低信号。

（4）低级别者边界清楚，无或轻度水肿。恶性者水肿明显，占位效应重。

（5）增强后不均匀轻中度强化。

【诊断与鉴别诊断】

（1）星形细胞瘤钙化相对少见，部位相对深，信号相对均匀。

（2）脑膜瘤有脑外肿瘤的占位征象，常为等密度或等信号，明显均匀强化。

（三）室管膜瘤

【临床、病理、实验室】

室管膜瘤起源于室管膜细胞，脑室或脑实质内均可发生，但以第四脑室最多见，位于幕上者近1/3位于脑实质。肿瘤生长缓慢，呈结节状或分叶状，可呈膨胀性或浸润性生长，内常有钙化、囊变，出血相对少见。发病高峰年龄为1～5岁。临床症状取决于肿瘤所在位置，常出现癫痫和颅内高压征象。

【影像学表现】

1. X射线

（1）平片：颅内高压征象，如颅缝分离、脑回压迹加深、鞍背吸收等，有时可见肿瘤钙化。

（2）DSA：有时可见肿瘤血管。

2. CT

（1）多位于脑室内，第四脑室最多见，其次为侧脑室、第三脑室。

（2）平扫为等密度或稍高密度，内可有低密度囊变区和高密度钙化灶。

（3）多无瘤周水肿，位于脑实质内者可有轻度水肿。

（4）占位效应：可压迫周围结构使之移位，或阻塞性脑积水。

（5）增强扫描肿瘤实性部分明显强化，囊变区不强化。

（6）脑实质室管膜瘤常位于顶颞枕叶交界区及额叶，可有很大的囊性变和钙化。

3. MRI

（1）部位：多位于后颅窝，其中90%位于第四脑室，且位于第四脑室者常沿脑室塑型生长，可长入桥小脑角池，或通过枕大池进入颈延交界区。

（2）平扫T_1WI常为低信号或等信号，T_2WI为高信号；信号多不均匀。

（3）肿块形态多不规则，分叶状。

（4）增强扫描：肿瘤中度不均匀强化，少数呈环状强化。

（5）常合并脑积水。

【诊断与鉴别诊断】

1. 髓母细胞瘤

髓母细胞瘤好发于小脑蚓部，常无钙化，增强后较室管膜瘤强化更明显。

2. 侧脑室脑膜瘤

侧脑室脑膜瘤多位于三角区，常呈圆形，表面光滑，明显强化。

3. 室管膜下巨细胞星形细胞瘤

室管膜下巨细胞星形细胞瘤常位于室间孔附近，多发生于结节性硬化患者。

（四）髓母细胞瘤

【临床、病理、实验室】

髓母细胞瘤是一种神经上皮胚胎性恶性肿瘤。好发于儿童，儿童后颅窝肿瘤中最常见。主要发生于小脑蚓部，并常突向第四脑室，成人者亦可位于小脑半球。本瘤常发生脑脊液播散，并广泛种植于脑室、蛛网膜下腔及椎管。发病年龄多在20岁以内，常见症状有头痛、呕吐、躯体平衡障碍、共济失调等。

【影像学表现】

1. X射线

（1）平片：早期无明显改变，晚期可有颅内压增高征象。

（2）DSA：可见肿瘤血管和肿瘤染色。

2. CT

（1）常位于小脑蚓部，并突入第四脑室，边界清楚。

（2）平扫多为略高密度或等密度，儿童肿瘤密度多数均匀。

（3）肿瘤形态多为圆形或类圆形。

（4）近半数肿瘤周围有轻中度低密度水肿带。

（5）增强扫描呈明显均匀性强化。

（6）常阻塞第四脑室致第三脑室及侧脑室扩张积水。

3. MRI

（1）正中矢状面显示肿瘤及与周围关系清楚。

（2）T_1WI 为稍低或等信号，T_2WI 为等或高信号，内可有囊变信号。

（3）肿瘤边缘清楚，可有瘤周水肿。

（4）增强扫描呈明显均匀强化。

（5）可有脑脊液播散病灶。

【诊断与鉴别诊断】

1. 室管膜瘤

室管膜瘤常位于第四脑室内，钙化机会相对较多，T_1WI 常为等信号，增强呈不均匀强化。

2. 小脑星形细胞瘤

小脑星形细胞瘤多位于小脑半球，常表现为囊性病灶，可见壁结节，增强后壁结节强化。

3. 血管网状细胞瘤

好发于 50～60 岁，常表现为大囊小结节，增强扫描结节明显强化，病灶处可见数根粗大血管引入。

二、脑膜瘤

【临床、病理、实验室】

脑膜瘤占颅内肿瘤的 15%～20%，仅次于神经上皮肿瘤。起源于蛛网膜粒细胞，与硬脑膜相连。肿瘤位于颅内脑外，其好发部位与蛛网膜粒的分布部位一致，如矢状窦旁、大脑镰、脑凸面等。可单发或多发，有包膜，生长缓慢，供血动脉来自脑膜中动脉或颈内动脉的脑膜支。肿瘤易引起邻近颅骨增生变厚，少数可致颅骨变薄、破坏。脑膜瘤约 90% 为良性，10% 为恶性，恶性者可浸润至脑实质内。临床上多见于 40～60 岁，女性多见，起病慢，病程长，早期常无明显症状，晚期出现颅内高压表现及局部定位症状和体征。

【影像学表现】

1. X射线

（1）颅内压增高征象和松果体钙斑移位。

（2）局部骨质改变（骨质增生或破坏）、肿瘤钙化、血管压迹增粗。

（3）DSA：动脉期可见增粗的供血动脉及放射状的肿瘤血管，毛细血管期及静脉期可见肿瘤染色。

2. CT

（1）脑外肿瘤的定位征象：宽基底与颅骨或硬脑膜相贴；邻近蛛网膜下腔增宽；白质挤压征；邻近颅骨增厚、变薄或破坏。

（2）多为均匀性略高密度或等密度，部分可有高密度钙化。

（3）大部分肿瘤有瘤周水肿。

（4）增强扫描：常为均匀性明显强化。

3. MRI

（1）脑外肿瘤的定位征象。

（2）肿瘤包膜：T_1WI上肿瘤周边的低信号环。

（3）60%肿瘤T_1WI及T_2WI与脑皮层近似呈等信号，多数信号较均匀。部分肿瘤呈长T_1长T_2信号。

（4）瘤周水肿可有可无，可大可小。水肿T_1WI为低信号，T_2WI为高信号。

（5）增强扫描：明显均匀或不均匀强化。邻近脑膜呈鼠尾状强化，称脑膜尾征，为较特异的征象。

（6）MRS：缺乏NAA峰，cho峰升高，cr峰下降，可出现丙氨酸（Ala）峰。

【诊断与鉴别诊断】

1. 脑表面星形细胞瘤

不与硬脑膜相连，不出现颅骨骨质改变，T_1WI呈低信号，T_2WI为高信号。

2. 听神经瘤

听神经瘤位于桥小脑角区，以内听道为中心生长，常有内听道扩大，与岩骨呈锐角相交。

3. 脉络丛乳头状瘤

脉络丛乳头状瘤位于脑室内，主要发生于小儿和少年，易引起交通性脑积水。

三、垂体瘤

【临床、病理、实验室】

垂体瘤约占颅内肿瘤的10%，多为垂体腺瘤。按是否分泌激素分为功能性和非功能性腺瘤，按肿瘤大小分为微腺瘤（直径＜10 mm）和大腺瘤（直径＞10 mm）。临床上主要表现为垂体功能异常和视野缺损。

【影像学表现】

1. X射线

肿瘤大者可见蝶鞍扩大，可有颅内高压征象及颅骨增厚等。

2. CT

（1）垂体微腺瘤。需行冠状面薄层动态增强扫描，主要有以下表现。

①密度改变，动态增强早期肿瘤呈低密度，晚期呈等密度或高密度。

②垂体高度超过正常（正常男＜7 mm，女＜9 mm）。

③垂体上缘局部膨隆。

④垂体柄偏移。

⑤鞍底骨质变薄或下陷。

⑥垂体丛征（垂体内毛细血管床受压、移位）。

（2）垂体大腺瘤。

①冠状面肿瘤呈哑铃状，通过鞍膈处较细，称束腰征。

②多为等密度或稍高密度，内可有坏死、囊性变的低密度或出血的高密度。

③增强扫描：实性部分明显强化，坏死、囊性变区不强化。

3. MRI

（1）垂体微腺瘤。

① T_1WI 呈稍低信号， T_2WI 为高信号或等信号。

②垂体高度增加、上缘膨隆、垂体柄偏移。

③动态增强早期为低信号，晚期呈高信号。

（2）垂体大腺瘤。

① T_1WI 和 T_2WI 其信号强度均与脑灰质相似或略低。

②冠状面呈葫芦状，通过鞍膈处可见束腰征占位效应。

③肿瘤出血或囊变表现。

④增强扫描肿瘤实性部分强化明显。

【诊断与鉴别诊断】

1. 鞍区脑膜瘤

常以钝角与鞍膈相交，CT平扫呈均匀略高密度，多为明显均匀强化，出现脑膜尾征的概率较高。

2. 颅咽管瘤

常发生于鞍上，多有明显囊变和钙化，发病年龄较小。

3. 视交叉或下丘脑的星形细胞瘤

起源于鞍上，发病年龄较小，钙化和出血机会较多，强化一般不明显。

四、颅咽管瘤

【临床、病理、实验室】

颅咽管瘤起源于胚胎时期 Rathke 囊的残余鳞状上皮，为颅内常见的良性肿瘤。可见于任何年龄，但一半左右见于 5～10 岁小儿，其第二个发病高峰在 40～60 岁。最常见于鞍区，多位于鞍上，亦可鞍上鞍内同时累及。可分为囊性与实性，囊性多见，常有钙化。临床主要表现为发育障碍、视力及视野异常和垂体功能低下。

【影像学表现】

1. X 射线

平片有时可见鞍区钙化、蝶鞍扩大及颅内压增高征象。

2. CT

（1）多位于鞍上，亦可鞍上和鞍内同时累及。

（2）平扫肿瘤呈囊性或囊实性，圆形或类圆形。

（3）钙化多见，可呈沿囊壁的壳状钙化，或肿瘤实体内点状、不规则形钙化。

（4）增强扫描：实性部分强化明显，囊壁亦可明显强化。

3. MRI

（1）信号复杂多样。T_1WI 可为高信号等信号、低信号或混杂信号，T_2WI 多为高信号。

（2）增强扫描实性部分明显强化，囊性者呈壳状强化。

【诊断与鉴别诊断】

1. 鞍区脑膜瘤

鞍区脑膜瘤以实性成分为主，CT 上为稍高密度，MRI 常为等信号，与脑膜呈广泛基底相连。

2. 垂体瘤

起源于鞍内，可向鞍上突出，突破鞍膈处可见"束腰征"。

五、松果体细胞肿瘤

【临床、病理、实验室】

松果体细胞肿瘤来源于松果体实质，约占松果体肿瘤的 15%，包括松果体细胞瘤和松果体母细胞瘤两种。松果体细胞瘤为良性肿瘤，可发生于任何年龄，早期无明显症状，晚期出现颅内压增高表现。松果体母细胞瘤罕见，为恶性肿瘤，好发于年轻人，常侵犯邻近脑组织，可沿脑脊液播散。

【影像学表现】

1. X射线

平片主要有颅内压增高征象和松果体区钙斑增大或移位。

2. CT

（1）松果体细胞瘤。

①平扫为等密度或略高密度，密度较均匀。

②形态呈圆形或类圆形，边界清楚，肿瘤一般较小。

③瘤周水肿不明显，无明显占位效应。

④增强扫描：轻至中度均匀强化。

（2）松果体母细胞瘤。

①平扫为等密度或低等混合密度。

②形态不规则，呈浸润性生长，与周围脑组织分界不清，肿瘤常较大。

③瘤周水肿较轻，占位效应较明显。

④增强扫描：明显不均匀强化。

3. MRI

（1）松果体细胞瘤。

①肿瘤较小时类似松果体囊肿，T_1WI低信号，T_2WI高信号。

②肿瘤较大时，T_1WI为低或等信号，T_2WI为高信号。

③增强扫描：有强化。

（2）松果体母细胞瘤。肿瘤常较大，分叶状，T_1WI低信号，T_2WI高信号，增强扫描明显不均匀强化。

【诊断与鉴别诊断】

生殖细胞瘤在各种序列中均多呈等信号，易沿脑脊液播散，对放疗敏感。

六、听神经瘤

【临床、病理、实验室】

听神经瘤好发于中年人，是脑神经肿瘤中最常见的一种，多起源于内听道内前庭神经的神经鞘膜，以后发展长入桥小脑角，约占桥小脑角区肿瘤的80%。多发生在50～60岁，主要表现为桥小脑角综合征，即患侧听神经、面神经或三叉神经受损及小脑症状。

【影像学表现】

1. X射线

平片常见表现为内听道扩大和邻近骨质破坏。

2. CT

(1) 肿瘤位于桥小脑角区，以内听道为中心生长。

(2) 平扫多为等密度，亦可为低密度、高密度或混杂密度。

(3) 无或轻度瘤周水肿。

(4) 脑外肿瘤占位征象：桥小脑角池闭塞，相邻脑池扩大。

(5) 内听道呈漏斗状扩大，可有骨质破坏。

(6) 占位效应：邻近小脑、脑干及第四脑室受压变形、移位。

(7) 增强扫描：肿瘤强化明显，呈均匀或不均匀强化。

3. MRI

(1) 肿瘤位于桥小脑角区，与硬脑膜成锐角，患侧桥小脑角区听神经瘤，周边强化，第四脑室变小右移位，向内延伸至内听道内。

(2) T_1WI 为低信号，T_2WI 为高信号，信号往往不均匀，内常有囊变。

(3) 内听道扩大。

(4) 脑外肿瘤占位征象。

(5) 增强扫描：肿瘤实性部分明显强化。

【诊断与鉴别诊断】

(1) 脑膜瘤不累及内听道，与岩骨呈广基相连，CT 呈等密度或稍高密度，T_1WI 和 T_2WI 均近似等信号，增强后较明显均匀强化。

(2) 三叉神经瘤呈哑铃状，跨颅中、后窝生长。

(3) 脑干外生型星形细胞瘤可向侧前方突入桥小脑角，但肿瘤大部位于脑干，脑干增粗明显，增强后常呈轻度或中度不均匀强化。

七、脑转移瘤

【临床、病理、实验室】

脑转移瘤较常见，发病高峰年龄在 40～60 岁，多来自肺癌、乳腺癌、胃癌等。脑转移瘤常为多发，好发于皮髓质交界区。临床常有头痛、恶心、呕吐等。

【影像学表现】

1. X 射线

(1) 累及颅骨时，平片可见颅骨溶骨性骨质破坏。

(2) IDSA 可见颅内密度均匀小肿瘤染色区。

2. CT

(1) 脑内多发团块，大者中间多有坏死。

（2）密度不等，高、低、等或混杂密度均可。

（3）瘤周水肿明显，常表现为小肿瘤大水肿，为转移瘤的特征。

（4）增强扫描多为环状强化，亦可呈结节状增强。

（5）癌性脑膜炎平扫仅见脑沟、池增宽，脑室扩大，增强扫描可见脑膜或室管膜增强。

3. MRI

（1）多位于脑灰白质交界区。

（2）肿瘤信号变化较多，一般 T_1WI 为低信号，T_2WI 为高信号。

（3）瘤周水肿广泛，占位效应显著。

（4）增强扫描：强化形态多种多样，可呈结节状或花环状。

【诊断与鉴别诊断】

（1）脑脓肿多呈环状均匀的薄壁强化，常有感染史。

（2）恶性度高的星形细胞瘤病灶常较大，边界不清，坏死多见。

（3）脑膜瘤位于脑外，与硬脑膜相连。

（4）脑梗死占位效应相对较轻，强化不明显。

第二节 颅脑损伤

一、脑挫裂伤

【临床、病理、实验室】

脑挫裂伤分为脑挫伤和脑裂伤。脑挫伤是外伤所致的皮层和深部的散在小出血灶、脑水肿和脑肿胀。脑裂伤是指脑及软脑膜血管的断裂。两者常同时发生，统称为脑挫裂伤。临床主要表现为伤后头痛、恶心、呕吐和意识障碍。病情轻重与损伤的部位、范围和程度有关。

【影像学表现】

1. CT

（1）局部低密度改变：大小不等，形态不一，边缘模糊，脑白质区明显。

（2）散在点片状出血：位于低密度内，形态不规则，呈多发点片状高密度。

（3）蛛网膜下腔出血：表现为大脑纵裂、脑沟、裂内密度增高。

(4) 占位及萎缩表现：占位表现为同侧脑室受压，中线结构向对侧移位，甚至可出现脑疝。后期出现脑萎缩改变。

(5) 合并其他征象：如脑内外血肿、颅骨骨折、颅内积气等。

2. MRI

(1) 脑水肿：T_1WI 低信号，T_2WI 高信号。

(2) 出血的信号变化较多，与出血时期有关。

(3) 晚期可形成软化灶，T_1WI 低信号，T_2WI 高信号。

二、弥漫性脑损伤

【临床、病理、实验室】

弥漫性脑损伤包括弥漫性脑水肿、弥漫性脑肿胀和弥漫性脑白质损伤。脑水肿与脑肿胀临床上无法区分，常统称为脑水肿，轻者无明显症状和体征，重者可有头痛、呕吐等颅内高压征象，严重者可发生脑疝而致死。弥漫性脑白质损伤为旋转力作用致脑白质、灰白质交界处和中线结构等部位的撕裂，临床表现为伤后即刻意识丧失，多数立即死亡，存活者常有严重神经系统后遗症。

【影像学表现】

1. CT

(1) 弥漫性脑水肿。

①片状低密度，大小范围不等。

②双侧弥漫发生时占位效应明显。

(2) 弥漫性脑白质损伤。

①伤后 24 h 内 CT 表现与病情不成比例。

②脑室、脑池变小。

③脑白质或灰白质交界区散在不对称小灶性高密度出血灶。

④蛛网膜下腔出血。

2. MRI

(1) 弥漫性脑水肿 T_1WI 低信号，T_2WI 高信号。

(2) 弥漫性脑白质损伤。

①非出血性者：脑白质、灰白质交界区及胼胝体区圆形或椭圆形异常信号，T_1WI 为低或等信号，T_2WI 为高信号。

②小灶性出血：急性期 T_1WI 等信号，T_1WI 低信号，周围可见高信号水肿。亚急性期出血 T_1WI 和 T_2WI 均呈高信号。

③后期可见脑萎缩及含铁血黄素所致的 T_2WI 低信号。

三、颅内血肿

(一)硬膜外血肿

【临床、病理、实验室】

硬膜外血肿指出血积聚于颅骨与硬脑膜之间,多发生于头颅直接损伤部位,常不伴有脑实质损伤。因硬膜与颅骨粘连紧密,故血肿常较局限,形成双凸透镜形。临床表现依血肿部位不同而异,可出现意识障碍、颅内压增高或局部症状。

【影像学表现】

1. X 射线

(1)平片可显示颅骨骨折,或骨缝分离。

(2) DSA 可显示造影剂外溢,脑膜中动脉或上矢状窦受压移位,形成局限性梭形或半月形无血管区。

2. CT

(1)颅骨下方梭形高密度影,边界清楚锐利。晚期血肿可为低密度。

(2)范围较局限,不跨过颅缝。

(3)可见占位效应。

(4)常有颅骨骨折。

(5)可有邻近脑组织水肿或梗死。

3. MRI

(1)颅骨下方边界锐利的梭形异常信号影。

(2)信号强度与血肿的期龄有关,亚急性期呈明显高信号。

【诊断与鉴别诊断】

硬膜下血肿有时亦可呈梭形,但往往范围较大,不会跨越天幕上、下,也不会跨过中线,常合并脑挫裂伤。

(二)硬膜下血肿

【临床、病理、实验室】

硬膜下血肿指出血积聚于硬脑膜与蛛网膜之间,多见于冲击伤,着力点对侧暴力冲击引起皮质桥静脉撕裂、出血,形成血肿,占全部颅内血肿的 50%~60%。根据血肿形成时间分为急性、亚急性和慢性硬膜下血肿。多无颅骨骨折,常与脑挫裂伤同时存在。由于蛛网膜与硬脑膜结合不紧密,故血肿范围较广泛,呈新月形或半月形。临床上症状重,常为持续性昏迷,进行性加重。

【影像学表现】

1. X 射线

(1) X 射线时可见颅骨骨折,多数位于血肿对侧。

(2) DSA 可发现颅骨内板下方的无血管区。

2. CT

(1) 急性者表现为颅骨下方新月形或半月形高密度影。亚急性和慢性期可表现为高密度、等密度、低密度或混杂密度血肿范围广泛,不受颅缝限制。

(2) 占位征象显著。

(3) 合并脑挫裂伤。

(4) 增强扫描:仅用于亚急性期血肿呈等密度时。血肿周围脑皮层、静脉或血肿包膜强化,可显示出血肿轮廓。

3. MRI

(1) 颅骨下方新月形异常信号,范围广,可跨越颅缝。

(2) 信号与血肿的期龄有关。急性期 T_1WI 呈等信号,T_2WI 呈低信号。亚急性期呈明显高信号。慢性期呈长 T_1 长 T_2 信号,有时可有液-液平面。

【诊断与鉴别诊断】

(1) 硬膜下积液可表现为颅骨下方新月形影,但其密度及信号均与脑脊液一致,无或仅有轻微占位效应。

(2) 硬膜外血肿常呈梭形,范围较局限,不跨越颅缝,可跨越天幕,同侧常合并骨折。

(三) 脑内血肿

【临床、病理、实验室】

脑内血肿是指脑实质内出血形成的血肿,多由对冲伤、脑挫裂伤出血所致,血肿常较表浅。临床上表现为不同程度的意识障碍和神经系统体征。

【影像学表现】

1. X 射线

DSA 可有占位表现。

2. CT

(1) 平扫为形态不规则的团状高密度影,CT 值 50～90 HU,周围可有水肿及占位效应。随时间推移,血肿密度逐渐减低。

(2) 增强扫描:慢性期可有环形强化。

3. MRI

血肿信号强度与其时期有关,信号变化与高血压性脑内出血表现相同。急性期 T_1WI

呈等信号，T$_2$WI 呈低信号。亚急性期呈明显高信号。

四、硬膜下积液

【临床、病理、实验室】

硬膜下积液也称为硬膜下水瘤，多见于婴幼儿或少年，是由于外伤引起硬膜下腔活瓣样阻塞所致，亦可由硬膜下血肿吸收后形成。临床上常有神经功能损害、颅内压增高和头颅增大表现。

【影像学表现】

1. X 射线

大的水瘤可致头颅增大和颅内高压症，较局限时可致局部颅壁变薄、外膨。

2. CT

（1）颅骨下方新月形低密度区，密度与脑脊液相似，可双侧发生。

（2）邻近脑组织轻度受压。

3. MRI

颅骨下方新月形病灶，信号与脑脊液一致。

【诊断与鉴别诊断】

慢性硬膜下血肿的密度一般高于脑脊液的密度，T$_1$WI 常为高信号，且增强后可有包膜强化。

五、脑外伤后遗症

【临床、病理、实验室】

脑外伤后遗症为脑外伤后晚期改变，包括脑软化、脑萎缩、脑穿通畸形等。

【影像学表现】

（一）脑软化

1. CT

脑内低密度影，密度与脑脊液相近，周围伴脑萎缩，患侧脑室、脑池扩大，中线向患侧移位。

2. MRI

T$_1$WI 低信号，T$_2$WI 高信号。邻近脑室、脑沟扩大增宽。

（二）脑萎缩

CT 与 MRI：①脑室、脑沟扩大。②单侧脑萎缩时中线结构向病侧移位。

（三）脑穿通畸形

1. CT

境界清楚的囊性低密度区，密度近似脑脊液，与邻近增大的脑室相通。

2. MRI

病灶信号与脑脊液一致，其他同CT。

第三节　脑血管疾病

一、脑梗死

脑梗死是一种缺血性脑血管疾病，发病率在脑血管病中占首位，分脑动脉闭塞性脑梗死和腔隙性脑梗死。

（一）脑动脉闭塞性脑梗死

【临床、病理、实验室】

脑动脉闭塞性脑梗死是由于脑的大或中等管径动脉狭窄、闭塞所致的脑缺血性疾病，最多见于大脑中动脉。多见于50～60岁有动脉硬化、糖尿病或高脂血症者。早期脑血流灌注量下降，神经细胞水肿，细胞生理功能消失，为细胞毒性水肿阶段。进一步发展则发生细胞坏死，1～2周后液化，8～10周后形成软化灶。若在发病后24～48 h因再灌注而发生梗死区出血，称出血性脑梗死。临床上起病急，表现因梗死部位不同而异，常出现偏瘫和偏身感觉障碍等。

【影像学表现】

1. X射线（DSA）

早期可见血管闭塞、动脉血流缓慢、循环时间延长、出现逆行血流或无灌注区以及占位征象等。

2. CT

（1）早期征象：动脉致密征、岛带征。

（2）脑组织内低密度区。

①脑梗死24 h后CT才可见，低密度区的范围与闭塞血管供血区一致，同时累及皮髓质。

②2～3周后出现模糊效应（即CT平扫病灶呈等密度）。

③梗死后期形成囊腔，CT密度更低。

（3）占位效应：脑梗死后2～15 d显著，表现为同侧脑室受压、中线结构向对侧移位等。

（4）脑萎缩：梗死后1个月出现，表现为相邻脑室、脑沟扩大，患侧半球变小，中线向患侧移位。

（5）增强扫描：可出现不均匀强化，以脑回状强化多见。

3. MRI

（1）超急性期（6 h内）。

①为细胞毒性水肿阶段，DWI呈明显高信号。

②常规T_1WI和T_2WI有时可见脑回稍肿胀，脑沟稍变窄，灰白质交界模糊。

③DWI和PWI联合应用在一定程度上可判断缺血半暗带。

（2）急性期（6～24 h）。

①T_1WI呈低信号，T_2WI为高信号，DWI呈高信号，出现占位效应。

②增强扫描可见血管内及脑膜强化。

③MRA可显示大血管中断或狭窄。

（3）亚急性期（1 d至2周）。

①1～3 d，T_1WI为低信号，T_2WI为高信号，开始出现脑实质强化。

②4～7 d，仍呈长T_1长T_2信号，脑回样强化最显著，水肿和占位效应减轻。

③1～2周，呈明显长T_1长T_2信号，仍可见脑回样强化。

（4）慢性期（2周后）：表现为脑软化灶，T_1WI及T_2WI均与脑脊液信号相似，无强化，可并发局限性脑萎缩。

【诊断与鉴别诊断】

（1）脑炎多位于皮层或皮髓质交界区，呈片状强化。

（2）脑脓肿范围不按血管供血区分布，增强扫描呈边缘光滑的环状强化。

（3）脑肿瘤坏死DWI常呈低信号，增强扫描呈花环状强化。

（4）脱髓鞘病变主要累及白质，活动期有强化，激素治疗效果明显。

（二）腔隙性脑梗死

【临床、病理、实验室】

腔隙性脑梗死是脑穿支小动脉闭塞引起的深部脑组织较小面积的缺血坏死，好发于基底节区、半卵圆中心、丘脑和小脑等，腔隙灶直径为5～15 mm，大于10 mm称巨腔隙。临床症状较轻且局限，如轻偏瘫、偏身感觉异常等，预后较好。

【影像学表现】

1. CT

（1）基底节或丘脑区类圆形低密度灶，边界清楚，直径 10～15 mm。

（2）4 周左右出现低密度软化灶，同时可有局部脑萎缩性改变。

（3）增强扫描：可有均匀或不规则斑片状强化，2～3 周时明显。

2. MRI

病灶呈长 T_1 长 T_2 信号，无占位效应，比 CT 敏感。

【诊断与鉴别诊断】

（1）血管周围间隙为可呈圆形或长圆形长 T_1 长 T_2 信号，于 FLAIR 为低信号。

（2）多发性硬化为稍长 T_1 长 T_2 信号，形态为斑片状，常有反复发作与缓解的病史。

二、颅内出血

颅内出血主要包括高血压性脑出血、动脉瘤破裂出血、脑血管畸形出血和脑梗死后再灌注所致的出血性脑梗死。

（一）高血压性脑出血

【临床、病理、实验室】

高血压性脑出血是指高血压伴发小动脉破裂出血，为脑内出血最常见的原因，死亡率占脑血管病的首位。出血常位于基底节及丘脑区，临床上起病急，常有剧烈头痛、频繁呕吐等，可在短时间内出现意识障碍甚至昏迷。

【影像学表现】

1. X 射线

血肿较大时 DSA 可出现血管移位、拉直等占位征象。

2. CT

（1）急性期（＜1 周）：血肿呈均匀高密度，CT 值 60～80 HU，可有灶周水肿及占位效应。

（2）吸收期（2 周至 2 个月）：血肿减小，密度减低为等密度或低密度，边缘变模糊。增强扫描可有环形强化。

（3）囊变期（＞2 个月）：较大血肿可残留囊腔，呈脑脊液样密度。

3. MRI 表现

（1）超急性期（出血即刻）：T_1WI 略低信号，T_2WI 高信号。

（2）急性期（＜3 d）：T_1WI 略低或等信号，T_2WI 为低信号。

（3）亚急性早期（3～5 d）：T_1WI 血肿周边出现环状高信号，T_2WI 仍为低信号。

(4) 亚急性中期（6～10 d）：T_1WI 和 T_2WI 周边均出现环状高信号，随时间推移，高信号自周边向中央扩展。

(5) 亚急性后期（10 d 至 3 周）：T_1WI 和 T_2WI 均为团状高信号，T_2WI 周边出现低信号环。

(6) 慢性期（>3 周）：血肿演变为液化灶，T_1WI 为低信号，T_2WI 为高信号，且周边有低信号含铁血黄素环。

（二）蛛网膜下腔出血

【临床、病理、实验室】

蛛网膜下腔出血是由于颅内血管破裂，血液进入蛛网膜下腔所致，可为外伤性或自发性，自发性者以颅内动脉瘤最多见，好发于 30～40 岁。临床表现为三联征：剧烈头痛、脑膜刺激征、血性脑脊液征。

【影像学表现】

1. X 射线

血肿较大时 DSA 可出现血管移位、拉直等占位征象。

2. CT

（1）直接征象：脑沟、脑池内密度增高，出血量大时可呈铸型。

（2）间接征象：脑积水、脑水肿、脑梗死等。

3. MRI

（1）24 h 内者 MRI 不敏感。

（2）亚急性期 T_1WI 蛛网膜下腔出现局灶性高信号。

（3）慢性期 T_2WI 出现含铁血黄素沉积形成的低信号。

三、脑血管畸形

（一）动静脉畸形

【临床、病理、实验室】

动静脉畸形为颅内最常见的先天性脑血管畸形，由供血动脉、动脉的分支、畸形血管团以及粗大的引流静脉组成。多在 40 岁前发病，可发生于颅内任何部位，85% 发生于幕上，以大脑中动脉分布区的脑皮质最多见，常为单发。临床症状取决于其大小、部位及是否有出血，主要症状有头痛、癫痫等。

【影像学表现】

1. X 射线

（1）平片：有时可见弯曲管状、条状或不规则小片状钙化影。

(2) DSA 是最可靠、最准确的方法。畸形血管表现为紧密聚集在一起的粗细不等扭曲的血管团，供血动脉粗大，引流静脉扩张、迂曲。

2. CT

(1) 边界不清的混杂密度灶，内可有高密度点、线状血管影及钙化灶和低密度软化灶。

(2) 无出血时无灶周水肿，无占位表现。

(3) 可有邻近局限性脑萎缩表现。

(4) 伴出血时，可出现脑内、脑室内或蛛网膜下腔出血表现。

(5) 增强扫描：呈团块状强化，有时可见畸形血管强化及粗大引流静脉。

3. MRI

(1) SE 序列上，表现为一团迂曲的血管流空信号。有血栓形成时，可表现为高信号。

(2) 病变区可见不同时期的出血信号。

(3) 周围脑组织萎缩。

(4) MRA 可直接显示其供血动脉、异常血管团以及引流静脉。

【诊断与鉴别诊断】

星形细胞瘤占位效应和水肿均较明显，增强扫描时多为不规则环状强化。

(二) 海绵状血管瘤

【临床、病理、实验室】

海绵状血管瘤是一种较常见的血管畸形。病理上由扩张的窦样间隙构成，切面如海绵状，内无脑组织间隔，瘤内均有出血。可见于任何年龄，以 20～40 岁多见。约 80% 发生于幕上，最常见于额、颞叶深部，可多发。临床上可无任何症状，或表现为癫痫、头痛等。

【影像学表现】

1. CT

(1) 边缘清楚的类圆形高密度灶，密度可均匀或不均。

(2) 常无灶周水肿，无占位表现。

(3) 合并出血时，病灶增大，占位征象变明显。

(4) 常伴有钙化。

(5) 增强扫描：可轻度或明显强化，强化程度与其内血栓形成和钙化有关。

2. MRI

(1) 边界清楚的混杂信号，其内信号变化与不同阶段的出血有关。

(2) 周边有低信号的含铁血黄素环，称"铁环征"。

(3) 整个病灶如"爆米花"状，具有特征性。

(4)增强扫描：部分病灶可强化。

(5)磁敏感序列成像出现低信号的磁敏感伪影，对本病敏感。

【诊断与鉴别诊断】

1. 脑膜瘤

(1) CT 平扫密度一般高于海绵状血管瘤，MRI 常接近等信号，多有占位效应和瘤周水肿。

(2) T_1WI 右额叶病灶中心高密度，周围见低信号环。

(3) T_2WI 右额叶两个异常信号，病灶中心为高信号，周边为低信号"铁环征"。

(4) 磁敏感序列同上一病例，右侧额叶两个低信号区。

2. 脑肿瘤

出血常有瘤周水肿，占位效应明显，多无含铁血黄素形成的低信号环，增强呈不规则团块状或环状强化。

四、颅内动脉瘤

【临床、病理、实验室】

颅内动脉瘤为颅内动脉的局灶性异常扩大，90%左右起源于颈内动脉系统，且多位于 Willis 环附近。多于40岁以后发病，半数以上的自发性蛛网膜下腔出血是由于动脉瘤的破裂所致。

影像学上根据动脉瘤的形态分五种类型：

(1)粟粒状动脉瘤。

(2)囊状动脉瘤。

(3)假性动脉瘤。

(4)梭形动脉瘤。

(5)壁间动脉瘤。

临床上，动脉瘤未破裂时常无症状，破裂后出现蛛网膜下腔出血、脑内血肿的相应表现。

【影像学表现】

1. X 射线

(1)平片：有时可见动脉瘤邻近骨质吸收与骨质破坏、动脉瘤钙化等。

(2) DSA：动脉瘤多呈圆形或卵圆形，常起源于动脉壁的一侧，呈囊状突出。

2. CT

(1)无血栓动脉瘤：呈圆形稍高密度，明显均匀强化，时间-密度强化曲线与血管一致。

（2）部分血栓动脉瘤：平扫血栓部分为等密度，血流部分为稍高密度。增强扫描血流部分明显强化。瘤腔内血栓情况不同，影像表现有些差异。

（3）完全血栓性动脉瘤：平扫为等密度，内可有弧形或点状钙化。增强扫描仅囊壁呈环状强化。

3. MRI

（1）无血栓动脉瘤：T_1WI 与 T_2WI 均呈流空信号，较大者其内信号可不均。

（2）瘤内血栓：可呈等、低、高或混杂信号，与血栓形成的时间有关。

（3）多无瘤周水肿。

（4）MRA 可直接显示动脉瘤与载瘤动脉，表现为与载瘤动脉相连的囊状物。

五、皮层下动脉硬化性脑病

【临床、病理、实验室】

皮层下动脉硬化性脑病是一种发生于脑动脉硬化基础上，临床上以进行性痴呆为特征的脑血管病，在老年人中发病率为1%～5%。病理上为室管膜下白质变性、脑梗死、脑萎缩。2/3 为慢性发病，常以精神症状为首发，主要为缓慢进行性痴呆、性格改变等。

【影像学表现】

1. CT

（1）脑室周围及半卵圆中心区对称性低密度。

（2）腔隙性脑梗死、脑萎缩。

2. MRI

（1）双侧半卵圆中心及侧脑室旁白质区多发大小不等异常信号，T_1WI 为低信号，T_2WI 为高信号，无占位效应。

（2）脑梗死、脑萎缩。

第四节 颅内感染性病变

一、颅内化脓性感染

（一）脑脓肿

【临床、病理、实验室】

脑脓肿为化脓性细菌进入脑组织引起炎性改变，并进一步形成脓肿。常见的致病菌有金黄色葡萄球菌、链球菌和肺炎球菌。病理上分为急性脑炎期、化脓期和包膜形成期。最常见的感染途径为邻近感染向颅内蔓延,其次为血源性感染。多发生于颞叶和小脑,临床上一般都有局部及急性全身感染症状,包膜形成后可有颅内压增高表现。

【影像学表现】

1. CT

(1) 急性脑炎期。

①边界不清的低密度区,有占位效应。

②增强扫描一般无强化,或有斑点状强化。

(2) 化脓期和包膜形成期。

①平扫脓肿壁为等密度,脓腔为略低或等密度。

②增强扫描:化脓期包膜轻度强化,环壁略厚且不均匀,外缘模糊;包膜形成期时包膜呈环状强化明显,且壁厚薄均匀、光滑、完整。

(3) 非典型脓肿表现。

①平扫呈低密度,未见脓肿壁。

②脓肿壁强化不连续。

③部分呈环状强化,部分呈片状强化。

④房状或多环状强化。

⑤内有分隔。

2. MRI

(1) 急性脑炎期:脑皮层或皮髓质交界区片状异常信号,T_1WI 为稍低信号,T_2WI 为高信号,增强扫描呈结节状或片状强化。

(2) 脓肿形成期:病灶中央 T_1WI 信号低,T_2WI 呈明显高信号。脓肿壁 T_1WI 为等或稍高信号。

(3) 包膜形成期。

① T_1WI 信号分三层,脓肿壁为环状等信号,其内的脓腔和周围的水肿均为低信号。T_2WI 脓肿壁为等或低信号,脓腔和水肿为高信号。

②增强扫描脓肿壁呈环状显著强化,一般壁光滑、无结节。

(4) 常见卫星病灶,呈结节状强化。

【诊断与鉴别诊断】

(1) 星形细胞瘤环状强化厚薄不均匀,形态不规则。

(2) 脑梗死可出现环状强化及占位效应,但有明确突发病史,多见于老年人。

(3) 转移瘤有原发肿瘤病史,可同时出现实质性肿瘤,水肿明显。

（二）化脓性脑膜炎

【临床、病理、实验室】

化脓性脑膜炎为软脑膜和蛛网膜受化脓菌感染所致的化脓性炎症，常合并蛛网膜下腔积脓，且可并发室管膜炎。主要感染途径为经血行播散。病理上早期软脑膜及脑表面充血，脓性渗出物覆盖脑表面；后期脑膜增厚、粘连，可形成脑积水。临床上主要有头痛、精神异常、发热和脑膜刺激征。腰穿脑脊液压力增高，常可查到致病菌。

【影像学表现】

1. CT

（1）平扫。

①早期可无异常。

②病变进展时，脑沟、脑裂、脑池密度增高。

③脑回界限模糊。

④并发脑炎时，脑内出现低密度区。

（2）增强扫描：脑表面细条状或脑回状强化。

（3）其他表现：脑积水、硬膜下脓肿、硬膜外脓肿、室管膜或脑表面钙化。

2. MRI

（1）蛛网膜下腔变形，T_1WI 信号增高。

（2）增强扫描：蛛网膜下腔不规则强化。

（3）并发脑梗死、脑积水。

二、颅内结核

【临床、病理、实验室】

颅内结核是结核分枝杆菌引起的非化脓性炎症，常由肺结核或体内其他部位结核经血行播散所致，多见于儿童和青年。结核性脑膜炎常和结核性脑炎并存，统称为结核性脑膜脑炎，病变主要累及基底池部位的脑膜，累及血管时可致血管腔狭窄，引起相应部位的脑缺血和脑梗死，晚期常遗留脑萎缩和脑积水。小的结核性肉芽肿可存在于脑膜或脑实质内，后期可钙化。临床上，结核性脑膜炎常有全身中毒表现、脑膜刺激征及颅内高压症等；脑结核球与一般颅内占位表现相似；结核性脑脓肿主要为头痛、呕吐、发热等。

【影像学表现】

1. X 射线

（1）平片：结核性脑膜炎有时可见颅内压增高，结核球有时可见钙化。

（2）DSA：结核性脑膜炎可见颅底动脉狭窄，静脉亦可变细。

2. CT

(1) 结核性脑膜炎。

①蛛网膜下腔密度增高,以鞍上池、外侧裂显著,可有钙化。

②增强扫描:上述区域明显不规则强化,类似铸型。

③可合并脑水肿、脑积水、脑梗死。

(2) 脑实质粟粒型结核:脑实质内多发小的等密度或稍低密度结节,弥漫分布,增强扫描呈结节状强化。

(3) 脑结核球。

①脑内等、高或混杂密度结节,可有钙化,80%为单发。

②病灶周围水肿,有占位效应。

③增强扫描多呈环状强化,亦可为结节状或不均匀强化。环形强化包绕着中心结节状钙化或增强的病灶,称靶样征,为结核球的典型表现。

3. MRI

(1) 结核性脑膜炎。

①早期平扫可无异常,有时可见蛛网膜下腔扩大,以基底池为重。

②病变进展时,T_1WI 信号增高,T_2WI 信号更高。

③增强扫描基底池强化和弥漫性脑膜增强,结核结节常呈环状强化。

(2) 局灶性结核性脑炎:T_1WI 呈等或略低信号,T_2WI 上从略低到明显高信号均可。

(3) 结核球。

① T_1WI 信号稍低或与脑灰质呈等信号;T_2WI 信号不均,常呈稍低信号。

②结核球包膜 T_1WI 呈稍高信号或等信号,T_2WI 呈低信号。

(4) 脑实质内可出现弥漫粟粒状病灶,增强明显。

(5) 继发脑梗死和脑积水表现。

【诊断与鉴别诊断】

(1) 化脓性脑膜炎临床症状重,常无明显钙化。

(2) 转移瘤为大小不等圆形低密度影,增强明显,壁厚,瘤周水肿明显。

(3) 脑脓肿呈均匀光滑的环状强化。

三、颅内寄生虫病

(一)脑囊虫病

【临床、病理、实验室】

脑囊虫病是猪肉绦虫幼虫寄生于脑部所致,为最常见的脑寄生虫病。脑囊虫病的发病率占囊虫病的80%。病理上,囊尾蚴在脑内形成囊泡,内含液体和头节。虫体死亡后形成肉芽肿。后期形成瘢痕，虫体可发生钙化。根据病变部位不同，可分为脑内囊虫病、脑室内囊虫病和蛛网膜下腔内囊虫病。临床上可有癫痫、颅内高压表现、精神异常和脑膜刺激征等。

【影像学表现】

1. X射线

（1）可有颅内压增高表现。

（2）有时可见颅内多发小圆形钙斑。

2. CT

（1）脑实质型。

①急性脑炎型：幕上广泛低密度，多位于白质。脑组织肿胀，脑室小，脑沟窄。增强扫描无强化。

②多发小囊型：脑实质内多发小圆形低密度灶，内有小结节状囊虫头节。病灶以灰白质交界区多见。可有轻度灶周水肿。增强扫描一般无强化。

③单发大囊型：脑内圆形或椭圆形低密度灶，密度同脑脊液，增强扫描周边可有轻度环状强化。

④多发结节或环状强化型：平扫为散在不规则低密度影，增强扫描呈多结节或环状强化，直径 3～5 mm。

⑤多发钙化型：脑内多发性钙化，周围无水肿，增强无强化。

（2）脑室型。

①以第四脑室多见，其次为第三脑室。

② CT 平扫难以直接显示囊泡（囊泡密度与脑脊液相似），仅显示脑室形态异常或脑室局限性不对称扩大、阻塞性脑积水。

③增强扫描有时囊壁可呈环形强化。

④脑室造影 CT 表现为脑室内低密度区。

（3）脑膜型。

①外侧裂、鞍上池囊性扩大。

②蛛网膜下腔扩大、变形。

③脑室对称性增大。

④增强扫描有时可见囊壁强化或结节状强化。

⑤脑池造影可见局限性充盈缺损。

（4）混合型：上述两种或以上类型表现同时存在。

3. MRI

（1）脑实质型。

①囊性病变：脑实质内多发小圆形囊性病灶。

②囊虫头节：囊性病灶内小点状影附着于囊壁，此时病变周围水肿轻；囊虫死亡时，头节显示不清，周围水肿加重。

③白靶征、黑靶征。

④增强扫描：早期强化不明显。变性坏死时增强明显，呈不规则环状强化。

（2）脑室、脑池和脑沟内囊虫。

①小圆形长 T_1 长 T_2 信号，大小不一，可呈簇状，常见不到头节。

②第四脑室内囊虫可引起梗阻性脑积水。

③邻近脑实质受压。

④增强扫描多无明显强化。

【诊断与鉴别诊断】

1. 脱髓鞘病变

脱髓鞘病变多位于侧脑室旁脑白质，活动期可有斑片状强化，临床症状反复。

2. 蛛网膜囊肿

蛛网膜囊肿多位于颅中窝，边界清晰，增强后无强化。

3. 转移瘤

转移瘤为大小不等圆形低密度影，增强明显，壁厚，瘤周水肿重。

第五节 先天畸形及发育异常

一、头颅先天性畸形

（一）狭颅症

【临床、病理、实验室】

狭颅症又称窄颅畸形，是因先天性颅缝提早封闭而形成，有家族性，可伴并指畸形等其他先天畸形。其类型及程度与提早封合的颅缝数目及程度有关。矢状缝与顶颞缝提早封合，表现为舟状头畸形，多数无症状。冠状缝或伴人字缝提早闭合，表现为短头畸形，临床上可有眼睑下垂、斜视及视盘水肿等。冠状缝和矢状缝提早闭合，则表现为尖头畸形，临床上有眼球运动障碍等。一侧颅缝提早闭合则产生偏头畸形，临床上可有智力障碍。所有颅缝均提早闭合则产生小头畸形，临床表现为脑发育受阻、智力低下。狭颅症可并有面骨发育不良，称先天性颅面骨发育不良。

【影像学表现】

1. X射线

（1）舟状头畸形：头长而窄，矢状缝前部与后部升高。

（2）短头畸形：颅底下陷，以中颅窝显著。

（3）尖头畸形：头颅前后径及横径短，垂直径增大，颅底低下，脑回压迹明显，蝶鞍增大等。

（4）偏头畸形：一侧颅骨显著增大而另一侧小，两侧不对称。

（5）小头畸形：头颅小，颅缝封合，脑回压迹增多，有颅内压增高表现。

（6）先天性颅面骨发育不良：头颅畸形，颅缝闭合，脑回压迹增多，颅底深而短，眼眶、视神经孔及鼻骨小，鼻窦发育不良。

2. CT和MRI表现

可清楚显示因颅骨畸形所致颅内结构的改变。

（二）颅底陷入

【临床、病理、实验室】

颅底陷入是指枕骨大孔周围骨质上升向颅腔内陷入的畸形，多属枕骨及寰枢椎先天性发育异常，常并发环枕融合、寰椎枕化、枕骨椎化、齿状突发育不全、颈椎融合、小脑扁桃体下疝和脊髓空洞症等。临床上出现颈短、后发际低、头颈痛、活动受限等表现。

【影像学表现】

1. X射线

（1）枕大孔变形、前后径窄、枕骨斜坡上升、寰枢椎抬高、正常解剖关系消失。

（2）X射线测量。

① Chamberlain 线：侧位上硬腭后缘与枕大孔后缘连线。齿状突高于此线 3 mm 以上时有诊断意义。

② MeGregor 线：侧位上硬腭后缘与枕骨鳞部外板最低点连线。齿状突在此线上方 6 mm 以上有诊断意义。

③ Klaus 高度指数：侧位上鞍结节至枕内粗隆连线。齿状突到此线垂直距离小于 30 mm 有诊断意义。

④外耳孔高度指数：侧位上外耳孔中心至枕大孔前后缘连线延长线的垂直距离小于 12 mm 有诊断意义。

2. CT和MRI

可清楚显示枕大孔变窄和轻度脑积水，并可见并发的小脑、延髓的畸形和脊髓空洞症。

二、脑先天性发育异常

（一）先天性脑积水

【临床、病理、实验室】

先天性脑积水又称婴儿性脑积水或积水性无脑畸形，可能是由于颈内动脉发育不良，使其供血区脑组织发育异常，形成一个大囊。病理上幕上脑室明显扩张，脑实质变薄如纸，中脑导水管或第四脑室出口可狭窄或闭塞。临床上出生后不久逐渐出现头颅增大，呈球状；眼球运动失调，两眼下视（落日征）；颅骨透光试验阳性；智力低下；多数于1岁内死亡。

【影像学表现】

1. X射线
（1）头颅呈球形增大，囟门大，颅缝宽，颅壁薄。
（2）枕大孔大且边缘薄。
（3）蝶鞍浅而长。
（4）颅穹隆骨与面骨失去正常比例。

2. CT
（1）幕上脑组织区为脑脊液样低密度。
（2）幕上脑实质几乎完全消失，小脑及脑干一般发育正常。
（3）大脑镰结构正常。

3. MRI
（1）幕上大范围脑脊液样长 T_1 长 T_2 信号。
（2）大脑镰、基底节、小脑及脑干结构基本正常。

（二）第四脑室正、侧孔先天性闭塞

【临床、病理、实验室】

第四脑室正、侧孔先天性闭塞又称 Dandy-Walker 综合征，为先天性小脑发育畸形。是由于小脑发育畸形和第四脑室正、侧孔闭锁，引起第四脑室囊性扩大和继发性梗阻性脑积水，常见于婴儿和儿童，有家族史。病理上主要为小脑蚓部缺如或发育不全、第四脑室及后颅窝囊状扩张、小脑幕上移。可并发胼胝体发育不全等其他畸形。临床上可见头颅明显增大，前后径增宽，以枕部膨隆为著，眼睛向下倾斜、发育迟缓等。

【影像学表现】

1. X射线
头颅前后径增大，颅缝宽，前囟膨隆，后颅窝膨大，横窦压迹位置高。

2. CT 和 MRI

（1）后颅窝扩大呈囊肿样，枕骨变薄。

（2）直窦与窦汇位置高，位于人字缝以上。

（3）小脑半球体积小，蚓部缺如或较小。

（4）第四脑室扩大与后颅窝囊肿相通。

（5）脑干前移，桥前池、桥小脑角池消失。

（6）常合并幕上畸形，如脑积水、胼胝体发育不全等。

（三）脑裂、脑沟和脑回发育畸形

【临床、病理、实验室】

属脑发育不全畸形，包括前脑无裂畸形、无脑回畸形、多小脑回畸形、脑裂畸形及脑沟回异位等。前脑无裂畸形是指大脑不分裂或分裂不全，伴侧脑室不分裂，无大脑镰、胼胝体和透明隔，又可分为无脑叶型和有脑叶型两种类型。无脑回畸形表现为大脑半球表面光滑，脑沟缺如。多小脑回畸形表现为脑回多而微小。脑裂畸形为异常的裂隙跨越大脑半球，裂隙表面均衬以异位的脑灰质。脑沟回异位亦常伴有灰质异位。临床上可出现癫痫、运动障碍、智力低下及发育迟缓等。

【影像学表现】

CT 和 MRI 有以下具体表现。

1. 前脑无裂畸形

（1）无脑叶型：无正常大脑半球，仅一层薄的脑皮质围绕单一扩大的脑室，中线的透明隔、胼胝体、大脑镰和纵裂均缺如。

（2）有脑叶型：大脑半球分裂清楚，侧脑室扩大，前角融合成单腔，第三脑室可分辨，透明隔缺如或部分存在，大脑镰和胼胝体缺如。

2. 无脑回畸形

（1）大脑半球表面光滑，脑沟缺如。

（2）大脑侧裂增宽，脑岛顶盖缺如。

（3）蛛网膜下腔增宽，脑室增大。

3. 脑裂畸形

（1）出现横跨大脑半球的裂隙为本病的特征。裂隙宽窄不一，内为脑脊液信号，向内达侧脑室，向外与脑表面相通，可为单侧或双侧。

（2）裂隙表面为异位的灰质。

（3）侧脑室与裂隙相对应处常局限性扩大、突起。

4.脑沟、脑回异位

CT可无异常，MRI可显示灰质伴随脑沟、脑回异位。

(四) *脑膜膨出和脑膜脑膨出*

【临床、病理、实验室】

脑膜膨出和脑膜脑膨出是颅内结构经过颅骨缺损疝出于颅外的一种先天性发育异常疾病，发生率约占新生儿的1/1 000，原因不明，可伴有颅脑其他发育异常。脑膜膨出时，膨出的囊由软脑膜和蛛网膜组成，内为脑脊液。脑膜脑膨出时，膨出囊内含有脑组织、软脑膜和蛛网膜，有时还有扩张的脑室，好发于中线部位。临床上表现为囊性肿物与头部相连，哭闹时增大，压迫肿物则前囟突出。局部可扪及骨质缺损。

【影像学表现】

1.X射线

(1) 与头颅相连的软组织肿物。

(2) 骨质缺损：与软组织肿物相连的局部骨质缺损，多位于颅骨中线。

2.CT和MRI表现

(1) 局部颅骨缺损。

(2) 自骨质缺损处向外膨出脑脊液密度或信号的囊性肿物，内可有脑组织。

(3) 脑室受牵拉、变形、向患侧移位。

(五) *胼胝体发育不全*

【临床、病理、实验室】

胼胝体发育不全包括胼胝体缺如和部分缺如，常伴有第三脑室上移、侧脑室分离，也可伴发其他畸形。临床上多无明显症状，严重时可有精神发育迟缓和癫痫等症状。

【影像学表现】

1.X射线

(1) 平片无异常。

(2) DSA显示胼周动脉下陷，大脑内静脉和静脉角上抬。

2.CT

(1) 两侧侧脑室分离，后角扩张，形成典型的"蝙蝠翼状"外形。

(2) 第三脑室扩大上移，插入两侧侧脑室体部之间。

(3) 常合并脂肪瘤，可见脂肪瘤钙化。

3.MRI

(1) 正中矢状面图像可清楚显示胼胝体发育不全及残留的胼胝体，并可见大脑半球内侧面脑沟随上移的第三脑室顶部呈放射状排列。

（2）横断面及冠状面图像显示双侧侧脑室分离，后角大而前角小，第三脑室上抬。

（3）伴发的其他异常，如胼胝体脂肪瘤、纵裂囊肿等。

（六）蛛网膜囊肿

【临床、病理、实验室】

蛛网膜囊肿是脑脊液于脑外异常的局限性积聚，分原发性和继发性。原发性者为先天发育异常，囊肿与蛛网膜下腔不相通；继发性者继发于外伤或感染等，多数情况下与蛛网膜下腔有狭窄的通道。病理上囊内为清亮的脑脊液。临床上可无症状，有些可出现颅内占位样的表现。

【影像学表现】

1. X射线

平片有时可见局部骨压迫性变薄、外突表现。

2. CT

（1）局部脑裂或脑池扩大呈囊状，与脑脊液密度一致。

（2）有时可见局部颅骨受压变薄、膨隆，局部脑组织受压移位。

（3）增强扫描无强化。

3. MRI

（1）信号：T_1WI及T_2WI均与脑脊液完全一致，DWI为低信号。

（2）增强扫描无强化。

（七）脑灰质异位

【临床、病理、实验室】

脑灰质异位是在胚胎时期神经元移行过程中，由于各种原因使移行中断，导致神经元在异常部位聚集和停留，包括室管膜下、白质内或皮层下，可为单侧或双侧、局限或弥漫，可合并其他畸形。根据异位灰质的分布形态和位置，分为结节型、局灶型和带状型。临床上最常见的症状是癫痫，其次为智力发育障碍。

【影像学表现】

1. CT

（1）脑白质内可见异位的灰质灶。

（2）平扫及增强扫描CT值均与正常灰质相同。

2. MRI

（1）脑白质内出现灰质团块，信号与正常灰质一致。

(2) 结节型和局灶型中，异位灰质常位于侧脑室旁或白质内，呈小结节状或不规则形，可单发或多发。

(3) 带状型呈带状对称分布于脑白质内或皮层下，形成"双层皮层"。

三、神经皮肤综合征

神经皮肤综合征是一组神经和皮肤同时患病的先天异常，为常染色体显性遗传性疾病。

（一）神经纤维瘤病

【临床、病理、实验室】

分Ⅰ型和Ⅱ型，其中，Ⅰ型占90%。病理特征为多发性神经纤维瘤和皮肤棕色色素斑。神经纤维瘤以周围性多见，亦可为中枢性。可合并其他脑肿瘤，如脑膜瘤、胶质瘤等。约1/2病例有骨骼改变，少数神经纤维瘤可恶变。

【影像学表现】

1. X射线

(1) 骨质缺损：多发生于眶骨上后壁，眶窝可增大。颅穹隆骨及蝶鞍亦可出现骨缺损。

(2) 脊柱侧弯，一个或多个椎间孔增大。

2. CT和MRI表现

(1) 脑神经多发性神经纤维瘤：最常见的为听神经瘤，且多为双侧；其次为三叉神经、颈静脉孔神经纤维瘤。

(2) 并发其他脑肿瘤：可有脑膜瘤、胶质瘤。

(3) 脑发育畸形：头大畸形、胼胝体发育不全、Chiari畸形等。

(4) 脑血管畸形：动脉瘤、动静脉畸形等。

(5) 脊髓肿瘤：马尾神经纤维瘤、脊膜瘤、室管膜瘤。

（二）结节性硬化

【临床、病理、实验室】

结节性硬化以不同器官形成错构瘤为特点，男性多见，可为家族性发病。病理特征为皮层结节、白质内异位细胞团和脑室内结节。结节内可有钙盐沉积，以室管膜下结节钙化最常见。易伴发室管膜下巨细胞型星形细胞瘤，亦可伴视网膜错构瘤及其他内脏肿瘤。临床上主要有癫痫、智力障碍和面部皮脂腺瘤。

【影像学表现】

1. X射线

颅内散在钙化点和颅骨内板局限性骨质增生。

2. CT

（1）小结节或钙化：位于室管膜下和脑室周围，双侧多发。增强扫描结节可强化。脑实质内亦可有小结节状钙化灶。

（2）可并有阻塞性脑积水。

（3）可合并室管膜下巨细胞型星形细胞瘤，多位于室间孔区。

3. MRI

（1）早期脑皮质形态不正常，皮髓质交界不清。

（2）小结节：多发，T_1WI 为等信号或稍低信号，T_2WI 为高信号。

（3）其他：脑积水、脑萎缩、室管膜下巨细胞型星形细胞瘤等。

（三）脑颜面血管瘤病

【临床、病理、实验室】

脑颜面血管瘤病即脑颜面三叉神经区血管瘤病或 Sturge-Weber 综合征，是先天性神经皮肤血管发育异常。病理上，一侧颜面三叉神经分布区有紫红色血管瘤，并同侧大脑半球枕顶区软脑膜血管瘤，病侧大脑半球发育不良或萎缩。临床上有面部血管瘤、对侧痉挛性偏瘫、智力发育障碍等，30%的患者可有青光眼与脉络膜血管瘤。

【影像学表现】

1. X 射线

（1）顶后、枕区弧形钙化，常顺脑回轮廓分布。

（2）同侧颅腔偏小，颅板增厚。

2. CT

（1）软脑膜钙化：病侧大脑半球顶枕区脑表面有弧形带状或锯齿状钙化。其周脑组织可有梗死、出血、萎缩性改变。

（2）增强扫描：脑回状或扭曲状强化，并有向深部引流的扭曲静脉。

3. MRI

（1）钙化：病侧大脑半球顶枕区沿脑回、脑沟有弧线状低信号。

（2）软脑膜异常血管：亦呈扭曲的低信号，有血栓时可为团簇状高信号。

（3）脑梗死、萎缩改变。

第六节　新生儿脑疾病

一、新生儿缺氧缺血性脑病

【临床、病理、实验室】

新生儿缺氧缺血性脑病是由于新生儿窒息，脑缺血缺氧所致的一种全脑性损伤。主要表现为脑水肿、脑缺血和脑软化，可同时合并有出血，晚期主要为脑萎缩。临床上主要表现为皮肤黏膜发绀、反射减弱、痉挛性双侧瘫等。

【影像学表现】

1. CT

（1）脑水肿：两侧大脑半球片状或广泛性密度减低，灰白质交界模糊。

（2）脑缺血：常见于侧脑室周围白质区，呈斑片状低密度，深部灰质核团常受累。

（3）脑软化：常见于皮质及皮质下区，表现为局限性脑脊液样低密度，邻近脑组织可有脑萎缩改变。

（4）脑出血：表现为高密度影。

（5）少数病例可出现钙斑。

2. MRI

（1）脑水肿：T_1WI 稍低信号，T_2WI 高信号。

（2）脑缺血：T_1WI 低信号，T_2WI 高信号。

（3）脑软化：T_1WI 低信号，T_2WI 高信号，信号与脑脊液相似。

（4）合并脑出血表现：亚急性期出血 T_1WI 及 T_2WI 均呈高信号。

二、新生儿颅内出血

【临床、病理、实验室】

新生儿颅内出血主要由缺氧、产伤和维生素 K 缺乏引起，是新生儿早期死亡的重要原因之一。缺氧和维生素 K 缺乏所致出血常为脑室内出血和脑实质出血，产伤以硬膜下出血最常见，其次为蛛网膜下腔出血。临床表现因出血部位不同而有差异，常表现为烦躁不安、脑性尖叫、嗜睡等。

【影像学表现】

1. CT

（1）硬膜下血肿：常位于顶部或小脑天幕附近，血肿较薄，呈高密度。

（2）蛛网膜下腔出血：脑沟、脑裂和脑池密度增高。

（3）侧脑室室管膜下出血：沿一侧或两侧侧脑室壁分布的带状高密度。

（4）侧脑室内出血：脑室高密度铸型或脑室内高、低密度的液－液平面。

（5）脑内血肿：脑实质内高密度灶。

（6）可合并脑积水。

2. MRI

MRI 可清楚显示各部位的出血信号，特别是亚急性期出血显示较好。

第七节　肝豆状核变性

【临床、病理、实验室】

肝豆状核变性即 Wilson 病，为家族性常染色体隐性遗传性铜代谢障碍型神经系统变性疾病，多见于少年或青年人，常有血清铜及血铜蓝蛋白降低。该病的三大主征为脑豆状核变性、角膜 K-F 色素环、小叶性肝硬化。脑的铜沉积主要位于基底节区，并可有皮质、脑干等部位受累。临床有肝功能障碍、神经症状及 K-F 环三大症状。

【影像学表现】

1. CT

（1）豆状核区条状或新月形低密度区，双侧对称分布为其特点。小脑、脑干和大脑皮质区亦可出现。

（2）增强扫描无强化。

（3）可有脑萎缩。

2. MRI

（1）上述区域双侧对称性异常信号，T_1WI 多为低信号，T_2WI 为高或稍高信号。

（2）晚期可有脑萎缩改变。

第八节　脱髓鞘疾病

一、先天性髓鞘形成缺陷

肾上腺脑白质营养不良。

【临床、病理、实验室】

肾上腺脑白质营养不良属性连锁隐性遗传，多见于 3～14 岁男孩。病理上脑白质及肾上腺皮质破坏严重，临床上出现进行性神经症状和肾上腺皮质功能不全。脑部表现为白质内广泛性脱髓鞘病变，多对称分布，从大脑后部白质开始，逐渐向前发展，累及枕叶、顶叶与颞叶，并可通过胼胝体压部使两侧病变连成一片。

【影像学表现】

1. CT

（1）两侧脑室三角区周围脑白质内大片对称性低密度区。

（2）增强扫描：活动期周边可环形强化，非活动期无强化。

（3）常伴有脑萎缩。

2. MRI

（1）本病的特点为病变由后向前逐渐进展，依次累及枕叶、顶叶、颞叶及额叶。

（2）两侧脑室后角周围白质区对称性稍长 T_1 长 T_2 信号，呈蝶翼状，有一定特征性。胼胝体压部也可有类似信号。

（3）增强扫描中间区花边状强化。

（4）晚期可有脑萎缩。

二、获得性髓鞘脱失

（一）多发性硬化

【临床、病理、实验室】

多发性硬化是一种最常见的原发性脱髓鞘病变，病因不明，以病灶多发，病程缓解与复发交替为特征，主要累及脑实质，也可累及脊髓和视神经。好发于中年女性，临床表现复杂多样，常有视力下降、肢体无力和感觉障碍等。脑脊液化验免疫球蛋白 G（IgG）增高提示病变处于活动期。

【影像学表现】

1. CT

（1）急性期：侧脑室旁脑白质区单发或多发低密度病灶，大小不等，无占位效应；增强扫描呈斑点状、片状或环状强化。

（2）稳定期：平扫为低密度病灶，增强扫描无强化。

（3）恢复期：多发脑软化灶；部分患者出现脑萎缩。

2. MRI

（1）多位于脑白质区，大、小脑均可发生，常为多发。

（2）病灶大小不等，小者可仅几个毫米，大者可有占位效应。

（3）形态呈圆形或椭圆形。

（4）侧脑室旁及半卵圆中心的脱髓鞘斑块常垂直于侧脑室分布，称"直角脱髓鞘征象"。

（5）信号：活动期 T_1WI 低信号，T_2WI 高信号，DWI 亦为高信号。静止期 T_1WI 等信号，T_2WI 稍高信号，DWI 为等或低信号。

（6）同一患者在同一时期可有新旧不一的病灶。

（7）增强扫描：活动期呈片状或环状强化，静止期无强化。

【诊断与鉴别诊断】

（1）老年脑发生于老年人，无多发性硬化的临床表现。

（2）血管炎性病变常可见皮质病灶及局限性脑萎缩，可伴有较大范围脑梗死。

（3）偏头痛临床上常有发作先兆，可有脑灰质病灶。

第九节　脊髓和椎管内疾病

一、椎管内肿瘤

（一）室管膜瘤

【临床、病理、实验室】

室管膜瘤是最常见的髓内肿瘤，占髓内肿瘤的60%。起源于脊髓中央管的室管膜细胞或终丝等部位的室管膜残留物，好发于腰骶段、脊髓圆锥和终丝，约半数肿瘤可发生囊变。多见于30～70岁的男性，分为乳头型和细胞型两类，乳头型多见于终丝，细胞型多见于脊髓。临床症状相对较轻，可有颈背痛、软弱、感觉异常和膀胱直肠功能障碍等。

【影像学表现】

1. X射线

（1）平片：有时可见椎管扩大、椎弓根间距增宽，偶见肿瘤钙化。

（2）椎管造影：脊髓增粗，蛛网膜下腔阻塞时呈大杯口状梗阻。

2. CT

（1）脊髓增粗膨大，密度减低，与正常脊髓分界模糊，可有囊变。

（2）增强扫描：肿瘤实性部分轻度强化，囊变部分无强化。

（3）邻近骨质受压，椎管扩大。

3. MRI

（1）常由实性部分和囊性部分组成，T_1WI 呈低信号，T_2WI 呈高信号，信号不均，与周围水肿不能区分。

（2）增强扫描：实性部分明显不均匀强化，肿瘤液化坏死部分可有延迟性增强。

（3）脊髓继发性空洞表现。

【诊断与鉴别诊断】

星形细胞瘤多见于儿童，以颈、胸段脊髓好发，多呈偏心性生长，边界不清。

（二）星形细胞瘤

【临床、病理、实验室】

星形细胞瘤占髓内肿瘤的 40%，约 76% 为 Ⅰ~Ⅱ 级，发病部位以胸、颈段最多。病变一般较局限，但亦可呈浸润性生长，肿瘤内可有囊变。脊髓增粗明显，表面常有粗大迂曲的血管。临床上多见于儿童，症状出现较早而重。

【影像学表现】

1. X 射线

（1）平片：有时可见椎管扩大、椎弓根间距增宽，偶见肿瘤钙化。

（2）椎管造影：脊髓增粗，蛛网膜下腔阻塞时呈大杯口状梗阻。

2. CT

（1）平扫肿瘤呈略低密度或等密度，边界不清。增强扫描强化不均匀，可有囊变。

（2）脊髓密度减低、不规则增粗，邻近蛛网膜下腔狭窄。

（3）邻近骨质受压，椎管扩大。

3. MRI

（1）脊髓梭形增粗。

（2）T_1WI 为稍低信号，T_2WI 为高信号，与周围水肿难以区分；其内常有囊变、坏死、出血，致其信号不均匀。

（3）增强扫描：肿瘤实性部分明显不均匀强化，水肿、坏死及囊变区无强化。

【诊断与鉴别诊断】

（1）室管膜瘤多位于脊髓中央管周围或圆锥、终丝区，易合并蛛网膜下腔出血。

（2）血管网状细胞瘤常见血管流空信号，增强后强化明显。

（三）神经鞘瘤

【临床、病理、实验室】

神经鞘瘤为最常见的椎管内肿瘤，占所有椎管内肿瘤的 29%，起源于神经鞘膜的施万细胞，又称施万细胞瘤。可发生于椎管任何节段，以颈、胸段多见，呈孤立结节状，有包膜，常与脊神经相连，对邻近脊髓形成压迫，可沿椎间孔向外生长，使相应椎间孔扩大。累及硬膜内外的肿瘤常形成典型的哑铃状外观。临床上最常见于20~40岁，无性别差异。

【影像学表现】

1. X射线

（1）平片：椎弓根骨质吸收、破坏，有时可见椎间孔扩大及椎管内钙化。

（2）脊髓造影：肿瘤侧蛛网膜下腔增宽，健侧变窄，蛛网膜下腔阻塞时呈小杯口状。

2. CT

（1）平扫肿瘤呈类圆形等密度肿块，增强扫描中等度较均匀强化。

（2）脊髓受压移位。

（3）间孔扩大，骨质吸收。

（4）肿瘤累及硬膜外时，形成哑铃状外观，具有一定特征性。

3. MRI

（1）硬膜下征：脊髓受压向对侧移位，患侧蛛网膜下腔增宽。

（2）形态呈圆形或卵圆形，也可沿椎间孔生长呈哑铃形，边界清楚。

（3）T_1WI为略高或等信号，T_2WI为稍高信号，边缘光滑，易囊变。

（4）增强扫描：肿瘤明显均匀或不均匀强化。

【诊断与鉴别诊断】

（1）脊膜瘤硬脊膜关系密切，增强扫描有硬膜尾征。

（2）椎间盘突出：相应椎间盘有变性表现，且突出髓核与椎间盘往往有狭颈相连，增强后一般无强化或轻度环状强化。

（四）脊膜瘤

【临床、病理、实验室】

脊膜瘤发病率为椎管内肿瘤的第二位，占椎管内肿瘤的25%，起源于蛛网膜细胞或蛛网膜和硬脊膜的间质成分。70%以上发生在胸段，其次为颈段。绝大多数位于髓外硬膜内，多为单发，实质性。临床上主要发生于中年，女性略多见。

【影像学表现】

1. CT

（1）肿瘤多为实质性，密度稍高，圆形或椭圆形，可有钙化。

（2）最常见于胸段蛛网膜下腔后方。

（3）近骨质可有增生性改变。

（4）增强扫描为中度强化。

2. MRI

（1）患侧蛛网膜下腔增宽，脊髓受压向对侧移位。

（2）80%～90%的肿瘤 T_1WI 和 T_2WI 均呈等信号，内可有钙化与囊变。

（3）增强扫描：肿瘤明显强化，可有硬膜尾征。

【诊断与鉴别诊断】

神经源性肿瘤常位于椎管后外侧，更易发生囊变，常沿椎间孔向外蔓延，呈哑铃状。

二、脊髓外伤

【临床、病理、实验室】

脊髓外伤占全身损伤的 0.2%～0.5%。病理上按损伤程度分为：脊髓震荡、脊髓挫伤和脊髓受压。脊髓震荡属轻的类型，为短暂的脊髓功能受到抑制，两周内功能可逐渐恢复。脊髓挫伤包括脊髓震荡损伤之外的脊髓损伤，但无脊髓的持续受压，从轻度脊髓水肿、重度出血至广泛破碎，甚至脊髓横断。脊髓受压是指骨折、脱位或硬膜外或下的血肿对脊髓形成压迫。

临床上脊髓损伤的早期阶段主要表现为脊髓休克，脊髓震荡时功能可恢复，而挫伤或部分断裂时其功能不能完全恢复，完全横断时损伤平面以下运动和感觉均消失。

【影像学表现】

1. X射线

（1）平片：可显示椎体及附件有无骨折或脱位、关节突有无绞锁、椎管内有无骨碎片等。

（2）脊髓造影：可显示硬膜囊撕裂的部位、范围及脊髓受压的程度。

2. CT

（1）脊髓震荡：可无异常发现。

（2）脊髓挫裂伤：脊髓膨大、边缘模糊，其内密度不均，可有点状高密度。

（3）脊髓造影 CT 显示神经根撕脱和脊髓横断有一定价值。

（4）椎体及附件骨折，关节突绞锁。

3. MRI

（1）脊髓外形改变。

①脊髓肿胀，梭形膨大。

②脊髓"S"形弯曲。

③脊髓完全或不完全性横断，伴有髓内水肿及出血。

④后期脊髓萎缩变细。

（2）脊髓信号改变。

①脊髓水肿：呈片状稍长 T_1 长 T_2 信号。

②脊髓出血：信号变化与其时期有关。急性期 T_1WI 为等信号，T_2WI 低信号。亚急性期 T_1WI 和 T_2WI 均为高信号。

③脊髓软化：信号强度与脑脊液相似。

（3）椎旁软组织和脊柱结构性改变：包括骨折、韧带撕裂等。

三、椎管内血管畸形

【临床、病理、实验室】

椎管内血管畸形是指脊髓血管先天发育异常而形成的一类疾病，可发生于脊髓任何节段，脊髓内外可同时受累。根据异常血管的形态和结构分为四种类型：动静脉畸形、海绵状血管瘤、静脉畸形和毛细血管扩张症，其中动静脉畸形最常见。临床上常表现为进行性脊髓压迫症状，病变以下的脊髓功能部分或完全丧失。

【影像学表现】

1. X 射线

（1）平片：多无异常。

（2）脊髓造影：对比剂中粗大迂曲的条状透光影。

（3）DSA：可直接观察到畸形血管的部位和范围，确定供血动脉的来源，判断畸形血管与脊髓的关系。

2. CT

（1）脊髓局限性增粗，可有斑点状钙化。

（2）CTA：髓内或髓外可见异常扩张的血管强化，有粗大的供血动脉及引流静脉。

3. MRI

（1）椎管内畸形血管团，T_1WI 及 T_2WI 均呈流空低信号。

（2）脊髓局限性膨大。

（3）出血时，信号强度与其时期有关。

（4）增强扫描：畸形血管可明显强化。

（5）MRA 可直接显示供血动脉、畸形血管团和引流静脉。

第七章 妇产科疾病的影像学应用

第一节 超声在妇科的应用

超声诊断技术作为医学影像诊断的一个手段，在医学各科领域中的应用已十分广泛。同样，在妇科、产科、产前诊断、计划生育、辅助生育技术等妇产科领域中，也已成为不可缺少的检查、诊疗手段。随着计算机技术和超声医学工程技术的飞速发展，除腹部超声外，有腔内超声、彩色多普勒超声、三维及四维超声等方法。作为妇产科的临床医生，了解和掌握超声诊断技术，对提高临床诊断水平，正确诊断和处理患者，也是非常重要的。

一、超声波原理

（一）超声波与超声成像

人耳能听到的声波频率在 15～20 000 Hz 之间，频率在 20 000 Hz 以上的声波称为超声波。超声波具有频率高、波长短、能量集中、方向性较好的特点。超声波和光波、机械振动波具有同样的特性，在介质中超声波也具有反射、折射、衍射和散射等特性。在超声诊断和多普勒超声中，大多数采用的是脉冲超声，即使用一个探头，在一段时间内发射超声波，一段时间接收超声波。这种脉冲超声保障超声的安全性，也避免连续超声周期的不确定性。当超声波在不同的介质中传播时，由于介质的密度不同，即声阻抗不同，超声波的一些物理参数发生变化，这些参数的变化在临床诊断中就是重要的讯息。不同的组织器官具有不同的密度和不同的超声传播速度，即不同的声阻抗。声阻抗（Z）-介质的密度（P）×声速（C）超声波发射到不同声阻抗的界面上后，产生的反射亦不同，形成各种不同的回声信号，这种回声信号所组成的二维图像可供医生对所成图像进行分析。超声多普勒效应：超声波遇到界面会发生反射，若界面静止不动的，则反向声波频率与发射声波频率相同，不发生频差。相反，超声波发射到活动的界面上时，反射频率会高于发射频率，也就是会造成频移，这种现象称为多普勒效应。当超声波发射到流动的红细胞上时，可发生后向散射，通过这种信号与反射信号的多普勒频移大小的比较，可用于测定血流的方向和血流的速度。三维超声技术是在二维超声图像基础上进行三维重建的立体图像。早期的三维超声是采集大量的二维超声图像后在计算机内进行处理而得到的三维立体成像,成像速度慢。近年来发展的实时超声束跟踪技术和高速计算机技术使三维超声成为真正的实时三维超声也称为四维超声,最新的三维成像技术使超声在妇产科和产前超声诊断中应用前景更加广泛。

(二)超声回声图像的特征

1. 决定超声回声图像的因素

(1)分辨率:对相邻两个质点或界面间距离的分辨能力。超声波的频率越高,波长越短,能分辨的距离就越短,分辨率就越高。但波长越短的超声波,穿透性也越差,对远场的显示也较差。

(2)聚焦:利用超声波的换能器圆形单晶片的几何造型使声束聚焦的方法称为几何聚焦;利用超声波换能器声速发射时间的延迟改变来改变焦距的称为电子动态聚焦。

(3)灰阶等级:二维超声的声像图是由很多不同亮度的像素组成的。像素在屏幕上形成不同亮度的层次,即所谓灰阶等级。灰阶等级对图像的诊断非常重要。灰阶等级越高,在屏幕上形成的图像层次越多,图像就越清晰。

2. 超声回声图像的描述

(1)周边回声:脏器或病变组织周围大多有包膜,与周围组织间的声阻抗差别较大,在声图像中可形成清晰的周边回声。由此可判断人体脏器或病变组织的大小、形态、部位以及与周围组织的毗邻关系。

(2)内部回声:根据内部回声的强弱可分为无回声、等回声、低回声及强回声。介质密度低的组织可显示为无回声,如膀胱、单纯性卵巢囊肿;介质密度高的组织可显示强回声,如骨骼。根据组织内部结构的不同,回声的均匀程度亦不同,可表现为强度相同,均匀一致的点状强回声,如巧克力囊肿内部的回声;或强度不同的,不均匀回声,如畸胎瘤的内部回声。超声图像可显示组织的内部结构,如卵巢内的卵泡,子宫内膜。在一些病例,可显示特殊的回声,如葡萄胎时在子宫内部可显示蜂窝状回声,卵巢肿瘤内部可见乳头状回声。

(3)后方回声:在有些脏器的后方可见回声增强,如膀胱、胆囊,卵巢囊肿后方回声也可增强。

二、妇科腹部及阴道超声妇科超声仪器的条件

妇产科常用的超声频率范围在 3~7 MHz。妇科腹部 B 超最常采用的探头频率为 3.5~5 MHz。腔内超声探头频率为 5~7.5 MHz。妇科腹部 B 超检查时需适度充盈膀胱,膀胱的充盈程度以可显示宫底及两侧附件为宜。膀胱可排除周围肠道气体的干扰,并可作为良好的声窗清晰显示其后方的子宫及附件。妇科腔内 B 超有经阴道或经直肠超声。腔内超声,子宫及附件均无声,无须充盈膀胱,可避免充盈膀胱的不适和等待。腔内超

声频率较高,且直接放置入盆腔,更接近扫查器官,图像更清晰。对于监测卵泡发育及子宫内膜更有价值。但有阴道流血、月经期妇女不宜行阴道超声,未婚女性只适合用经直肠超声。由于腔内超声探头的频率高,波长短,远场显示不甚满意,不适合用于已超出盆腔的子宫及肿瘤的检查。

三、正常妇科超声

(一) 子 宫

子宫位于膀胱后方,纵切面上呈倒置的梨形,横切面上子宫体部呈圆形,近宫底部呈三角形。超声图像中子宫的周边回声轮廓清楚,边缘规则,内部为均匀的中等回声,子宫内膜呈线形强回声。子宫颈回声较宫体部略强。根据声像图中子宫颈与子宫体的关系可确定子宫的位置。子宫体长度约为 $5.5 \sim 7.5$ cm,厚度约为 $3 \sim 4$ cm,宽度约 $4.5 \sim 5.5$ cm。宫颈长度约为 $2.5 \sim 3.5$ cm。子宫的大小与年龄以及是否生育过有关,生育过的妇女三条径线相加约为 $15 \sim 18$ cm。青春发育期前及绝经后妇女子宫均较小。在彩色多普勒超声检查时,子宫动脉呈现高阻力血流频谱,血流阻力指数(RI)约 0.80。在正常的月经周期中,随着子宫内膜的周期性变化,也呈现周期性的变化。增生期,子宫动脉血流阻力偏大,RI 增高;排卵期和分泌期子宫动脉血流阻力下降,RI 下降。阴道在纵切面上呈管状强回声结构,为三条线形强回声。其中阴道前后壁呈增强回声,内可见气线的强回声。

(二) 卵 巢

卵巢位于近宫底部的两侧,腹部扫查时,应在宫底部两侧扫查。阴道 B 超扫查时,可将探头分别置于两侧穹隆部扫查,卵巢位于髂内动脉的前方。卵巢在声像图上为椭圆形中低回声结构,与周围组织分界清楚。生育年龄妇女卵巢大小约 4 cm×3 cm×1 cm。卵巢内部可见大小不等的圆形无回声结构为卵泡的回声。卵巢体积大小可按椭圆公式计算:长×宽×厚×0.523。成熟卵泡直径可达 $18 \sim 20$ mm,外观饱满,内部为均匀的无回声区,卵泡逐步移向卵巢表面,在卵泡内可见卵丘。彩色多普勒超声中,卵巢的血流随月经周期变化而呈现周期性变化。月经期至卵泡期早期,血流呈低幅度高阻抗信号,无舒张期血流;随着优势卵泡的发育,该侧卵巢血流出现舒张期血流信号,RI 为 0.5 左右;黄体高峰期,血流信号为低阻抗型血流,RI 约为 0.4。

(三) 输卵管

输卵管为一对细长的管状结构,正常输卵管即使在阴道超声中也难以显示。只有在盆腔内有液体陪衬下,如有腹水或输卵管有病变时可以显示输卵管的结构。正常输卵管为向两侧盆壁蜿蜒伸展的细长管状回声,输卵管直径约 1 cm,管腔直径约 5 mm。

四、异常妇科超声

(一) 与妊娠有关的疾病

1. 流　产

流产按临床分类可分为先兆流产、难免流产、不全流产、完全流产和稽留流产。不同的流产类型在声像图中可有不同的表现。先兆流产的声像图表现为：妊娠囊大小与停经周数相符，囊壁厚度均匀，回声强度均匀，轮廓完整。囊内可见胚芽和原始的心管搏动。妊娠囊的边缘可见一直径约 1 cm 的强回声圆形卵黄囊。蜕膜层内可见无回声区为出血区。不全流产的声像图表现为：妊娠囊轮廓不清或变形，囊内无胚芽回声及胎心搏动，常可见不均质强回声区和不规则无回声区。稽留流产时，胚胎停止发育，声像图表现为：子宫小于停经孕周。妊娠囊变形、皱缩、边缘模糊不清或位置下移。妊娠囊内无胚芽或虽有胚芽但测量参数小于停经孕周，且无胎心搏动。难免流产时妊娠囊变形、下移至子宫下段甚至子宫颈管内，蜕膜层有出血或宫腔积血。晚期难免流产时可见宫颈口扩张，羊膜囊突入阴道内。流产时，可采用彩色多普勒超声检查胎儿原始心管有无节律性搏动，胚胎存活时可见红蓝闪烁的原始心管搏动。

2. 异位妊娠

当胚胎种植在子宫腔以外的其他部位时，称为异位妊娠，俗称宫外孕。异位妊娠 95% 位于输卵管部位，因此也称为输卵管妊娠。异位妊娠的典型临床表现有停经、阴道流血、腹痛。实验室检查尿妊娠试验阳性，血 HCG 升高。当异位妊娠未发生流产或破裂时，超声检查可能难以明确诊断。临床医师高度怀疑异位妊娠时，即使超声检查未发现异常声像图表现，仍不应放松警惕。异位妊娠的声像图表现有：子宫稍增大，但小于相应的停经周数；部分患者在子宫内可见假妊娠囊，应与妊娠囊相鉴别。少数患者在子宫旁一侧可见典型的妊娠囊，内可见胚芽及心芽搏动，则可明确诊断为输卵管妊娠。输卵管妊娠发生流产或破裂时，在附件区可见到境界不清、形态不规则的不均质回声区，内可见强回声区及无回声区。盆、腹腔内有大量出血时可见盆腹腔内大量的无回声区。陈旧性异位妊娠的声像图表现：子宫旁一侧可见边界不清、形态不规则的不均质中等回声区及高回声区，盆腔内可见少量积液。胚胎在宫腔内种植时往往偏于一侧，如胚胎着床于子宫角部，与输卵管间质部妊娠在早期的声像图上常难以区别。因此，在首次 B 超检查时，若发现妊娠囊位于子宫角处，应严密随访 1~2 周。在随访观察过程中，如妊娠囊进入宫腔，则为正常妊娠，如妊娠囊向输卵管方向生长，突出于子宫角部侧为输卵管间质部妊娠。由于输卵管间质部有子宫肌组织，发生破裂的时间多在停经 3~4 个月，且此处血管极丰富，一旦发生破裂，在短时间内可引起致命的内出血，明确为输卵管间质部妊娠应立即手术治疗。

3. 妊娠滋养

细胞疾病妊娠滋养细胞疾病包括良性葡萄胎、侵蚀性葡萄胎及绒癌。良性滋养细胞疾病的声像图表现为：一般子宫较停经月份大，子宫壁光整，宫腔内充满小圆形液性暗区，呈蜂窝状。无正常胎儿及附属物结构。有出血时宫腔内可见不规则的液性暗区。部分性葡萄胎患者可见正常妊娠囊，部分胎盘呈蜂窝状结构。约有 1/3 的良性葡萄胎患者可见一侧或双侧卵巢黄素囊肿。侵蚀性葡萄胎多发生在葡萄胎清除后半年之内，临床上可表现为不规则阴道流血，血 HCG 持续不下降或下降后又上升，可出现转移部位的症状，如咯血等。侵蚀性葡萄胎超声检查时可见子宫增大，外形不规则，子宫壁内有形态不规则的棉花团样回声，有时为低回声区。病灶向宫旁浸润时可见子宫旁有形态不规则的蜂窝状回声区。彩色多普勒超声检查时，在病灶部位可见丰富血流回声。绒癌与侵蚀性葡萄胎在声像图上往往难以鉴别，最终需由病理检查作出诊断。

（二）子宫病变

1. 子宫肌瘤

子宫肌瘤为常见的子宫良性肿瘤。生育年龄妇女中子宫肌瘤的发生率为20%～25%。临床上子宫肌瘤根据生长部位的不同可分为肌壁间肌瘤、浆膜下肌瘤和黏膜下肌瘤。临床上，体积较小的肌壁间肌瘤可无症状，仅在妇科或超声检查时方能发现；而黏膜下肌瘤即使较小，也可出现月经过多、阴道流血淋漓不尽、阴道排液增多等症状。浆膜下肌瘤较大时，可有腹部包块、尿频、便秘及腰背酸痛等压迫症状。子宫肌瘤的超像图有以下特点：子宫增大、形态不规则或出现局限性隆起；宫腔线形回声移位或变形；宫壁内部回声不均，可见圆形低回声、不均质中等强度回声或等回声区，有时周围可见低回声的假包膜晕。肌瘤发生变性时，根据变性的不同可有不同的内部回声，囊性变时可为无回声区，红色变性或玻璃样变时可为低回声区，而肌瘤钙化时可为片状或环形强回声。彩色多普勒超声检查时，在较小的肌瘤中可见星点状散在血流，肌瘤较大时，可在肌瘤周边探及环状或半环状的血流回声；有蒂的浆膜下肌瘤，可见蒂部条带状血流回声。

2. 子宫肌腺病

子宫内膜腺体和间质在子宫肌层内生长时，称为子宫肌腺病。子宫肌腺病多发生在年龄 30～50 岁的经产妇，约 15%～45% 的患者合并有卵巢或盆腔内其他部位的子宫内膜异位症。子宫肌腺病的声像图表现为：后位子宫多见。子宫均匀性增大，周边回声规则。子宫肌层异常增厚，以后壁多见。子宫壁回声不均，宫壁内可见散在的低回声区，内膜线多前移。局限性子宫腺肌症形成子宫腺肌瘤，超声可见宫壁内有不均质圆形低回声区，但无子宫肌瘤假包膜的低回声晕。

3. 宫颈腺囊肿

在宫颈糜烂愈合过程中，宫颈腺管的开口被新生的鳞状上皮所覆盖，腺管开口被堵塞，使腺体的分泌物无法引流而形成潴留囊肿，又称为纳氏囊肿。纳氏囊肿的声像图表现为：宫颈体积增大，回声增强。宫颈部位，特别是宫颈管周围有多个大小不等的圆形无声区。彩色多普勒超声检查无血流信号。

4. 子宫内膜息肉

由于子宫内膜腺体和纤维间质局限性增生形成息肉样病变称子宫内膜息肉。临床表现可有月经量增多，经期延长，阴道流血淋漓不尽或绝经后阴道出血。超声图像可见子宫内膜回声不均匀，可有增强回声光团，息肉与正常子宫内膜边界较清晰，如息肉有囊性变时，可为不均质强回声光团。

5. 子宫内膜癌

子宫内膜癌是女性生殖道常见恶性肿瘤之一，多发生于绝经后妇女。临床表现为绝经后阴道流血，阴道排液增多等。子宫内膜癌早期超声检查仅见子宫内膜轻度增厚。绝经后妇女超声检查子宫内膜厚度超过 5 mm 时，应行诊断性刮宫以明确是否为子宫内膜癌。子宫内膜癌超声图像表现：早期子宫大小及外形无明显改变，子宫内膜可稍增厚，回声稍有不均。晚期可出现子宫增大、变形，与周围组织分界不清。宫腔内为不均质混合性回声，可为局限性或弥漫性。肿瘤累及肌层时与肌层之间分界不清。当病变累及宫颈时宫颈增大，宫颈管阻塞后可引起宫腔积液。子宫内膜癌子宫动脉血流量增加，血流阻力指数下降。内膜内可见杂乱的彩色血流信号，血管走向紊乱。

6. 宫颈癌

早期宫颈癌常无临床症状，超声检查，即使是阴道超声亦无声像图改变，须通过细胞病理学检查方能得以诊断。宫颈癌晚期超声图像表现：宫颈增大，形态不规则，可为不均质低回声，宫颈管正常结构消失，宫颈管堵塞时可有宫腔积液。

（三）卵巢病变

卵巢肿瘤为妇科常见肿瘤。由于卵巢位于盆腔内，早期卵巢肿瘤往往不易发现。良性肿瘤常增大如孕 3 个月子宫大小，肿瘤超出盆腔后才被发现；而恶性肿瘤常在伴有腹水后方得以确诊，而此时已属肿瘤晚期。阴道超声检查作为简便的方法，可重复、无创伤，可作为早期筛查卵巢肿瘤的常规手段。

1. 卵巢瘤样病变

卵巢瘤样病变又称卵巢非赘生性囊肿，包括单纯性卵巢囊肿、滤泡囊肿、黄体囊肿以及卵巢冠囊肿等。

卵巢滤泡囊肿、黄体囊肿为单房性壁薄的小囊肿，一般直径不超过 5 cm。内为无回声区，囊肿周边可见正常卵巢结构。此类卵巢囊肿不必手术，一般观察 2～6 周多自行消失。质低回声或呈网状结构；黄体囊肿内出血较多时，声像图上可表现为不均质回声。黄体囊肿直径可达 4～6 cm，有时与卵巢畸胎瘤难以区别。彩色多普勒检查时，黄体出血形成的囊肿壁较厚，周围可有彩色血流信号。如诊断有困难时也可在短时间内复查，如卵巢黄体出血性囊肿，一般观察两个月经周期可自行消失。

2. 卵巢子宫内膜囊肿

子宫内膜生长在宫腔以外的其他部位时称为子宫内膜异位症。异位的子宫内膜在月经周期中也可随卵巢激素的变化而发生周期性变化，月经期异位内膜也会发生出血。子宫内膜异位症患者可有下腹痛、痛经、性交痛等症状，也是造成不孕症的重要原因。子宫内膜异位症患者中，约80%的患者可累及一侧或双侧卵巢。由于卵巢囊肿内反复出血，陈旧性血液呈糊状，形似巧克力，故又称为卵巢巧克力样囊肿。巧克力囊肿的声像图表现：典型的卵巢巧克力囊肿呈圆形或椭圆形，囊壁较厚，囊内可见低回声区，内见密集光点，呈泥沙样；也可呈高回声区或云雾状。囊肿位置较低，与子宫后壁有粘连，不活动，卵巢巧克力囊肿常为双侧性。

3. 多囊卵巢

多囊卵巢综合征（PCOS）患者的典型临床症状有闭经或月经稀发、肥胖、多毛等。实验室检查高雄激素血症及 LH/FSH 比例升高。PCOS 也是造成不孕的常见原因，其病因可能与下丘脑－垂体－卵巢轴的调节功能紊乱有关。多囊卵巢综合征患者声像图的特征为：双侧卵巢增大，可为正常卵巢的 2～5 倍，卵巢体积>10 mL；卵巢包膜较厚，内可见直径均小于 1 cm 的卵泡，每个切面可>10 个，卵泡排列成项链征或连珠状；卵巢髓质回声增强。多囊卵巢综合征卵巢动脉血流量明显减少，RI 值明显升高。

4. 卵巢畸胎瘤（皮样囊肿）

卵巢成熟畸胎瘤约占卵巢肿瘤的20%～30%。卵巢肿瘤的细胞多以外胚层组织为主。肿瘤可为圆形或椭圆形，内有脂肪组织、毛发、骨骼、牙齿等组织。卵巢畸胎瘤的声像图表现可有以下多种特征。

（1）面团征：肿瘤多为圆形或椭圆形，内为无声区，内见高回声团块。

（2）杂乱结构征：肿瘤内部回声不均质，可有高回声区、斑点状回声及无回声区。

（3）脂液分层征：肿瘤内部的高回声区和低回声区之间有一明显的分界线，线的一侧为含脂质成分的密集点状高回声区，另一侧为无回声区。

5. 卵巢囊腺瘤

卵巢囊腺瘤包括浆液性囊腺瘤和黏液性囊腺瘤，属上皮来源的卵巢良性肿瘤。卵巢囊腺瘤常为单发性，浆液性囊腺瘤多见为单房性，黏液性囊腺瘤多见多房性。卵巢囊腺瘤的超声表现特征：肿瘤边界清晰，囊壁薄，内壁光滑；多房性肿瘤内可见分隔，乳头状囊腺瘤囊内可见结节状或不规则状的强回声区。

6. 卵巢恶性肿瘤

卵巢恶性肿瘤为妇科常见的恶性肿瘤，在女性致死的癌肿中排位第四。肿瘤早期往往可无临床症状，部分病例在发现时已属晚期。随着肿瘤的生长，患者可出现腹胀、腹部增大、恶心、呕吐等消化道反应，可有腹水。晚期患者可出现贫血、消瘦、乏力及恶病质症状。卵巢恶性肿瘤超声表现较复杂，肿瘤可为囊实性，形态不规则，囊壁厚薄不均，内部回声多杂乱。卵巢恶性肿瘤常伴有腹水。卵巢恶性肿瘤生长迅速，肿瘤血管管径增粗，因而血流阻力低，RI 可 < 0.45。卵巢恶性肿瘤内血管丰富，有大量的动静脉血管吻合，也可产生高血流信号。卵巢良性或恶性肿瘤在声像图中的表现可有不同，因此，可通过声像图表现的特征来初步鉴别卵巢良恶性肿瘤。

（四）急、慢性盆腔炎

由于生殖道防御功能降低而引起的女性生殖器及周围结缔组织的炎症，统称为盆腔炎。盆腔炎可分为急性盆腔炎和慢性盆腔炎。急性盆腔炎症时，临床表现可有下腹痛伴发热，严重时可有寒战、高热；脓肿形成后可有下腹部包块，可有腹膜刺激症状。慢性盆腔炎全身症状不明显，可有下腹坠胀、疼痛，腰骶部疼痛等症状，往往反复发作。盆腔炎症超声检查时可无异常改变，只有在形成结构改变时，超声检查才有异常。

1. 输卵管

卵巢脓肿声像图表现为子宫旁混合性、不均质回声包块，边界不清，形态不规则，内部回声不均匀。

2. 输卵管积水

输卵管积水为慢性输卵管炎的表现，临床上可无明显症状，多数因不孕症检查时发现。输卵管积水的声像图表现：子宫旁呈腊肠形、圆形无回声区，边界清晰，内部为液性暗区。

3. 盆腔脓肿

多数盆腔脓肿脓液聚积在子宫旁或子宫直肠窝，声像图表现为形态不规则、密度不均匀的云雾状低回声区，子宫浆膜也表现为周边回声不清，增厚，回声减低，卵巢轮廓不清。

第二节 造影术在妇科的应用

一、子宫输卵管造影术

（一）概 论

子宫输卵管造影（HSG）通过导管向宫腔和输卵管注入造影剂，X 射线下透视和摄片，根据造影剂在宫腔和输卵管及盆腔显影情况判断宫腔和输卵管有无先天性畸形或病理情况存在,了解输卵管是否通畅、有无梗阻及阻塞部位,并对输卵管的内部结构作出诊断。部分患者经 HSG 检查后,可促使不通畅的输卵管变得通畅。因此,HSG 对于部分不孕症患者尚有治疗作用。由于 HSG 不需要麻醉,操作过程快,并发症少,费用低廉,诊断比较明确、有部分治疗作用而被广泛应用于妇产科临床,是女性不孕症的常规检查方法。

(二)临床应用

1. 适应证

(1)了解输卵管的形态、是否通畅以及阻塞的部位。

(2)了解宫腔形态,明确有无子宫畸形、子宫畸形的类型、有无宫腔粘连和宫腔占位(黏膜下子宫肌瘤、子宫内膜息肉等)。

2. 禁忌证

(1)内外生殖器急性炎症或慢性炎症急性、亚急性发作期。

(2)月经期或有不规则阴道流血者。

(3)可疑妊娠者或妊娠期。

(4)严重的全身疾病不能耐受手术者。

(5)产后、流产后、刮宫术后 6 周以内者。

(6)对碘过敏者。

3. 术前准备

(1)造影术选择在月经干净 3～7 d 内进行,经期较长的患者以月经干净 3～5 d 内为宜。术前 3 d 禁性生活。

(2)妇科检查和阴道分泌物检查,排除内外生殖器炎症。

(3)做碘过敏试验。碘过敏试验的方法如下:

①术前 3 d 开始口服 10% 的碘化钾,10 mL/次,一日三次。

②皮肤划痕试验将碘液滴于上臂内侧后在皮肤上做"井"字划痕,观察划痕处皮肤有无红肿反应。

③睑结膜试验将碘液滴于一侧眼结膜上,观察睑结膜有无充血反应。

④静脉试验如果用泛影葡胺做造影剂进行检查,则必须用同一批次的泛影葡胺试验用药做静脉试验。

(4)术前半小时肌内注射阿托品 0.5 mg。

(5)术前排空膀胱,便秘者给予清洁灌肠。

4. 检查方法

(1)设备及器械:X 射线放射诊断仪、双腔导管、阴道窥器、宫颈钳、长弯钳、20 mL 注射器。

（2）造影剂：通常使用碘造影剂，分为油剂和水剂两种，分别为40％的碘化油和76％的泛影葡胺。

（3）操作步骤

①患者取膀胱截石位，常规消毒外阴、阴道，铺无菌巾，检查子宫的位置和大小。

②借助于窥阴器暴露宫颈，再次消毒阴道穹隆和宫颈，宫颈钳钳夹宫颈。

③将造影剂充满双腔管的宫腔管，排出管中的空气，以免管中的空气进入宫腔造成假阳性的充盈缺损。将双腔管沿宫颈管插入宫腔，向双腔管的气囊内注入 2 mL 造影剂或气体，向外牵拉双腔管以确保气囊完全堵塞宫颈内口。

④向双腔管的宫腔管内缓慢注入造影剂，以 1 min 注入 5～10 mL 造影剂为宜，在 X 射线透视下观察造影剂流经宫腔和输卵管的情况并予摄片。当见到输卵管伞端显影并有 1～2 滴造影剂流入盆腔时停止注入造影剂。如果造影剂为泛影葡胺，则在注入造影剂 10～20 min 后第二次摄片；若造影剂为碘化油，则在 24 h 后第二次摄盆腔平片，了解造影剂在盆腔的弥散情况。

5. 结果判断

（1）正常子宫、输卵管：宫腔呈倒三角形，双侧输卵管显影，形态柔软，第二次摄片显示造影剂在盆腔内均匀弥散。

（2）子宫内膜结核：宫腔失去倒三角的形态，内膜呈锯齿状。

（3）子宫畸形：表现为宫腔形态不对称、宫底部凹陷呈马鞍状、二侧宫腔融合不全或完全不融合等。

（4）输卵管异常：表现为输卵管阻塞、输卵管积水等。

（5）盆腔粘连：盆腔内造影剂弥散不均匀。

6. 注意事项

（1）避免气体进入宫腔，以免出现充盈缺损的假阳性征象。

（2）注意封闭宫颈，以免造影剂外溢。

（3）注意推注造影剂的剂量、速度、阻力。若注入的造影剂太多，则有较多的造影剂进入盆腔，造成造影剂弥散不均的假象。若注入的造影剂太少，则可能导致输卵管显影不全而误认为输卵管阻塞。一般以见到输卵管伞端显影并有 1～2 滴造影剂流入盆腔为宜。推注造影剂的速度不宜太快，以免导致输卵管痉挛、注入的造影剂太多。当遇到阻力（如输卵管阻塞或输卵管痉挛）时，如果推注造影剂的速度太快，还可能导致输卵管破裂、造影剂进入静脉发生油栓等。

（4）碘过敏试验：碘试验阳性的患者可选用有机碘造影剂。

（5）检查前半小时肌内注射阿托品 0.5 mg，以减少输卵管痉挛。

（6）术后禁性生活及盆浴半个月，防止继发感染。

（7）造影检查的时间应尽可能安排在月经来潮的 10～12 d 以内，因为月经中期以后子宫内膜增厚，输卵管开口处流出道变小，造影剂通过的阻力增大，有可能导致输卵管近端阻塞的假象。

（8）由于产后、流产后、刮宫术后 6 周以内子宫内膜或输卵管的缺陷很容易使造影剂进入静脉，发生油栓，故上述患者应避免子宫输卵管造影检查。

7. 并发症

（1）继发感染：关键在于预防。应严格掌握适应证，术中严格遵守无菌操作的原则，术后预防性口服抗生素，术后禁性生活和盆浴半个月。

（2）静脉油栓：透视下见到造影剂进入异常通道，同时患者出现咳嗽，应警惕发生油栓，需立即停止操作，取头低脚高位，严密观察。

（四）最新研究和进展

HSG 可显示输卵管的情况，检查后可以提高妊娠率，操作简单、迅速，费用低廉，诊断较明确，是评价输卵管通畅性的重要方法，尚不能被其他方法取代。历时近一个世纪，HSG 至今仍然被列为女性不孕症首选的常规检查方法。随着 B 超、宫腔镜、磁共振在妇科临床上的广泛应用，对子宫占位性病变、宫腔粘连、子宫畸形等疾病的诊断已不再推荐进行 HSG 的检查。

近年来，国外对子宫输卵管造影术的研究主要集中在造影器械、造影剂、操作技术和介入治疗等方面。

理想的子宫输卵管造影器械应该是无痛、无创伤、操作简便而且能密闭宫颈口，无造影剂漏出。一种改良的 Jarcho 型导管，其顶端为柔软的半圆形橡皮帽使宫颈口密闭，避免造影剂漏出，管径 9F，无金属结构和宫内气囊，宫颈狭窄的病例也能插入，使宫颈管、宫颈内口形态更为清晰。另有一种改良的 Foley 气囊导管和改良的真空吸杯导管均在不同程度上可以满足不同病例的检查需要。

理想的造影剂应该完全无害，刺激性小，能迅速被吸收，黏稠度适当，能清楚地勾画子宫输卵管轮廓。目前应用的造影剂主要有水溶性和油溶性两类。最近的资料表明对子宫输卵管造影剂的研究主要为水溶性造影剂的应用，认为水溶性造影剂腹痛的发生率低。有关非离子型造影剂在子宫输卵管造影中应用的报道也日渐增多。但是，体外试验证明碘油有减少腹膜巨噬细胞的吞噬作用；体内可降低生殖道内巨噬细胞的活性，抑制细胞因子的释放，防止精子被吞噬的作用。碘油还有刺激输卵管上皮纤毛、抑制黏膜上皮细菌的作用。用碘油造影后自然妊娠率较水溶性造影剂为高，如果患者无碘过敏则仍推荐使用碘化油作为子宫输卵管造影的造影剂。

二、选择性输卵管造影

（一）概述

子宫输卵管造影时由于流体力学的改变，压力经过宫腔传递至输卵管近端时已大大减弱，因而分离粘连的作用有限。经宫颈输卵管近端插管可将导管直接插至输卵管再注射造影剂，有效地克服肌肉痉挛的阻力，有效地冲洗和疏通输卵管。近端梗阻消除后，输卵管远端病变显示出来，为进一步治疗提供依据。近端的膜状粘连还可用导丝或球囊进行分离。这种方法被称为选择性输卵管造影术。

（二）临床应用

1. 适应证

HSG 检查结果提示输卵管近端阻塞的患者。

2. 禁忌证

HSG 检查提示输卵管伞端积水的患者不适宜行选择性输卵管造影术，其余同 HSG 的禁忌证。

3. 术前准备

（1）造影术选择在月经干净 3～7 d 内进行，经期较长的患者以月经干净 3～5 d 内为宜。术前 3 d 禁性生活。

（2）妇科检查和阴道分泌物检查，排除内外生殖器炎症。

（3）术前半小时肌内注射阿托品 0.5 mg。

（4）术前排空膀胱，便秘者给予清洁灌肠。

4. 检查方法

（1）设备及器械：X 射线放射诊断仪、输卵管插管导管、阴道窥器、宫颈钳、长弯钳、20 mL 注射器。

（2）造影剂：选用 76% 的泛影葡胺作为造影剂。

（3）操作步骤

①患者取膀胱截石位，常规消毒外阴、阴道，铺无菌巾，检查子宫的位置和大小。

②借助于窥阴器暴露宫颈，再次消毒阴道穹隆和宫颈，宫颈钳钳夹宫颈。

③在 X 射线透视下首先进行 HSG 检查，待宫腔显影后将用于输卵管插管的导管经宫颈插入宫腔并向输卵管开口方向插入，将导管中的导丝向输卵管内推进，并予摄片。

5. 结果判断

随着输卵管插管中导丝的进入，若输卵管逐渐显影，提示输卵管通畅；反之提示输卵管阻塞。

6.注意事项

同 HSG 检查。

（三）并发症

同 HSG 检查。

（四）最新研究和进展

选择性输卵管插管技术在 20 世纪 80—90 年代得到较大的改善和广泛的应用。插管除了可在 X 射线下进行外，还可在超声引导下插管、腹腔镜下插管、宫腔镜下插管或宫腔镜和腹腔镜联合进行插管通液。超声引导下的插管可避免放射线对患者和医生的影响，但与 X 射线荧屏比较，分辨率差，图像欠清晰；腹腔镜和（或）宫腔镜下插管观察亚甲蓝染液通过情况，结果直观、诊断可靠，但需要特殊的设备和技术；X 射线下插管造影，图像清晰，准确性高，唯患者和医生都必须暴露在放射线的环境中，有潜在危害。

总之，选择性输卵管造影检查经济、简便，有良好的治疗效果，已被世界各地学者接受。美国生育协会建议，不孕症患者在决定做常规体外受精、胚胎移植（IVF-ET）前应首先考虑接受选择性输卵管造影和再通术。

三、子宫输卵管超声造影

（一）概 述

子宫输卵管超声造影（HyCoSy）是在 B 型超声的基础上发展起来的，包括子宫造影和输卵管造影两个方面，这项技术是在不扩张宫颈的情况下，类似于 HSG 的方法，将一根柔细的双腔气囊导管插入宫腔内，气囊导管内注入生理盐水 2～3 mL 堵塞宫颈内口，在向宫腔内注入声学造影剂的同时进行超声检查。由于操作简单、并发症少、费用低廉、不需要住院，可以同时观察宫腔、输卵管和盆腔的情况，近年来引起广泛关注。

（二）临床应用

1. 适应证

（1）了解子宫肌壁间肌瘤与子宫腔的关系。

（2）怀疑有宫腔占位性病变的患者。

（3）了解输卵管的通常情况。

2. 禁忌证

（1）内外生殖器急性炎症或慢性炎症急性、亚急性发作期。

（2）月经期或有不规则阴道流血者。

（3）可疑妊娠者或妊娠期。

3. 术前准备

（1）子宫输卵管超声造影术以月经干净 3～7 d 内进行为宜。术前 3 d 禁性生活。

（2）妇科检查和阴道分泌物检查，排除内外生殖器炎症。

（3）术前排空膀胱，便秘者给予清洁灌肠。

4. 检查方法

（1）设备及器械：B 超诊断仪、双腔导管、阴道窥器、宫颈钳、长弯钳、50 mL 注射器。

（2）造影剂：通常选用生理盐水作为造影剂，也可以选用 1.5% 过氧化氢作为超声输卵管检查的造影剂。

（3）操作步骤

①患者取膀胱截石位，常规消毒外阴、阴道，铺无菌巾，检查子宫的位置和大小。

②借助于窥阴器暴露宫颈，再次消毒阴道穹隆和宫颈，宫颈钳钳夹宫颈。

③将双腔管沿宫颈管插入宫腔，向双腔管的气囊内注入 2 mL 生理盐水，向外牵拉双腔管以确保宫颈内口完全被堵塞。

④向双腔管的宫腔导管内缓慢注入生理盐水，使宫腔膨胀。在缓慢注入生理盐水的同时进行 B 超检查。生理盐水在超声显像时为无回声暗区，利用其作为阴性对比，可以清晰地显示宫腔形态、内膜状况、有无占位性病变以及病变与子宫肌层的关系，还可以根据病变的形态和不同回声作出特异性诊断。如果输卵管通畅，则有液体从宫腔经输卵管流入盆腔，在子宫周围可以见到无回声的液性暗区。如果使用过氧化氢作为造影剂，则可以在实时超声检查时见到两侧输卵管有向前流动的增强回声。

5. 结果判断

（1）子宫黏膜下肌瘤：宫腔低回声占位性病变。

（2）子宫肌壁肌瘤突向宫腔：子宫肌壁间低回声团块突向宫腔，宫腔形态不规则。

（3）子宫内膜息肉：宫腔内回声增强的占位性病变。

（4）子宫内膜增厚。

（5）输卵管通畅：生理盐水作为造影剂时可以见到子宫周围有无回声的液性暗区；过氧化氢作为造影剂时，见到两侧输卵管有向前流动的增强回声。

6. 注意事项

（1）宫颈内口应完全被堵塞，以免在向宫腔内推注造影剂时液体反流，影响检查结果。

（2）经阴道超声的显像效果较腹部超声好，建议使用经阴道超声技术行子宫输卵管超声造影检查。

（3）经阴道超声时使用无菌避孕套。

（4）术后禁性生活及盆浴半个月，防止继发感染。

(三) 并发症

子宫输卵管超声造影有继发感染的潜在风险，关键在于预防。应严格掌握适应证，术中严格遵守无菌操作的原则，术后预防性口服抗生素，术后禁性生活和盆浴半个月。

第三节 CT 和 MRI 在妇科的应用

一、女性生殖系统疾病的 CT 诊断

(一) 概述

盆腔 CT 检查中，常规于检查前空腹 6 h，并于检查前约 3 h 分次口服 1 000 mL 左右释成 1%～1.5% 的泛影葡胺等造影剂。这样可以使盆腔部小肠大部分充盈，部分患者，结肠和（或）直肠亦可充盈造影剂。造影剂的应用便于小肠、直肠、乙状结肠的辨认。女性生殖系统的检查，常规使用阴道塞，以便明确阴道穹隆和子宫颈情况。

子宫左侧一约 12 cm×10 cm 大小的类圆形软组织肿块，边界清楚，光整，其内见斑点状低密度区为变性坏死女性生殖系统检查，CT 扫描始于盆底，即耻骨联合下缘，上界一般至髂骨连线或扫至病灶结束。怀疑盆腔恶性肿瘤者，CT 扫描范围就扩大至整个腹部，从膈顶开始到盆腔，层厚一般取 5～10 mm。而多排 CT 检查可以取更薄的层厚如 1～3 mm，并可进行多平面重建（MPR）。

(二) 分类

1. 子宫肿瘤

（1）子宫肌瘤：子宫肌瘤为平滑肌和结缔组织所组成的子宫良性肿瘤，是女性生殖系统中最常见的肿瘤，好发生于 30～50 岁的女性，尤其见于不孕的妇女。

CT 扫描见子宫外形增大，部分呈分叶状向外突出的实质性肿块，平扫病灶密度与子宫体相似，病灶边界清楚、光整，部分病灶可见斑点状钙化。增强扫描病灶强化与正常宫体一致，部分较大的病灶可发生变性坏死，病灶内见密度减低区或低密度区呈裂隙状散在分布于肿块内。肿瘤周边有假包膜形成，假包膜与肌瘤之间有一定量的疏松结缔组织，该组织在 CT 上表现为一包绕肌瘤的低密度透亮圈或晕环征，增强扫描更清楚。

鉴别主要为子宫肌瘤与子宫体癌：平扫时两者的密度可能相似，增强扫描正常子宫肌层及肌瘤均匀强化，而子宫体癌强化程度不如子宫肌瘤且易发生坏死，肌瘤盆壁周围无淋巴结增大，而宫体癌易发生盆壁周围淋巴结转移。

（2）宫颈癌：宫颈癌占妇科恶性肿瘤的首位（35%～72%），好发于 40～60 岁。

病理组织学分为鳞癌和腺癌。鳞癌约占95%以上，常累及宫颈外面和阴道，倾向于形成外生性肿块，破坏宫颈和浸润阴道穹隆，肿瘤易破溃合并感染。腺癌起源于子宫颈管的上皮，倾向于破坏宫颈和宫旁组织。

CT扫描可显示子宫颈，CT上正常宫颈形态、位置因人而异，外缘光滑，与阴道周围脂肪组织分界清晰，直径不到30mm。宫颈癌浸润可使宫颈增大，形成软组织密度肿块，病灶边界不规则，界限不清，约半数病例肿块内有低密度区，提示肿瘤坏死。增强后软组织病灶可中等度以上强化，坏死区不强化。肿块可局限子宫颈或蔓延及子宫和宫旁。

肿瘤向外蔓延表现为向子宫外伸出的不规则、三角形或分叶状软组织影。由于消瘦而缺乏脂肪或肿瘤贴近脏器均可表现为脂肪层的消失，邻近脏器的受侵须特别谨慎，只有明确观察到直肠和膀胱壁受侵或盆壁软组织有不对称性增厚才能作出邻近脏器受侵的诊断。

CT诊断宫颈癌淋巴结转移的敏感度为70%～80%，假阴性30%，假阳性22%。因此，CT扫描未见淋巴结不能排除淋巴结转移。

宫颈癌放疗后复发常出现在治疗后两年内。约半数为局部复发，半数为远处转移。局部复发的基本症状为坐骨神经痛、下肢水肿和肾盂积水。

CT扫描发现复发肿瘤的灵敏度为90%。局部复发的肿瘤一般局限于盆腔内，表现为膀胱与直肠间软组织肿块，肿块可均匀实性或中心有坏死区。肿瘤常蔓延至盆壁，可见伸向闭孔内肌的条状软组织影或实性肿瘤累及肌肉。肿瘤复发亦可表现为淋巴结转移，直肠、膀胱受侵或肝和骨骼的转移。放疗后患者盆腔底部的纤维组织须与放疗后的肿瘤复发鉴别。放疗后的纤维化仅见子宫旁，而复发一般常有盆腔和腹膜后多处转移肿块。

（3）宫体癌：宫体癌发病率低，约90%的子宫体癌为子宫内膜腺癌，其余为鳞腺癌等，好发年龄为55～59岁。

子宫内膜腺癌组织脆软，较易出血，因而阴道出血比较早，其余症状有阴道分泌物增多、疼痛和下腹部肿块。早期诊断主要靠刮宫和细胞学检查。宫体癌一般发展缓慢，局限于子宫内膜的时间较长。扩散时可通过直接蔓延侵犯邻近器官或通过淋巴引流或血行转移到远处器官。

当子宫体癌局限于子宫而子宫体积并未增大，肿瘤组织与子宫肌层密度相似，CT平扫不易发现，如肿瘤侵及子宫壁的1/3以上，增强后正常子宫组织增强而肿瘤坏死不强化为低密度影。当宫体癌发生体积增大时，表现为子宫对称性或局限性分叶状增大，密度不均匀，含有低密度的肿瘤坏死区。肿瘤累及宫颈可见宫颈增大，肿瘤蔓延至附件时表现为伸出的分叶状或三角形肿块。肿瘤超出子宫向宫外扩展则闭塞正常的宫旁及阴道旁脂肪层，并可累及膀胱、直肠和盆壁肌肉。宫体癌堵塞宫颈内口可产生子宫积水、积血和积脓，CT显示子宫对称性增大，中央为水样密度，如含有气体，可考虑子宫积脓。

淋巴结转移主要见于髂内、髂外及闭孔淋巴结，CT扫描的作用在于确定肿瘤侵犯范围和肿瘤分期，以便于制订治疗方案。

2. 卵巢肿瘤

卵巢肿瘤较常见，在妇科疾病中所占的比例平均为9%。卵巢恶性肿瘤的发病率在女性生殖系统恶性肿瘤中，仅次于宫颈癌，接近子宫内膜癌，居第三位，但却是女性生殖系统恶性肿瘤死因的第一位。

（1）卵巢囊肿：CT上卵巢囊肿为外形光滑的囊性肿块，密度均匀，CT值接近于水。一般为单发，少数可多发，或双侧发生，大多数较小，少数可较大。

CT扫描不能鉴别浆液性囊肿、滤泡性囊肿或黄体囊肿，如囊肿内出血，则囊肿内密度增高。

（2）卵巢良性肿瘤：畸胎瘤约占卵巢肿瘤的10%～15%，主要见于育龄妇女，少见于青春期前或更年期。绝大多数囊性畸胎瘤为良性，极少数可发生恶变。CT扫描能显示骨组织或牙齿以及软组织和其中的脂肪组织影，其内的软组织成分强化时可增强。

同时，CT可显示肿瘤外形、大小以及肿块和周围的关系。畸胎瘤CT表现为密度不均匀的囊性肿块，囊壁厚薄不等，可有弧形钙化；改变体位扫描，部分病变其内容物可随重力而改变位置。如病灶仅表现为囊性而无脂肪或钙化成分时，则CT所见无特殊性。

恶性畸胎瘤常侵及邻近组织，表现为肿瘤组织与周围器官间的脂肪界面消失和肿块侵入膀胱、骨盆肌肉和肠管等。

（3）卵巢恶性肿瘤：常见的原发性卵巢恶性肿瘤为腺癌（乳头状或未分化癌）、浆液性或黏液性囊性腺癌和子宫内膜样腺癌。少见的有透明细胞癌、颗粒细胞癌、内胚窦瘤、恶性畸胎瘤、无性细胞瘤等。生殖细胞类肿瘤发病年龄较轻，腺癌类发病年龄较高。肿瘤生长可穿透盆腔形成腹膜转移，肿瘤细胞脱落随腹水流动而在腹腔内种植。

CT表现：

①病灶可以单发或双侧发生。

②病灶一般不规则分叶状，边界不清。

③病灶多数为囊实性混合性，囊壁或间隔厚薄不一，囊腔内壁高低不平，部分可见壁结节；实性部分呈斑片或菜花样肿块突向囊壁内外。

④少数病灶有钙化，呈砂粒样或不规则形。

⑤增强扫描病灶实性部分有强化表现，增强明显。

⑥病灶常侵犯周围脏器，同时腹腔扩散种植（76%），大网膜转移形成冰冻腹腔，腹腔转移形成假性黏液瘤。淋巴结和血行转移（10%及5%）。

⑦部分病例可见单侧或双侧胸腔积液。

⑧当尿路受侵，可见肾盂积水并导致部分肾功能受损。

二、女性盆腔肿瘤的 MRI 诊断

（一）概　述

MRI 具有高的软组织分辨率，除发现病变外，对盆腔恶性肿瘤可进行分期，诊断准确性优于 US 和 CT，能较好地判断肿瘤大小及其扩散范围。

一般检查前禁食 4 h，并饮水 700～1 000 mL，适当充盈膀胱。可于扫描前肌内注射盐酸山莨菪碱 10 mg，以减少肠蠕动的伪影。

MRI 检查常规采用 SE 序列，层厚 3～10 mm。首先取横断面 T_1WI、T_2WI，可再行矢状和（或）冠状位扫描。矢状位图像显示子宫、宫颈和阴道最好；横断面对卵巢、膀胱显示较好。脂肪抑制检查技术能更清楚地显示肿瘤盆腔转移的情况。

（二）分　类

1. 女性盆腔正常的 MRI 征象

（1）子宫：育龄妇女子宫长 6～9 cm，体部宽 4～6 cm，颈部 2.5～3 cm。在 T_2WI 矢状面上见子宫分三层，子宫内膜呈高信号区，外周为中等信号的肌层，中间为低信号的结合带，系子宫内膜基底层或血管结构。宫肌外层至结合带宽度为 14～21 mm。经期宫内膜宽达 4～6 mm，其宫肌和内膜信号强度增高。修复期内膜宽约 1～3 mm。绝经期后子宫萎缩，内膜变薄，结合带不一定存在。此外，口服避孕药后内膜萎缩，宫肌增厚，T_2WI 上信号强度增强。

宫颈在矢状位显示最佳，前、后唇及峡部易于观察。T_2WI 上，宫颈显示明显两个带，外带为宫颈实质部，为较宽的低信号区；内带为腺体和黏膜，呈高信号区。宫颈周围组织呈不同程度的高信号改变，而支持韧带均为低信号改变。

阴道在 T_2WI 轴位像上侧穹隆标志阴道的上 1/3，中 1/3 见于膀胱底部平面，下 1/3 在尿道平面。

（2）卵巢：卵巢以横断位像显示为佳。卵巢周围的血管结构表现为黑色弯曲的管腔，可作为观察卵巢的标记，约 87% 生殖期妇女能观察到双侧卵巢。在 T_1WI 上，双侧卵巢直径约为 1.2～1.8 cm 大小，呈较低信号区，与周围脂肪对比良好，但不易与子宫或周围小肠区别，T_2WI 为高信号，接近于脂肪。

2. 附件肿块

（1）输卵管积液和腹膜假性囊肿：输卵管积液除非扭转通常无症状，因其与卵巢关系密切，US 和 MRI 常与卵巢囊肿混淆。病变多为肠管状，常为单纯浆液性，呈长 T_1 低信号、长 T_2 高信号。

腹膜假性囊肿是由腹水积聚包裹在腹膜腔内形成，T_1WI 呈中等到稍高信号，一般与通常的液体不同。T_1WI 和 T_2WI 上因囊腔分隔不同可呈不同信号强度，囊肿不是彼此分开呈圆形，而是根据周围结构形态构成囊肿。患者常有手术史，伴有子宫内膜异位症者也不少见。

（2）附件炎性肿块：患者常有盆腔炎症病史，可双侧或单侧，常聚集于卵巢部位，病灶边界不清，呈软组织样块影，T_1WI 呈稍低信号，T_2WI 呈高信号。MRI 上常与卵巢癌无法鉴别。

第四节　卵巢囊腺瘤

一、病理与临床

卵巢囊腺瘤约占卵巢良性肿瘤的 45%，是卵巢最常见的肿瘤，好发年龄为 20～50 岁，常单侧发生，15% 为双侧性。按其囊内成分可分为浆液性囊腺瘤和黏液性囊腺瘤两种，分别占卵巢全部肿瘤的 23% 和 22%。浆液性囊腺瘤又可分为单纯性浆液性囊腺瘤及浆液性乳头状囊腺瘤两组。在病理上，肿瘤皆可为多房性或单房性，囊壁和内隔较光滑或有乳头状突起，其内含有清亮或黏稠的液体。黏液性囊腺瘤和浆液性囊腺瘤通常较大，尤其是前者，重量可达 45 kg 以上，充填整个腹腔。肿瘤可自行破裂致腹腔种植，保留分泌功能，产生大量黏液形成"腹腔假黏液瘤"。浆液性囊腺瘤可有钙化，呈沙粒状，30%～50% 的病例可发生恶变。

早期常无症状，肿瘤长大时可出现下腹不适、腹胀、月经紊乱，巨大肿瘤可压迫膈肌，出现呼吸困难、心悸、腹水。肿瘤发生蒂扭转或破裂时，可出现腹痛。

二、影像学表现

1. X 射线

腹部平片可仅显示盆部较大的软组织肿块影；胃肠造影显示盆腔肠管受压移位。

2. CT

显示附件区有圆形或椭圆形囊性肿块，边界光滑，单房或多房。浆液性囊腺瘤呈水样密度，囊壁薄，体积常较小，囊内显示多个细条状间隔，囊壁上见有乳头状突起。黏液性囊腺瘤囊内液体密度稍高，囊内也有多个细条状间隔，囊壁较厚，体积大，直径大于 10 cm，囊壁上很少有乳头状突起，而且多为单侧发生；增强扫描时，囊壁、乳头状突起和间隔有轻度均匀强化，囊腔无强化。

3. MRI

肿瘤表现为盆腔内单房或多房囊性肿块,大小不等,呈圆形或椭圆形,边缘光整,肿块内有多发间隔。浆液性囊腺瘤表现为呈液体样长 T_2 低信号和长 T_1 高信号,黏液性囊腺瘤由于含有较高的蛋白,导致肿瘤显示为 T_2WI 和 T_1WI 均呈高信号。后者多单侧发生,囊壁稍厚,CT 增强扫描显示左下腹多房囊性肿块,有腹水体积更大,囊壁上很少有乳头状突起。增强扫描时,囊壁、乳头及间隔有强化。

三、诊断与鉴别诊断

根据 CT 和 MRI 显示的盆腔内囊性肿块,呈液体密度(信号),单房或多房,边缘光滑,壁较薄,囊内见多发间隔等征象,卵巢囊腺瘤的诊断不难。

卵巢囊腺瘤应与以下疾病鉴别。

1. 卵巢巧克力囊肿

本病常为双侧发病的多囊或单囊状肿块。单囊时一般较大,囊内密度因新旧出血而显示高低不一;多囊时增强扫描可显示囊壁的厚薄不均,因卵巢与周围组织器官紧密粘连,其边缘显示模糊不清,形态固定。

2. 卵巢囊腺癌

囊壁和囊隔厚薄不均,增厚的囊壁或囊隔上乳头状突起多不规则,CT、MRI 增强扫描时囊壁、囊隔强化明显,乳头状突起强化不均匀。囊腺癌晚期还出现远处转移征象。

3. 浆液性囊腺瘤或黏液性囊腺瘤

前者多为单侧非分叶性,壁与间隔薄而规则,囊内有乳突状突起,密度近似水,CT 值为 0~15 Hu。黏液性囊腺瘤体积大,多房,囊壁较厚,无乳头状突起,密度高于水而低于软组织。

第五节 卵巢癌

一、病理与临床

卵巢癌是女性生殖系统常见的原发恶性肿瘤,发病率仅次于宫颈癌。肿瘤可起源于上皮、生殖细胞或基质细胞,主要为浆液性囊腺癌和黏液性囊腺癌,以浆液性囊腺癌最多见。病理上肿瘤为囊实性,切面见肿瘤内为大小不等的囊性区,内含陈旧性出血、浆液或黏液,囊壁上有明显的乳突状突起。黏液性囊腺癌较少见,肿瘤为多房状,囊内有乳突状增生。

卵巢癌的转移方式有种植播散、淋巴转移、血行转移和直接蔓延。以前者最为常见，血行转移最少见。

早期卵巢癌患者多无症状。临床就诊时已多为晚期，主要临床症状为盆腔肿块、下腹不适或疼痛、腹水（多为血性）、腹胀、阴道流血、低热、食欲缺乏、恶心呕吐、便秘、尿频、乏力、贫血及消瘦等。

二、影像学诊断

1. CT

CT是卵巢癌的首选检查方法，扫描范围上至膈顶，下至耻骨联合。卵巢癌表现为盆腔或下腹部肿块，大小不等，位于一侧或双侧附件区，呈结节状、菜花状、团块状或不规则形，根据肿块密度分为囊性、实性和混合性，后者多见。单房或多房，部分病例在肿块表面或囊内可见乳头状结影。肿块实性部分CT值为40～50 Hu，增强扫描实体部分有增强，囊腔不强化，囊壁厚且不规则。少数肿瘤可见钙化。30%的患者有腹水，腹水的CT值偏高。大网膜转移时显示为横结肠与前腹壁后方相当于大网膜部位的扁平似饼状的软组织肿块影，密度不均，边界不规则。腹腔播散的典型表现为腹腔内不规则的软组织结节或肿块，可见于腹腔的各个囊内有突入的结节影，膀胱受压部位。肿瘤侵犯输尿管时，可发生肾盂积水；累及子宫则可见子宫旁脂肪密度增高，子宫增大和形态不规则；此外，卵巢癌还可发生淋巴结、肝、骨等处的转移，而出现相应的征象。

2. MRI 与 CT 表现相似

一般表现为盆腔或下腹部不规则囊实性肿块。在T_2WI上，实性部分呈中等信号，囊性部分呈低信号；在T_1WI上，实性部分信号稍增高，囊性部分呈高信号，增强扫描实性部分强化明显。

第六节 卵巢畸胎瘤

一、病理与临床

卵巢畸胎瘤是卵巢常见的良性肿瘤，占全部卵巢肿瘤的10%～20%，且97%为良性囊性畸胎瘤。双侧发病者约占25%。肿瘤包含外胚层、中胚层及内胚层的组织结构，以外胚层组织为主。肿瘤大部分为囊性，小部分为实性，表面光滑，囊壁厚而坚韧，有结节状突起的囊壁突向囊腔内。囊内容物包括皮脂样物质、脂肪、毛发，以及浆液、牙齿或骨组织。少数肿瘤可发生扭转或破裂。约有1%的病例可恶变。

卵巢畸胎瘤可见于任何年龄，一般无临床症状，部分患者仅觉腹部不适或腹胀，少数患者肿瘤发生扭转时出现腹痛。肿瘤大者可触及包块。

二、影像学表现

1. X射线

约有半数卵巢畸胎瘤在X射线平片上能见到富有特征性的骨或牙齿结构，除需与盆腔其他钙化鉴别外，借此典型表现能作出诊断。

2. CT扫描

见盆腔内一侧或双侧附件区有圆形或椭圆形的囊性肿块影，边界清楚，混杂密度，内含脂肪、软组织成分和钙化，钙化代表牙齿和发育不全的骨骼。若囊壁局限性增厚，呈结节状突向腔内，称皮样栓。有时，肿块内可见脂肪－液体平面，偶可在界面处见漂浮物，代表毛发团。少数囊性畸胎瘤无明确脂肪成分和钙化，仅含蛋白样液体，缺乏特征性。

3. MRI表现

为卵巢区有边界清楚的混杂信号肿块，肿块内含有脂肪信号灶，在T_1WI上为高信号，T_2WI上为中至高信号，且在各种序列上均与皮下脂肪信号相同；脂肪抑制像上这种中、高信号灶的强度明显下降，且与皮下脂肪信号下降程度相似。此外，MRI检查同样可显示脂肪－液体平面、由囊壁向内突入的壁结节和由钙化形成的无信号区。MRI确定附件的钙化不如CT敏感，但确定囊性畸胎瘤较超声敏感。

第七节 子宫肌瘤

一、病理与临床

子宫肌瘤是女性生殖系统最常见的良性肿瘤，它是由平滑肌组织增生而形成的实性肿瘤。多发生于30～50岁育龄期妇女，尤多见于不孕的妇女。子宫肌瘤确切的病因尚不明了，其发生可能与女性激素，特别是雌激素有关，绝经后肌瘤可以萎缩。

子宫肌瘤一般为类圆形实质性结节，质硬，表面光滑。肿瘤组织坚实致密，由漩涡状排列的平滑肌细胞和数量不等的纤维结缔组织分隔所构成。周围的子宫肌纤维可受压形成假包膜。肿瘤的血液供应主要来自邻近的子宫肌组织，大的肌瘤由于血供相对不足时可以发生各种继发性变性，变性多自肿瘤中心开始。常见的变性有：透明样变性、液化囊变、脂肪变性、红色变性、黏液变性等，有时可有钙化。

二、影像学表现

1. CT 表现

表现为子宫呈分叶状增大，或见肿块突出宫腔或腹腔，境界清楚，宫旁脂肪层在；瘤内发生坏死时可见增大、增厚子宫肌层内囊样低密度影，长期存在的子宫肌瘤可发生钙化，增强扫描瘤体与肌层同样强化。

2. MRI 表现

（1）子宫增大：呈分叶状，肿块突出宫腔或腹腔，表面光滑，与周围组织分界清晰。

（2）不同病理类型其 MR 信号不同：普通型：T_2WI 为稍低于肌层均匀信号，T_2WI 为远低于肌层均匀信号，边界清。退变型：T_2WI 为等于肌层均匀信号或不均匀稍低信号，T_2WI 为不均匀高信号。细胞型：T_1WI 为等肌层均匀信号，T_2WI 为均匀高信号。

（3）黏膜下及壁间肌瘤：T_2WI 显示较清楚，因子宫肌层、内膜与之形成对比；浆膜下肌瘤及阔韧带肌瘤在 T_1WI 像上清晰可见。

3. B 超表现

子宫增大，凹凸不平，向膀胱推挤使膀胱变形，瘤体含肌细胞成分多、纤维成分少时，表现为低回声光团；反之则显示强回声光团。其边界清楚，内光点增粗、增强，变性肌瘤或多发性肌瘤融合，瘤体为混合型光团，部分为实性光团，部分为囊性暗区；黏膜下肌瘤可使内膜线移位或受压中断。

第八节 宫颈癌

一、病理与临床

子宫颈癌是最常见的妇科恶性肿瘤之一，发病年龄多见于 55～65 岁，发病原因至今未明了，宫颈癌发病率与性行为明显相关，初次性交过早、性生活紊乱、过早妊娠等是主要危险因素。有人认为该疾病与 HPV 病毒感染有关。

临床表现包括：阴道出血及阴道分泌物增多，白带可以为水样或黏液样，少数呈黄色脓液样，有一部分患者在早期没有症状，只是在筛查时才被发现。宫颈癌好发于子宫颈癌鳞状上皮与柱状上皮移行区，以鳞癌多见，其次为腺癌。大体形态主要有 3 种类型：内生浸润型、外生型和溃疡型。

二、影像学表现

1. CT 表现

（1）肿瘤局限于宫颈，宫颈增大、边缘光滑、轮廓对称或不对称，宫颈旁未见异常软组织密度，邻近脂肪间隙清楚，可伴宫腔积液。

（2）宫颈旁肿瘤浸润，宫颈外侧边缘不规则模糊，输尿管末端脂肪间隙不清等。

（3）盆壁、直肠、膀胱受侵。

（4）其他脏器、淋巴结转移。

2. MRI表现

（1）早期浸润癌平扫难以发现，动态增强扫描，早期癌灶强化，与早期无明显强化的黏膜及宫颈间质形成较好对比。

（2）Ⅰb期肿瘤局限子宫颈内，宫颈增大、内见软组织密度影，T_1WI为等信号，T_2WI肿瘤为高信号，但与周围组织分界不清。

（3）宫体侵犯时，子宫体部内膜腔增大，低信号的结合带被肿瘤组织侵犯。

（4）当宫旁组织受侵犯时，出现宫旁组织中边缘不规则高信号索条影。

（5）晚期MR见T_2WI呈高信号、与宫颈原发灶相连的肿物占据阴道、盆腔、膀胱、直肠等。

（6）盆腔主动脉旁淋巴结肿大。

3. B超表现

早期，子宫颈形态无明显改变。当子宫颈癌侵及子宫体，使子宫增大时，子宫呈倒置现象，子宫颈不规则增大，宫颈光点不均匀增强，出现光斑和光条，癌组织阻塞宫颈时，宫腔可积液；合并感染时，液性暗区可见光点，晚期回声稍减弱；侵犯膀胱及直肠时，膀胱后壁及直肠前壁出现不规则包块。

第九节　子宫内膜癌

一、病理与临床

子宫内膜癌是女性生殖系统常见的恶性肿瘤，发病率仅次于宫颈癌。在子宫内膜癌中，腺癌占绝大多数（80%～95%），而乳头状浆液癌、腺角化癌、腺鳞癌和透明细胞癌等均很少见。肿瘤最初位于子宫内膜，可发生溃疡和坏死，其后向外侵犯子宫肌，并可向下延伸侵犯宫颈。当肿瘤穿破浆膜后，能直接累及宫旁组织、膀胱和邻近肠管。淋巴转移是常见的转移途径，首先累及髂内、外及闭孔等淋巴结，其后至腹膜后淋巴结。然而，当肿瘤沿卵巢淋巴系转移时，可仅有腹膜后淋巴结转移，而不伴有盆腔淋巴结转移。血行转移和腹膜直接种植均较少见，其中，肺和上腹部腹膜是较常见的转移部位。

大体观察，根据其累及的范围，可分为局限型、弥漫型两种。

局限型：病变仅累及子宫内膜的一部分，常发生于子宫后壁或底部，呈息肉状、乳头状或菜花状，晚期常伴有肌层的浸润；弥漫型：癌瘤累及大部分或整个宫腔内膜，使之增厚不平，表面可有坏死、溃疡，当癌瘤浸润肌层时，子宫可以增大。

临床上子宫内膜癌依其侵犯范围分为4期。

Ⅰ期：肿瘤限于子宫体；Ⅱ期：肿瘤侵犯子宫颈；Ⅲ期：肿瘤侵犯至宫外，但范围限于真盆腔；Ⅳ期：肿瘤侵犯膀胱、肠管或发生远隔性转移。

临床要点：年龄多为55～65岁。阴道不规则出血，绝经后女性白带增多并有血性和脓性分泌物。晚期疼痛。临床检查见子宫增大、宫旁组织增厚，宫颈受累见硬结。

二、影像学表现

1. CT表现

（1）子宫腔扩大，内有软组织密度肿物，其密度低于正常强化的子宫肌。

（2）肿瘤侵犯肌层时强化的正常子宫肌有弥漫或局限性低密度影，肌层变薄。

（3）子宫下段或子宫颈、阴道堵塞时，子宫腔积液、积血、积脓，及坏死碎屑，使宫腔增大、壁变薄，厚度、密度不均匀，偶伴感染。

（4）附件受累，为与子宫相连的软组织密度块影，密度不均，形态不规则。

（5）盆腔或后腹膜淋巴结转移，盆壁直接蔓延受侵。

（6）腹膜播散，腹水，网膜改变。

2. MRI表现

（1）早期子宫内膜癌，因肿瘤信号与内膜、肌层信号接近，并不易发现；常见纤维内膜局灶性或广泛性增厚，增强扫描病灶强化相对低于肌层。

（2）肌层受侵，子宫增大，瘤体T_2WI呈等肌层信号、T_2WI呈高或稍低于子宫外带组织信号，结合带不规则、中断，增强扫描内膜下强化带不规则、中断。

（3）病变侵犯宫颈，T_2WI使宫颈内带增宽，信号不均，当宫颈内含较多血凝块时，T_2WI呈内膜样信号，易出现假阳性。

（4）晚期肿瘤侵犯宫旁和盆腔侧壁，子宫不规则增大，有不规则肿块侵及周围组织。

（5）盆腔内、髂内、髂外、闭孔等淋巴结及腹膜后淋巴结肿大。

3. B超表现

子宫增大，内膜增厚或见不规则光团回声，光团伴坏死时可见肿块不规则液性暗区；宫颈阻塞时宫腔内有不规则液性暗区，如合并感染时暗区内可见低淡光点。

第八章 乳腺疾病的影像学应用

第一节 乳腺 X 射线检查原理

临床传统使用的 X 射线装置，其阳极靶面为金属钨，原子序数为 74 所发射的标识 X 射线波长为 0.008～0.031 nm，属于"硬射线"，穿透力较强，对乳腺内各组织的透过能力相似，以致所照的影像缺乏层次，对比度差。研究发现，不同波长的 X 射线对同一组织的衰减系数有所不同，随着 X 射线波长的增加，衰减系数逐渐增大。1913 年，莫塞莱研究发现，当 X 射线管阳极材料的原子序数逐渐增加时，标识 X 射线波长逐渐变短。根据这一发现，研究者找到了原子序数为 42 的钼，其标识 X 射线波长为 0.06～0.07 nm，属于"软射线"，配合低电压为 28～30 kV，将乳腺组织压迫投照，能清楚显示乳腺的各级组织结构，对乳腺组织投照有着独特的优越性。所以多年来乳腺 X 射线机也常被称为"钼靶机"。

近年来，随着医疗设备的不断更新发展，数字化乳腺 X 射线机以其高清的图像效果及更加便捷的存储方法越来越多地应用到各级医院。平板探测器的高动态范围使得新型材料的应用成为可能。例如最新的数字乳腺 X 射线机可配备钨铼合金靶面的球管，在保持高质量图像的同时大大降低投照剂量，并提高致密型乳腺的成像能力。

一台设计先进、功能完善、性能稳定的乳腺 X 射线机是乳腺影像诊断工作必不可少的。本书中的所有乳腺 X 射线图像均采自作者所在医院使用的意大利乳腺 X 射线数字平板机，其专业性和高质量的成像效果为诊断治疗提供了重要保障。

第二节 乳腺 X 射线投照技术

要做到早期诊断，有经验的诊断医生固然重要，但更重要的是要有好的技术员照出优质的乳腺照片，如果不能清楚显示病灶，无论多高明的医生都会犯难。那么，怎样才算一张优质的乳腺照片呢？下面具体描述一下常规体位（头足位、内外斜位）及特殊体位（内外侧位、外内侧位及肿块切线位）的投照方法、影像标准及适应证。

一、头足位

为常规投照体位，用于判断病变内外侧位置。检查时一般为站立位，若患者无法站立，则取坐位。投照方法：患者正对压迫器，被检测肩膀下垂，手置于腹部以减少皮肤的皱褶，对侧手握住乳腺机的手柄，头转向对侧，嘱患者胸大肌放松，压迫效果适当，患者疼痛也会减轻，使摄影台角度与乳腺下缘平行，使乳房松弛，在压板压下过程用手把腺体从上向前铺平，可使腺体受压均匀，不产生皮肤皱褶，也使乳头成切线位，避免压紧后出现伪像。作者所在医院使用的吉特乳腺摄影机机臂可倾斜，患者可上身斜靠在机身上，胸大肌充分放松，配合双手摆位将乳房最大化平铺到投照视野，比常规投照方式多看到 2 cm 的乳后组织，防止漏诊。影像标准：乳腺后间隙显示清晰，乳腺内/外缘腺体尽量包括在内，乳头位于照片中心横轴线上，无皮肤皱褶，双侧乳腺照片对称放置，呈球形。

二、内外斜位

为常规投照体位，用于大体判定病灶的上下方位，并且方便观察腋下淋巴结情况。投照方法：患者侧面对压迫器，被检测上臂充分展开且抬高，大概与肩平行，以使腋窝部充分暴露，照片应包括乳房、胸大肌及腋窝前部；在压迫器到位之前，嘱患者挺腹，以使乳腺下半部暴露出来，在压紧之前把腹部皮肤拉开以免重叠造成伪像，并用手把腺体从后外向前拨平，这样尽量使外侧病灶包在片内，而且皮肤不会产生皱褶，再用手把内侧腺体从内下往外上铺平使皮肤不会产生皱褶，这样乳头也会成切线位，使乳头不会重叠在腺体中造成伪像。影像标准：胸大肌清楚可见，其下界位于乳头线，乳头无下垂，乳腺下角折叠部分散且能分辨，头侧腺体组织清晰显示，腺体后部的脂肪组织清晰显示，整个乳头轮廓清楚地位于乳腺组织之上，乳头线大致与胸大肌垂直，且看不到皮肤皱褶，左、右乳腺照片影像对称，呈菱形。

三、内外侧位及外内侧位

适用于常规体位肿块显示欠清、无法判定是否为伪像，及为触诊阴性的病灶术前定位，一般如病灶位于内侧就照内侧位，位于外侧则照外侧位。投照方法：检测上臂平举，大致与身体呈直角，照片应尽量包括全部乳房及腋窝前下部分，当病灶部位较偏时要优先照病灶，在压迫器到位之前，嘱患者收腹，以避免腹部阻挡压迫器压迫，在压紧之前把腹部皮肤拉开以免重叠造成伪像，并用手把腺体从后外向前拨平，这样尽量使外侧病灶包在片内，而且皮肤不会产生皱褶，再用手把内侧腺体从内下往外上铺平使皮肤不会产生皱褶，使乳头不会重叠在腺体中造成伪像。采用吉特乳腺摄影机摄片时，可面对患者双手摆位，有效地降低了工作强度。影像标准：胸大肌清楚可见，其下界位于乳头基线水平，乳头无下垂，乳腺下角折叠部分散且能分辨，头侧腺体组织清晰显示，腺体后部的脂肪组织清晰显示，整个乳头轮廓清楚地位于乳腺组织之上，乳头线大致与胸大肌垂直，且看不到皮肤皱褶，左、右乳腺照片影像对称，呈菱形。

四、肿块切线位

适用于肿块位于较边缘位置，常规体位无法将其包括在内。投照方法：应用一切方法和体位，将肿物尽量包括在片内。影像标准：肿块能清晰可见。本病例病变位于内上方，常规轴位未能包括病灶，肿块切线位虽未能全部包括病灶，但清楚显示肿块边缘毛糙，可见少许毛刺，密度不均，可以明确诊断为乳腺癌。

第三节　乳腺导管造影

导管造影是从乳头溢液孔注入造影剂后再行乳腺 X 射线摄片的检查技术。该检查不仅能清晰地显示病变导管的方位及瘤体大小、形态，而且可以了解周围腺体组织与病变导管的关系，初步判断病变的良恶性并确定手术范围。适应证：①血性、咖啡色及单孔的黄色、水样溢液。②多孔溢液中，其中有一个乳孔溢液颜色异常，且溢液量特别多。③平片上显示局部结构异常，且对应乳孔有溢液。

方法：常规患者乳头及周围皮肤消毒，排出针管内的气体，选择溢液的乳腺导管开口，挤出大部分潴留在导管内的液体后，用 4～4.5 号钝头针轻轻插入病变乳腺导管。提起乳头注入 30% 复方泛影葡胺 0.1～1 mL（量的多少根据具体情况，当注入造影剂感到有阻力时即停止），拔出针头，用棉签轻压乳头以免造影剂流出，立即行患乳轴位及侧位投照，注意压迫时压力不宜过大，以免造成导管中断的伪像。一般导管扩张表现为主导管及分支导管扩张，走行自然，无充盈缺损及中断，部分呈小囊状扩张；单纯的乳头状瘤则表现为单发或多发圆形、不规则形充盈缺损；合并非典型增生、癌变时不仅导管造影常表现为导管僵硬、虫蚀状或鼠尾状改变、断续显影及潭湖征，且常伴有平片的异常，如结节、钙化、结构紊乱等。

第四节　正常乳腺 X 射线表现

乳腺就像是人的脸，每个人都长得不尽相同，大到外观的大小、形态，小至乳内的腺体分布、各种组织间的比例，但总体的结构相同，在乳腺 X 射线片上大致可区分以下结构：乳头、乳晕、皮肤、皮下脂肪层、Cooper 韧带、腺体组织、乳后间隙、胸大肌及腋下淋巴结。腺体组织主要由乳腺导管、腺体及间质（包括纤维组织、脂肪、血管及淋巴管等）3部分组成，简单介绍如下。

1. 腺体组织

腺体组织为乳腺内部片状的致密阴影，大致呈圆锥形，其腺体多少及与脂肪间比例，随年龄大小及先天遗传都密切相关。一般年轻女性脂肪组织少，腺体组织多，X射线表现腺体较致密；哺乳期妇女腺体明显增多，分泌增加，X射线表现为团片状致密影，发现病灶较困难；之后随着年龄的增加，腺体逐渐减少，脂肪逐渐充填，到老年期，大部分腺体退化，残留少量腺体组织及乳腺小梁（残留的结缔组织与乳腺导管）。

2. 乳　头

乳头位于锥形乳房的顶端和乳晕的中央。在X射线片上可呈勃起状态、扁平型或内陷，它的大小随年龄、乳房的发育及经产情况而异。一般呈双侧对称。

3. 乳　晕

乳晕呈盘状，位于乳头四周，厚度为1～5 mm，大小随人而异。

4. 皮　肤

皮肤覆盖在整个乳房表面，厚度大致一样，平均约1 mm，因人可稍厚或稍薄，只要双侧对称即是正常。一般双侧乳晕部及乳房下返褶处皮肤最厚。如有局限性的变薄或增厚，则应注意是否有手术史或病理性改变。

5. 皮下脂肪层

表现为皮肤与腺体之间透亮带，青年女性较薄，老年女性较厚。其中可以见到少许纤细而密度较淡的线状影，如果线状影变粗，对应皮肤增厚，则要考虑淋巴管炎的可能。

6. Cooper韧带

Cooper韧带为固定腺体的主要组织，前端连接于浅筋膜浅层，后端连接在浅筋膜深层及胸大肌深筋膜，X射线上表现为腺体表面指向皮肤的线状影，若该韧带增粗呈牛角状，则要注意病理性改变。

7. 乳后脂肪间隙

表现为轴位、斜位片上乳腺组织与胸壁之间的透亮带。

8. 血管表现

血管表现为乳腺上部皮下脂肪层及乳内的线条状影，多数为乳腺静脉的影像，较大动脉可在X射线片中显示，小动脉因搏动后显影不清，在X射线片上一般不显示，老年妇女可因动脉硬化而显影。一般左侧血管较右侧粗，若右侧血管粗于左侧，则要注意排除乳内有无病变。

9. 淋巴结

淋巴结分为乳内和腋下淋巴结，乳内淋巴结仅占5%，正常淋巴结形态为圆形或卵圆形，蚕豆样，内侧中心为"门"，呈脐状，淋巴结中心有时为透光的脂肪密度，一般淋巴结的长轴＜2 cm，形态、结构正常为良性，若淋巴结密度增加、呈圆形、边缘毛糙，周围淋巴管增粗，则要考虑淋巴结转移。

第五节　乳腺钼靶 X 射线检查

　　乳腺常规钼靶 X 射线摄片应包括双侧乳腺以利于对比，通常以侧斜位和轴位（或称头尾位、上下位）为主，辅以局部压迫点片及全乳或局部压迫点片放大摄影等。压迫点片和局部放大摄影点片作为一个附加的投照位置，有时具有很大的诊断价值，一般在下列情况下须投照此位。一是当局部触及肿物，而 X 射线照片上显示局部致密，未见明显肿物影，此时宜局部加压点片，期望能暴露出被遮盖的肿物影；二是当钼靶片怀疑有微小钙化而不能完全肯定时，应做局部加压点片放大摄影，加以证实或除外钙化；三是行乳导管造影时，疑有小分支导管病变，亦宜做全乳或局部放大摄影，证实或除外导管病变。总之，乳腺投照的原则是使可触到的病变尽可能完全地包括在胶片内且使病变尽可能贴近胶片。

一、异常 X 射线表现

（一）X 射线平片

1. 肿　块

（1）良性病变：可见透明晕圈。肿块一般为圆形或类圆形，边缘光滑清晰，密度较均匀。

（2）恶性肿瘤：肿块边缘模糊，界限不清，有长或短毛刺，肿块密度较高，触诊时肿块的大小常大于 X 射线片所见。这是因为肿瘤周围的水肿与肿瘤组织在触诊时无法分清，而在 X 射线片上肿瘤密度高于水肿带，片中肿块的大小代表肿瘤的实际大小。

2. 钙　化

（1）良性钙化：良性病变的钙化多比较分散，密度也较一致，边界清楚，形态规则如下：边缘光整、中心透亮的铸型钙化多见于浆细胞性乳腺炎；簇状分布的新月形或珍珠状钙化常提示纤维囊性变或退变；环形钙化常为脂肪坏死所致。

（2）恶性钙化：恶性肿瘤的钙化边缘模糊，多呈泥沙样、细粒状，密集成簇，每平方厘米内常多于 15 枚，而且常浓淡不均、粗细不等。形态不规则、边缘模糊的铸型钙化多为高分化的原位导管癌。恶性肿瘤的钙化一般位于肿块内，也可位于肿块外。成簇的细粒样钙化伴少量铸型钙化也多为恶性肿瘤所致。

3. 星状影

星状影一般很小，边缘毛刺外伸，形同星芒四射。根据星状影中央是否有肿块而把星状影分为白星和黑星。中央有肿块影的为白星，常见于浸润性导管癌，也可出术后瘢痕、脓肿、血肿或纤维腺瘤透明变性所致。黑星较少见，其中央无肿块影，可见于脂肪坏死、炎症或放疗后改变，也可见于硬化性导管增生。

4. 乳腺结构紊乱

表现为乳腺内正常结构的断裂，但无明显肿块。常见于术后瘢痕、乳腺癌。若发现结构紊乱并能除外术后改变，应建议穿刺活检，以除外乳腺癌。

5. 皮下脂肪密度异常

局部皮下脂肪中出现网状略高密度影，常由癌肿淋巴管浸润所致。而炎症时常可见局部皮下脂肪内出现边界不清的片状稍高密度影。

6. 血运增加

血运增加多见于恶性肿瘤。表现为静脉影增多、增粗、迂曲。异常侧静脉横径与对侧比大于 1.4，即提示静脉有增粗。

7. 皮肤局限性增厚

皮肤局限性增厚可见于恶性肿瘤浸润及手术、炎症或外伤后瘢痕形成。

8. 乳头凹陷

常由发生于乳头后方的乳腺癌所致，有时也可见于乳头发育不良或浆细胞性乳腺炎。

9. 淋巴结改变

病理性淋巴结可为炎症所致，也可为癌瘤的转移所致。病理性淋巴结一般呈圆形，密度增高，均匀，淋巴结中央所含脂肪性低密度区，即淋巴结门消失。

10. 其他 X 射线征象

（1）漏斗征：由于乳晕部位软组织增厚、密度增高，而呈漏斗状，为乳腺癌所致。

（2）帐篷征：浅筋膜浅层或深层乳腺实质轮廓出现局限性凹陷，似帐篷，为乳腺癌所致。

（3）彗星尾征：肿块一侧沿导管指向乳头方向的带状致密影。彗星尾征：乳腺肿块一侧的带状致用影像彗星一样指向乳头方向，是乳腺癌的征象之一。

（4）晕圈征：肿块周围一圈薄的透亮带，有时仅显示一部分。常见于良性病变，如囊肿性病变或纤维瘤；但有时也可见于恶性肿瘤。

二、观察、分析和诊断

在观察乳腺 X 射线片时，应注意以下原则。

（1）阅片时应将双侧乳腺的相同体位照片对称排列，对比观察，从上至下、由后向前按顺序全面仔细观察。并结合各个体位的图像,确定病变的部位和特征。

(2) 观察乳腺肿块时,应注意邻近皮肤是否有增厚、血运增加、皮下脂肪密度增高等异常征象,出现上述征象时应考虑为恶性病变。"漏斗征""帐篷征""彗星尾征"多见于乳腺癌,而"晕圈征"则常见于良性病变。在观察过程中还应注意同侧和对侧乳腺是否有其他病变。

(3) 要注意发现伴有或不伴有肿块的微小钙化。泥沙样钙化常见于乳腺癌。

(4) 乳腺导管造影中出现导管内充盈缺损、移位、导管扩张等征象时,应考虑导管内的占位性病变;若同时伴有导管截断、导管僵直等征象应高度怀疑恶性病变。进行乳腺疾病的诊断时,除应按上述方法观察乳腺照片外,同时还要结合临床,询问病史,检查患者,如有可能需与以前的照片对比。

三、临床应用

乳腺 X 射线检查主要用于乳腺疾病的普查和乳腺癌的早期发现和早期诊断。乳头异常溢液时应进行乳腺导管造影。例如对非妊娠期和非哺乳期的两侧乳头溢液且已排除垂体肿瘤者以及单侧乳头溢液者行导管造影,以明确乳腺导管及周围组织的病变。对 X 射线片乳腺有可疑肿块的患者、某些乳头凹陷和原因不明的乳房皮肤水肿者,必要时也需进行乳腺导管造影。

第九章　骨科疾病的影像学应用

第一节　影像诊断基础

一、检查技术及其价值

(一) X射线

1. 检查技术

常规 X 射线检查包括普通 X 射线摄片、CR、DR 摄影等，为当前骨与关节疾病的常规影像检查方法，所摄 X 射线片统称为 X 射线平片。骨关节系统 X 射线射摄片的基本原则包括以下几条。

(1) 任何部位都要摄正侧位片，必要时还要加拍斜位、切线位和轴位等。

(2) 摄片时应包括周围软组织。

(3) 四肢长骨摄片应包括邻近的一个关节。

(4) 脊柱摄片应包括相邻部位，如摄腰椎平片应包括下部胸椎或骶椎，以便计数。

(5) 两侧对称的骨关节，X 射线检查一侧有可疑病变时，应在同一条件下加拍对侧，以便对照。

2. 应用价值

骨组织含有大量的钙盐，密度高，与周围软组织形成良好对比，骨本身的皮质骨、骨松质和骨髓腔之间也有足够的对比度，因而 X 射线平片可使骨关节清晰显影。X 射线检查不仅可用来发现病变，明确病变的范围和程度，而且对很多病变能作出定性诊断，加之常规 X 射线设备和检查费用都较低，检查过程简便易行。使得 X 射线检查仍然为骨关节疾病的首选检查方法。但由于各种软组织结构之间缺乏良好的天然对比，在常规 X 射线下无法分辨，因此，常规 X 射线检查在软组织病变的诊断中受到较大的限制。

(二) CT

1. 检查技术

(1) CT 平扫检查：一般常规行横断面扫描，现代多层螺旋 CT 可在横轴位螺旋扫描的基础上进行任意方位的图像重建，不需特殊体位及额外扫描即可获得冠状位、矢状位或任意方位图像。检查时须根据病变的范围和性质确定扫描层厚和螺距，大范围扫描多采用层厚 5～8 cm，1.2～1.55 cm。同一层面图像须采用骨窗和软组织窗进行观察。检查时尽量将病变部分与其对侧部分同时扫描，以便双侧对照观察。

（2）CT 增强检查：经静脉注射碘类对比剂，对比剂量一般用 80～100 mL，注射速度用 2～3 mL/s，扫描延迟时间通常为 50～60 s，此时软组织内对比剂浓度达峰值期。

（3）三维成像：螺旋 CT 容积采集后，须进行图像后处理，常用的图像重建技术包括以下几种。

①多平面重建技术（MPR）属二维重建技术，主要用于解剖关系复杂的区域，用于显示病变与周围组织器官的空间关系。

②表面遮盖法重建（SSD）：按表面数学模式进行计算处理，将超过预设 CT 阈值的相邻像素连接而重组成图像，图像表面有明暗之区别。

③容积再现（VR）是对穿过容积数据投射线上的全部体素进行综合显示，将深度、表面遮盖和旋转相结合，使图像有真实的立体感。

2. 应用价值

常规 X 射线诊断有困难时，可进一步行 CT 检查。CT 是断面成像，避免了各种解剖结构的重叠，而且随着螺旋 CT 容积采集技术和图像后处理软件的开发，三维成像已逐步广泛应用于临床。对解剖结构比较复杂的部位（如脊柱、骨盆），应首选 CT 检查。

（三）MRI

1. 检查技术

（1）MRI 平扫检查：根据扫描部位选用合适的线圈和扫描方位，基本扫描序列包括 SET$_1$WI、FSET$_2$WI 和预饱和法脂肪抑制 FSET$_2$WI 或质子密度加权序列。

（2）MRI 增强检查：经静脉注射 GD-DTPA 15 mL，扫描序列包括冠状位、矢状位和横轴位脂肪抑制 SET$_1$WI。

2. 应用价值

MRI 能很好地分辨各种不同的软组织，对显示软组织病变较 CT 敏感，能显示 X 射线平片和 CT 不能显示或显示不佳的一些病理变化，如软组织水肿、肌腱和韧带的损伤等。骨髓病变的早期发现也依赖于 MRI 检查。对比增强 MRI 检查、MRI 血管造影和灌注成像等可以提供组织血供和血管等方面的信息，帮助确定病变的范围和性质。

（四）超 声

由于使用了高性能超声仪，明显提高了超声对皮肤、皮下组织、肌肉、肌腱等软组织及骨骼、关节等组织结构和血流的显像力。使得超声检查在骨骼肌肉系统的应用范围不断扩大，并显示出许多独到之处。目前，超声已成为影像医学中常规 X 射线检查、CT 和 MRI 扫描的极好补充。

二、正常影像解剖

(一) X射线

1. 成人管状骨X射线解剖

成人管状骨可分为骨干和骨端。

(1) 骨干。

①骨膜：正常骨膜和骨周围的软组织密度相同，在X射线平片上不能单独显影。

②骨皮质：骨皮质为密质骨，密度均匀致密，在骨干中段最厚，向两端逐渐变薄。骨皮质内缘与骨松质连续，外缘光整，在肌腱、韧带附着处可出现隆起或凹凸不平。骨的滋养动脉穿过骨皮质时形成一条纤细的隧道，在X射线平片上可因投照位置不同而显示为圆形、卵圆形或细条状低密度影，勿将后者误为骨折线。

③骨松质：其影像由骨小梁和其间的骨髓所构成，在X射线平片上显示为网格样骨纹理，密度低于骨皮质。骨小梁的排列、粗细和数量因人和部位而异，其排列方向与负重、肌肉张力及特殊功能有关。在股骨近端和跟骨的X射线平片上可清楚见到不同方向的骨小梁。

④骨髓腔：常因骨皮质和骨小梁的遮盖而显示不清，骨髓腔的骨干段可显示为边界不清、较为透亮的带状区。

(2) 骨端：横径大于骨干，骨皮质一般较菲薄且多光滑锐利，骨小梁较清楚。

2. 关 节

滑膜关节在X射线平片上可见关节间隙、骨性关节面、关节囊、韧带和关节内外脂肪层。

(1) 关节间隙：为两个骨端的骨性关节面之间的透亮间隙，是由关节软骨、关节盘和关节腔等结构所形成的投影。

(2) 骨性关节面：X射线平片所见的关节面实际上是关节软骨深层的菲薄钙化带和其下的薄层致密骨质所构成，称为骨性关节面。X射线平片上表现为边缘锐利光滑的线样致密影，通常长骨凹侧骨性关节面较凸侧厚。

(3) 关节囊：由于其密度与周围软组织相同，常规X射线平片上不能显示，有时在关节囊外脂肪层的衬托下可见其边缘。

(4) 韧带：某些大关节，如膝、髋和踝关节周围的韧带，可在脂肪组织的对比下被显示，如髌韧带，呈软组织密度结构。

(5) 关节内、外脂肪层：关节内脂肪在关节囊的内、外层之间，见于大关节，如肘关节囊前后两个脂肪块及膝关节的髌下脂肪垫。关节外脂肪层位于关节囊和周围肌肉之间，层次清楚，可衬托出关节囊的轮廓。

3. 儿童骨关节 X 射线解剖

儿童骨骼处于发育阶段，在 X 射线解剖上与成人骨骼有所不同。

（1）骨骺：位于长骨骨端或骨的突出部位，如股骨大粗隆和肱骨大结节，除股骨远端骨骺在出生时已有骨化中心形成外，其他部位骨骺随年龄增长逐渐骨化，称为继发骨化中心。初期表现为一个或多个小点状骨化影，以后逐渐增大形成骨松质，其边缘由不规则渐变为光整，最后与骨干愈合。

（2）干骺端：骨干两端增宽部称为干骺端，是骨骼生长最活跃的部位。干骺端的骺侧为一不规则的致密线，即先期钙化带，由骺板软骨内钙化的软骨基质和初级骨小梁所组成。

（3）骨骺板和骨骺线：是干骺端和继发骨化中心之间软骨的投影。儿童期显示为一较宽的透亮带，称为骨骺板。随年龄增长，骨骺板逐渐变窄，以致表现为一透亮线，称为骨骺线。

（4）关节间隙：儿童骺软骨未完全骨化，其"关节软骨"较厚，使得关节间隙较成人宽。

4. 躯干骨 X 射线解剖

（1）脊柱：在正位 X 射线平片上，椎体呈长方形，从上向下依次增大，主要由骨松质构成，纵行骨小梁比横行骨小梁明显，周围环绕一层骨皮质，密度均匀，轮廓光滑。椎体两侧有横突影，其内侧可见椭圆形环状致密影，为椎弓根的横断面投影，称为椎弓环。椎弓根的上下方为上、下关节突的影像。椎板为椎弓根向后内方的延续，并于中线联合成棘突，呈尖向上的类三角形线状密影，投影于椎体中央偏下方。椎体上下缘的致密线状影称为终板，上下方终板彼此平行，其间的透亮间隙为椎间隙，是椎间盘的投影。

在侧位 X 射线平片上，椎体也呈长方形，其上下缘与后缘成直角。椎弓居于后方。椎管在椎体的后方为纵行半透明区。椎板位于椎弓根和棘突之间，棘突指向后方或后下方。上、下关节突分别起于椎弓根与椎板连接之上、下方，下关节突在下一脊椎上关节突的后方，以防椎体向前滑脱，保持脊柱的稳定。同一脊椎的上、下关节突之间为椎弓峡部。脊椎小关节间隙为匀称的半透明影，颈、胸椎小关节以侧位显示清楚，腰椎者以正位显示清楚。椎间孔居相邻的椎弓根、椎体、关节突和椎间盘之间。颈椎间孔在斜位上显示清楚，胸、腰椎椎间孔在侧位片上显示清楚。侧位片上可以更好地观察椎间隙，胸椎间隙较窄，自下胸椎起，椎间隙有向下逐渐增宽的趋势，以腰 4/5 间隙最宽，而腰 5/骶 1 间隙又变窄。在侧位片上椎间隙前后部并不等宽，随脊柱生理弯曲有一定的变化。老年人的椎间隙较年轻人略窄。

（2）胸骨：胸骨由胸骨柄、胸骨体和剑突 3 部分组成。胸骨柄上方两侧各有一关节面与锁骨形成胸锁关节。柄和体部两侧有多个肋切迹，分别与两侧第 1～7 肋软骨相连接。正位片上除胸骨柄外，其他因前后结构重叠显示不清，故常用斜位或侧位观察。在侧位片上，胸骨居胸廓前界，呈细长条形骨密度影。胸骨的三部分界限明显，整个胸骨略呈向前的弧形。

（3）肋骨：肋骨包括头、颈、结节、体和肋软骨 5 个部分。骨性部分表现为后高前低的弓形致密骨结构影，软骨部分不显影，肋骨与肋软骨连接处，通常略增宽。于 25～30 岁起，第 1 肋软骨开始钙化，以后从第 12 肋软骨起，向上顺序地依次发生钙化，最后钙化者为第 12 肋软骨。肋软骨钙化形态在男性多呈条状，沿肋骨纵轴上下缘分布，从软骨周围部开始钙化；而在女性，钙化灶多呈中央性分布。

5. 软组织正常 X 射线解剖

骨骼肌肉系统的软组织，包括肌肉、肌腱、韧带、关节囊、血管和神经等。由于各种软组织的密度差别不大，缺乏明确的天然对比，除特定部位外，大部分软组织结构在 X 射线平片上显示受限。

（二）CT

1. 躯干和四肢骨骼

躯干、四肢骨骼的 CT 检查一般做横断面扫描。在以骨窗显示的 CT 图像上，可以很好地观察骨皮质和骨小梁，前者表现为致密的线状或带状影，而后者表现为细密的网状影。骨干内的骨髓腔因骨髓内的脂肪成分而表现为低密度。在软组织窗上，中等密度的肌肉、肌腱和骺软骨在低密度脂肪组织的衬托下也能清晰地显示。

脊椎 CT 横断面像上，在经过椎体中部的层面上可见由椎体、椎弓根和椎弓板构成的椎管骨环，环的两侧有椎弓根和横突；后方可见椎板和棘突；前方为椎体，呈后缘向前凹的圆形结构。在经过椎体上部和下部的层面上，椎体断面呈后缘前凹的肾形结构，其后外侧方可见椎间孔和上下关节突。黄韧带为软组织密度，附着在椎弓板和关节突的内侧，厚 2～4 mm。硬膜囊居椎管中央，呈软组织密度，其与椎管壁间有数量不等的脂肪组织。在椎间盘层面上，可见椎间盘影，其密度低于椎体，CT 值为 50～110 HU。

2. 关　节

CT 能很好地显示关节骨端和骨性关节面，后者表现为线样高密度影。关节软骨常不能显示。在适当的窗宽和窗位时，可见关节囊、周围肌肉和囊内外韧带的断面，这些结构均呈中等密度影。正常关节腔内的少量液体在 CT 上难以辨认。关节间隙为关节骨端间的低密度影，以冠状位或矢状位重建图像显示清楚。

3. 软组织

CT 不仅能显示软组织结构的断面解剖，而且可分辨密度差别较小的脂肪、肌肉和血管等组织和器官。在 CT 图像上，躯干和四肢的最外层是线样中等密度的皮肤，其深部为厚薄不一、低密度的皮下脂肪层，其内侧和骨的四周是中等密度的肌肉。由于肌肉之间有脂肪性低密度的间隔存在，可分辨各肌肉的解剖位置和相互关系。血管和神经多走行于肌间，在周围脂肪组织的衬托下呈中等密度的小类圆形或索条影，增强扫描血管呈高密度影，显示更清楚且易于与并行的神经区别。关节囊可因囊壁内外层间或囊外的脂肪而辨认其轮廓。关节附近的肌腱和韧带亦可因周围的脂肪衬托而得以显示，上述结构也均呈中等密度影。

（三）MRI

1. 躯干和四肢骨骼

骨组织中因缺乏能发生磁共振的氢质子，在MRI图像上骨皮质及骨小梁均表现为极低信号影，但在骨髓组织和骨外软组织的衬托下仍可清楚显示其形态和结构。

在脊柱矢状面和冠状面图像上，可显示脊柱的连续解剖结构。矢状面上椎体后缘中部有短的条状凹陷，为椎基静脉所致。MRI图像上，椎间盘在T_1WI上呈低信号，髓核和纤维环不易清晰分辨；在T_2WI上髓核呈高信号而纤维环呈低信号。位于椎体前、后缘的前、后纵韧带在各种序列上均呈低信号，与低信号的椎体骨皮质和椎间盘的最外纤维层不能区分。MRI还能显示椎管内软组织，包括硬膜外脂肪、硬膜囊、脑脊液和脊髓等结构。

骨髓的MRI表现取决于其所含脂肪和水的相对比例。在T_1WI上，新生儿红骨髓的信号强度等于或低于肌肉，儿童和成人的红骨髓信号高于肌肉但低于脂肪；在T_2WI上红骨髓的信号强度较高，类似于皮下脂肪信号。黄骨髓的信号与皮下脂肪类似。

2. 关　节

MRI能较好地显示关节的各种结构。关节软骨位于关节骨端的最外层，为一厚1～6mm的弧形中等或较高信号影，信号较均匀，表面光滑。关节软骨下的骨性关节面为一薄层清晰锐利的低信号影。骨性关节面下的骨髓在T_1WI和T_2WI均为高信号。关节囊的纤维层表现为光滑连续的低信号。关节囊内外韧带和关节盘在各种加权图像上均为低信号。关节腔内的少量滑液在T_1WI呈薄层低信号影，在T_2WI表现为高信号影。

3. 软组织

骨骼肌在T_1WI呈中低信号，在T_2WI上呈略低信号；脂肪在T_1WI和T_2WI上均为高信号。纤维组织间隔和肌腱、韧带等在各种序列上均为低信号。血管因其内血液的流空现象，在T_1WI和T_2WI上均呈低或无信号的圆形或条状结构，常位于间隙内。粗大的神经呈中等信号。

（四）超　声

1. 骨　骼

由于骨皮质密度高，与邻近组织声阻抗差别大，所以超声波难以穿透成人骨骼，超声图仅仅可见骨皮质形成的强回声带,平直而光滑,其后方为声影,骨髓内结构不能显示。儿童的管状骨皮质为强回声带,连续光整,骨髓腔呈均匀低回声,远处骨皮质显示薄条状回声带。骨骺端膨大,表面的关节软骨为低回声。

2. 关　节

关节软骨呈低回声,关节囊呈强回声,关节腔呈窄的无回声带。此外,关节的韧带一般为带状均匀回声,周围的肌群亦为低回声。

3. 软组织

(1) 皮肤及皮下组织:最表层的皮肤为线状强回声,厚度 1.1 ~ 4.3 mm。其后的皮下脂肪显示为回声略低于皮肤的强回声带,厚度因脂肪层厚薄而异。

(2) 肌肉组织:骨骼肌由很多肌束组成,肌纤维为中、低回声。纵切面上,包被肌束的筋膜为较强的线状或条状强回声,相互平行,呈羽状或梭形;横切面上,肌束间的筋膜形成网络状、带状或点状强回声。

(3) 肌腱:由纵行的胶原纤维和致密结缔组织构成,纵切面上,中间是细纤维状中等回声,两边为强回声线包绕;横断面为圆形、椭圆形或半月形均匀强回声,有清楚的边界。

三、基本病变的影像学表现

(一) 骨质疏松

骨质疏松是指单位体积内正常钙化的骨组织含量减少,即骨的有机和无机成分都减少,但骨内有机和无机成分比例仍正常。组织学上骨皮质变薄、哈弗管和伏克曼管扩大及骨小梁减少、变细。

骨质疏松分全身性和局限性两类。全身性骨质疏松的主要原因有:①先天性疾病,如成骨不全。②内分泌紊乱,如甲状旁腺功能亢进。③医源性,如长期使用激素治疗者。④老年及绝经后骨质疏松。⑤营养性或代谢障碍性疾病,如维生素 C 缺乏病(坏血病)。⑥酒精中毒。⑦原因不明,如青年特发性骨质疏松等。局限性骨质疏松多见于肢体失用、炎症、肿瘤及外伤等。

骨质疏松的 X 射线平片和 CT 表现主要是骨密度减低。在长骨可见骨小梁变细、数量减少、间隙增宽、骨皮质变薄和出现分层现象。严重者骨密度与周围软组织相仿,骨小梁几乎完全消失,骨皮质薄如细线样。有的骨质疏松可在弥漫性骨质密度减低的基础上,出现散在分布的数毫米大小的点状透光区,其边界可清楚或模糊,勿误为骨质破坏。在脊椎,皮质变薄,横行骨小梁减少或消失,纵行骨小梁相对明显,多呈不规则纵行排列。严重时,椎体内结构消失,椎体变扁,其上下缘内凹,椎间隙增宽呈双凸状,椎体呈双凹状,且常因轻微外伤而压缩呈楔状。

在 MRI 上，骨质疏松由于骨松质内小梁变细和数量减少以及黄骨髓增多，导致骨髓在 T_1WI 和 T_2WI 上信号增高。骨皮质疏松表现为皮质变薄及皮质内出现高信号区，代表哈氏管扩张和黄骨髓侵入。

（二）骨质软化

骨质软化是单位体积内骨组织有机成分正常而矿物质含量不足，出现骨内钙盐含量降低，骨质变软。组织学上未钙化的骨样组织增多，骨小梁中央部分钙化而外面围绕一层未钙化的骨样组织。

骨质软化的原因包括维生素 D 缺乏、肠道吸收功能减退、肾排泄钙磷过多、碱性磷酸酶活动减低。骨质软化是全身性骨病，发生于生长期者为佝偻病，发生于成人者为骨质软化症。

骨质软化的 X 射线平片和 CT 表现与骨质疏松有相类似之处，如骨密度减低、骨皮质变薄和骨小梁减少变细等，但骨小梁和皮质边缘模糊。由于骨质软化，承重骨骼常发生各种变形。儿童干骺端和骨骺出现干骺端杯口样扩大、毛刷状改变等特征。此外，还可见假骨折线，表现为宽 1～2 mm 的光滑透明线，与骨皮质垂直，边缘稍致密，好发于耻骨支、肱骨、股骨上段和胫骨等。

（三）骨质破坏

骨质破坏是局部骨质为病理组织所取代而造成的正常骨组织消失，可由病理组织本身直接使骨组织溶解、消失，或由病理组织引起的破骨细胞生成和活动亢进所致。骨皮质和骨松质均可发生破坏。骨质破坏多见于炎症、肉芽肿、肿瘤或瘤样病变。

骨质破坏 X 射线平片表现为局部骨质密度减低、骨小梁稀疏或缺失和正常骨结构消失。骨松质的早期破坏，可形成斑片状的骨小梁缺损。骨皮质的破坏早期发生于哈氏管，造成哈氏管扩大，X 射线平片上呈筛孔状。骨皮质内外表层的破坏，则呈虫蚀状。当骨质破坏进展到一定程度时，往往有骨皮质和骨松质的大片缺失。

CT 易于区分骨松质和皮质骨的破坏。骨松质破坏早期表现为局部的骨小梁稀疏、破坏，骨髓被病理组织取代，其 CT 值常在软组织范围内。以后发展为斑片状甚至大片骨松质缺损。皮质骨破坏表现为骨皮质内出现小透亮区（扩大的哈氏管）或表现为骨皮质内外表面的不规则虫蚀样改变、骨皮质变薄，或者出现范围不等的全层骨皮质缺损。

在 MRI 上，骨松质破坏常表现为正常高信号的骨髓被低信号或混杂信号所代替。骨破坏区周围的骨髓可因水肿而表现为模糊的长 T_1、长 T_2 异常信号。

（四）骨质增生硬化

骨质增生硬化是单位体积内骨量的增多。组织学上可见骨皮质增厚、骨小梁增粗增多，为成骨活动增多、破骨活动减少或两者同时存在所致。多数是因病变影响成骨细胞活动所造成，少数因病变本身成骨所致，如成骨肉瘤的肿瘤骨形成。

骨质增生硬化可见于多种疾病。局限性骨质增生多见，常见于退行性变、慢性炎症、外伤后的修复和某些成骨性骨肿瘤，如成骨肉瘤或成骨性转移。全身性骨质增生少见，往往因代谢性骨病、中毒或遗传性骨发育障碍所致，如肾性骨硬化、氟中毒、铅中毒、石骨症等。在肌腱、韧带和骨间膜的附着部位，因创伤、慢性劳损或炎症修复等原因常可形成一些骨性赘生物，按其形状的不同被称为骨刺、骨桥、骨唇等，这种现象也称为骨质增生。

骨质增生硬化的 X 射线和 CT 表现为骨质密度增高，伴有或不伴有骨骼的增大变形。骨小梁增粗、增多、密集，骨皮质增厚，明显者甚至难以区分骨皮质与骨松质。发生于长骨者，可见骨干粗大，骨髓腔变窄或消失。发生于骨端边缘者，可表现为关节面增厚、致密，关节边缘唇样、喙样或刺样增生肥大。

在 MRI 上，骨质增生硬化在 T_1WI 和 T_2WI 上均呈低信号影，增生的骨小梁间骨髓组织相对较少，与正常骨松质相比呈现较低信号。

（五）骨膜反应

骨膜反应又称骨膜增生，是因骨膜受到刺激，骨膜内层的成骨细胞活动增加所产生的骨膜新生骨。出现骨膜反应通常表示为病理现象。组织学上，骨膜内层成骨细胞增多，有新生骨小梁形成。骨膜反应多见于炎症、肿瘤、外伤、骨膜下出血等。

在 X 射线平片上，骨膜反应早期表现为一段长短不定，与骨皮质平行的细线样致密影，与骨皮质之间有一窄的透亮间隙。随病程进展，骨膜新生骨逐渐增厚，但因新生骨小梁排列的形式不同而表现各异。常见的有与骨皮质表面平行的线状、层状或花边状骨膜反应。骨膜反应的厚度与范围同病变发生的部位、性质和发展阶段有关。一般发生于长骨骨干者较明显，炎症所致骨膜反应较广泛，而肿瘤引起的骨膜反应多较局限。随着病变的好转与痊愈，增生的骨膜可变得致密，逐渐与骨皮质融合，表现为骨皮质增厚。痊愈后，骨膜新生骨还可逐渐被吸收，使受累骨恢复原来的形态。若引起骨膜反应的病变进展迅速，已形成的骨膜新生骨可被破坏，破坏区两端残留的骨膜反应呈三角形或袖口状，称为 Codman 三角（骨膜三角）。

CT 能显示平片不易显示的扁平骨，如肩胛骨和髂骨的骨膜反应。由于 CT 空间分辨力的限制，常不易显示多层状骨膜增生，有时也不能显示增生的骨膜与骨皮质之间的透亮间隙，后者类似于骨皮质增厚。

MRI 对骨膜反应的显示要早于 CT 和 X 射线平片。骨膜受刺激初期，在矿物质沉积之前，先有骨膜内层细胞增生、肥大，骨膜增厚，在 T_1WI 上呈中等信号，在 T_2WI 上呈高信号的连续线样影。有明显的矿物质沉积后，在各序列上一般呈低信号。

（六）骨质坏死

骨质坏死是骨组织局部代谢的停止，坏死的骨质称为死骨。形成死骨的主要原因是血液供应中断。组织学上，表现为骨细胞死亡、消失和骨髓液化、萎缩。骨质坏死多见于化脓性骨髓炎、骨结核、骨缺血坏死和创伤性骨折后，恶性肿瘤内的残留骨有时也为死骨。

在坏死早期，骨小梁和骨钙质含量无何变化，此时 X 射线上也无异常表现。当血管丰富的肉芽组织向死骨生长，则出现破骨细胞对死骨的吸收和成骨细胞的新骨生成，这一过程延续时间较长。死骨在 X 射线平片上常表现为骨质局限性密度增高，其原因：一是死骨骨小梁表面有新骨形成，骨小梁增粗，骨髓腔内也有新骨形成，或者坏死的骨质被压缩，导致"绝对"密度增高；二是死骨周围骨质被吸收而致密度降低，但死骨本身密度不变，或在肉芽组织、脓液的包绕衬托下，死骨显示为"相对"密度增高。

MRI 显示骨质坏死早于 X 射线平片和 CT，在骨形态和密度尚无变化之前就可表现出骨髓信号的改变。其基本 MRI 表现为在 T_1WI 上病变部位信号均匀或不均匀减低，病灶形态多不规则；T_2WI 上病灶信号增高，呈中到高信号强度。坏死区的外围在 T_1WI 和 T_2WI 上均有一低信号带，为新生骨质硬化带。病变外侧还可见到高信号的肉芽组织和软骨化生组织的修复带。病变晚期坏死区出现纤维化和骨质硬化等改变，在 T_1WI 和 T_2WI 均呈低信号。

（七）骨骼变形

骨骼变形多与骨骼的大小改变并存，可累及一骨、多骨或全身骨骼。局部病变和全身性疾病均可引起，如骨的先天性发育异常、创伤、炎症以及代谢性、营养性、遗传性、地方流行性和肿瘤性病变均可导致骨骼变形。

局部骨骼增大可见于血供增加和发育畸形等病变，如软组织和骨血管瘤、巨肢症和骨纤维异常增殖症等。全身性骨骼短小可见于内分泌障碍，如垂体性侏儒等。骨肿瘤可导致骨局部膨大凸出。脊椎的先天畸形，如半椎体、蝴蝶椎等，可引起脊柱侧弯、后突。骨软化症和成骨不全可引起全身骨骼变形。

（八）软骨钙化

软骨钙化可为生理性，也可为病理性现象。生理性软骨钙化见于成年人，如肋软骨钙化；病理性软骨钙化多见于肿瘤软骨钙化，在 X 射线平片上表现为大小不同的环形或半环形高密度影，钙化可融合成片状而呈蜂窝状影。

（九）软组织肿胀与肿块

软组织肿块多由软组织的良恶性肿瘤和瘤样病变引起，也见于骨恶性肿瘤突破骨皮质侵入软组织；而软组织肿胀多由炎症性病变所致。

一般而言，与软组织肿胀比较，软组织肿块通常有一相对明确的边界，病变多较局限。良性者境界清楚，而恶性者常边缘模糊。软组织肿块在 CT 上易于观察，肿块的密度可均匀或不均匀，边缘可光整或不规则，肿块的边界常能清楚显示。增强扫描有助于区别软组织肿块与其邻近组织，也有利于区别肿瘤和瘤周水肿。

由于肿瘤的 MRI 信号常与肌肉和脂肪不同，MRI 能更清楚地显示骨与软组织肿瘤的边界。肿瘤和软组织中的坏死和囊变区呈长 T_1、长 T_2 信号。

（十）关节肿胀

关节肿胀常由于关节积液或关节囊及其周围软组织充血、水肿、出血和炎症所致。关节肿胀常见于炎症、外伤和出血性疾病。

X 射线表现为周围软组织膨隆，脂肪垫和肌肉间脂肪层移位变形或模糊消失，整个关节区密度增高；大量关节积液可见关节间隙增宽。CT 可直接显示呈软组织密度的关节囊肿胀和（或）增厚；关节腔积液呈均匀的水样密度影，如合并出血或积脓其密度可较高。

（十一）关节破坏

关节破坏是关节软骨及其下方的骨质为病理组织所侵犯、代替所致，常见于各种急慢性关节感染、肿瘤及痛风等疾病。

关节破坏的 X 射线表现是当破坏只累及关节软骨时，仅见关节间隙狭窄；当累及关节面骨质时，则出现相应的骨质破坏和缺损。关节间隙狭窄和骨质破坏的程度有所不同，严重时可引起关节半脱位和变形。

关节破坏包括关节软骨破坏和骨质破坏。目前 CT 尚不能显示关节软骨，但软骨破坏导致的关节间隙狭窄却易于显示，特别是与健侧对比时。CT 可以清晰地显示关节软骨下细微的骨质破坏。

在 MRI 上，早期可见关节软骨表面毛糙、凹凸不平、表层缺损致局部软骨变薄，严重时可见关节软骨不连续、呈碎片状或者大部分破坏消失。关节骨质破坏时，低信号的骨性关节面中断不连续。

（十二）关节强直

关节强直可分为骨性和纤维性两种。

骨性强直是关节明显破坏后，关节骨端由骨组织所连接。多见于化脓性关节炎愈合后。X 射线表现为关节间隙明显变窄或消失，并有骨小梁通过关节间隙连接两侧骨端。CT 上表现为关节间隙消失并有骨小梁连接两侧骨端。

纤维性强直也是关节破坏的后果。虽然关节活动消失，但 X 射线片上仍可见狭窄的关节间隙，无骨小梁贯穿，常见于关节结核、类风湿性关节炎等。

(十三) 关节退行性变

关节退行性变的基本病理变化为关节软骨变性、坏死，逐渐被纤维组织取代，引起不同程度的关节间隙狭窄。随着病变进展，可累及软骨下的骨质，导致骨性关节面骨质增生硬化，关节面凹凸不平，并于关节边缘形成骨赘，骨端变形增大，关节囊肥厚、韧带骨化。

关节退行性变的早期 X 射线表现主要是骨性关节面模糊、中断和部分消失。中晚期表现是关节间隙狭窄，骨性关节面增厚，关节面骨质增生致密并可出现囊变区，关节面边缘骨赘形成。

关节退行性变的各种 X 射线征象在 CT 上均可很好地显示。椎间小关节的退行性变平片上往往显示不佳，而在 CT 上能很好地显示。

在 MRI 上，除关节软骨的改变和关节间隙变窄外，还可见骨性关节面中断或局部增厚，关节面下的骨质增生在 T_1WI 和 T_2WI 上均为低信号。骨赘的表面为低信号的骨质，其内可见高信号的骨髓。关节面下的囊变区呈长 T_1、长 T_2 信号，大小不等，边缘清晰。

(十四) 关节脱位

关节骨端的正常相对位置发生改变或距离增宽称为关节脱位。关节脱位从病因上可分为创伤性、先天性和病理性三种。创伤性脱位有明显的外伤史并常伴有骨折；先天性者常见于婴幼儿，有一定的好发部位，如先天性髋脱位；继发于关节和邻近组织疾病的脱位为病理性脱位，如化脓性、结核性和类风湿性关节炎等。

关节组成骨完全脱开为全脱位，X 射线表现为关节骨端对应关系崩解；部分脱开者为半脱位，X 射线表现为相对的骨端关节面尚存部分对应。CT 图像易于显示一些平片难于发现或显示不佳的关节脱位，如胸锁关节和骶髂关节等，尤其是三维图像更利于显示关节脱位的空间位置关系。

MRI 不但可显示关节脱位，还可以直观地显示关节脱位合并的损伤，如关节内积血、囊内外韧带和肌腱断裂以及关节周围的软组织损伤。

第二节 骨 折

骨折是指骨或软骨的连续性中断，包括骨小梁、骨皮质和（或）软骨的断裂。根据作用力的方式和骨本身的情况，可分为创伤性骨折、应力性骨折和病理性骨折。应力性骨折是一种慢性积累性损伤，与骨骼的直接性冲击伤无关，可分为二型：疲劳骨折和衰竭骨折。病理性骨折是指已存在的骨骼病变使受累骨的弹性抵抗力下降，轻微外力所引起的病骨骨折，可发生病理性骨折的骨骼病变包括骨发育障碍（如成骨不全）、骨肿瘤（良性或恶性)、肿瘤样病变、炎性病变等。儿童骨骼损伤可发生骨骺软骨损伤。本节主要讨论创伤性骨折。

【概　述】

创伤性骨折即直接或间接暴力引起正常骨的骨折，最多见。本病可发生于任何年龄，都有明确外伤史。临床表现为骨折局部肿痛、变形、患肢缩短、保护性姿势及功能障碍等。活动患肢可听到或触知骨的摩擦音（感），为骨折特征性临床表现。本病常合并局部软组织挫伤或撕裂，有时出现相邻脏器、血管或神经损伤。

骨折后，骨内、外膜及附近软组织被撕裂，骨膜下、骨断端之间、骨髓腔内及附近软组织间隙形成血肿。在骨折后 2～3 d，新生毛细血管侵入血肿，血肿开始机化，形成桥接骨折断端的纤维骨痂。纤维骨痂主要分布在断端的髓腔内（腔内骨痂）和断端间（环状骨痂），纤维性骨痂逐渐转变为软骨，软骨再分化为骨样组织，形成骨样骨痂。最后逐渐成骨，成为骨性骨痂。

骨内、外膜深层的成骨细胞在骨折后出现增生性改变，约在 1 周后开始形成与骨干平行的骨样组织（骨内膜变化较晚），进而以膜内化骨方式成骨，形成骨性骨痂。由骨内膜形成的骨痂称为内骨痂；由骨外膜形成包绕骨断端的骨痂称为外骨痂。

骨性骨痂形成后，还要进一步改建。改建主要受骨折处所承受应力的影响，应力大的部位有更多新骨沉积，而应力小的骨质则被吸收。不成熟的网织骨逐渐变为成熟的板层骨，皮质骨和髓腔的正常关系也将恢复，骨的强度变为正常。由于年龄不同，改建过程可达 1～2 年或更长。

【影像学表现】

1. X 射线

首先要判断有无骨折，骨折线是骨折的直接 X 射线征象，主要表现为锐利透亮的裂隙，止于骨骼的边缘，在骨皮质中比较清晰。骨折线有横形、纵形、斜形、螺旋形、蝶形或粉碎形等，常见于四肢管状骨干骨折。"T" 形、"Y" 形或嵌压骨折线，常见于骨端关节内骨松质骨折。塌陷或星状骨折线常见于颅骨骨折。压缩变形（骨折）常见于椎体骨折。细微或不全骨折时，有时看不到明确的骨折线，而只表现为骨皮质的皱褶、成角、凹陷、裂痕，骨松质骨小梁中断、折曲或镶嵌。儿童青枝骨折常见于四肢长骨骨干，似嫩柳枝折断时外皮相连而得名。骨松质骨折多呈不规则的细锯齿状。其次要判断骨折移位情况，以骨折近侧断段为标准描述远侧段向何方移位，如向内、外或前、后移位。完全骨折经常有骨折断段移位。第三，还要观察骨折断段的成角情况，长骨两断段成角的尖端所指的方向即为成角的方向，如向前、后、左、右成角。骨折远侧段中轴线偏离近侧段中轴线延长线的角度，是治疗时应矫正的角度。

骨折复位后初次复查，应着重分析骨折对位、对线情况是否符合要求。以完全复位最理想,但多次整复会影响骨折的愈合。所以,只要不影响功能及外观,允许一定程度移位存在,一般在骨折对线正常时,长骨骨干骨折对位达 1/3 以上者,即已符合功能要求,干骺端骨折则至少应对位 3/4 以上。

骨折愈合的观察:骨折 1 周内形成的纤维骨痂及骨样骨痂,X 射线平片不能显示;2~3 周后,形成骨性骨痂,可表现为断端外侧与骨干平行的梭形高密度影,即为外骨痂。同时可见骨折线模糊,主要为内骨痂、环形骨痂和腔内骨痂的密度增高所致。若骨折部位无外骨膜(如股骨颈关节囊内部分、手足的舟骨、月骨等)或骨膜受损而不能启动骨外膜成骨活动时,则仅见骨折线变模糊。骨松质如椎体、骨盆骨等的骨折,也仅表现为骨折线变模糊。骨折愈合后有一个逐渐塑形的过程,在儿童,骨折愈合后可看不到骨折的痕迹。

2. CT

对于结构复杂和有骨性重叠部位的骨折,CT 比 X 射线平片能更精确地显示骨折移位情况。但当骨折线与 CT 扫描平面平行时,常常漏掉骨折,因此,不能单凭 CT 断层扫描就排除骨折,一定要结合平片诊断。随着多层螺旋 CT 及三维成像后处理软件的应用,对于平片诊断有困难的骨折,三维 CT 图像重建可以提供更完整、准确的信息。

3. MRI

MRI 用于骨折检查常选用 T_1WI 和脂肪抑制 T_2WI 或质子密度加权成像。MRI 可显示 X 射线平片和 CT 不能显示的骨挫伤和微骨折(隐匿骨折)。

骨折在 T_1WI 上表现为线样低信号影,与骨髓的高信号形成明显的对比,脂肪抑制 T_2WI 上为高信号影,代表水肿或肉芽组织。根据骨折断端间出血时间及肉芽组织形成与演变时间的不同,也可表现为多种信号。骨挫伤或微骨折在 MRI 上表现为片状长 T_1、长 T_2 异常信号。

【诊断要点、鉴别诊断及检查方法比较】

1. 诊断要点

骨折线为影像学直接征象,临床上患者均有外伤史,诊断不难。

2. 鉴别诊断

注意不要将籽骨、副骨、骨血管沟、骨骺及其先天性变异误认为骨折。

3. 检查方法比较

X 射线平片是检出骨折的首选方法。多数骨折根据外伤病史和 X 射线平片可作出明确诊断。CT 是平片的重要补充,利于发现或更好地显示解剖结构复杂部位的细微或复杂骨折,如骨盆、脊柱等复杂部位的骨折,多层螺旋 CT 三维成像可提供直观、完整的信息;MRI 对显示骨挫伤或微骨折比 X 射线平片和 CT 更敏感,同时可清晰地显示合并的软组织及脊髓损伤,但显示解剖结构重叠部位的骨折不如 CT。

第三节 椎间盘突出

【概述】

椎间盘由透明软骨终板、髓核和纤维环构成。椎间盘突出是指髓核通过破裂或未破裂的纤维环向外突出。椎间盘突出可发生于脊柱的任何部位,以活动度较大的部位多见,其中,腰椎间盘突出最多见(约占90%),其次为颈椎间盘,胸椎间盘突出少见。腰椎间盘突出多发生于腰4/5和腰5/骶1椎间盘,颈椎间盘突出多发生于颈4/5、5/6、6/7椎间盘,胸椎间盘突出多发生于胸8~12椎间盘。

椎间盘突出依部位不同可分为后正中型、后外侧型和外侧型。因纤维环前部较厚,后部较薄,而后部中央有后纵韧带加强,故椎间盘突出以后外侧型多见。椎间盘也可向前突出,但由于多不引起明显临床症状,因此不再赘述。髓核还可经相邻上、下椎体软骨板的薄弱区突入椎体骨松质内,形成椎体上、下缘黄豆至蚕豆大小的压迹,称之为Schmorl结节。

本病多发生于30~50岁,男性多于女性。主要为局部刺激症状及脊髓、神经根的压迫症状。临床症状和体征依突出部位不同而有所不同。

【影像学表现】

1. X射线

(1)无特异性,有些征象可提示诊断。

(2)椎间隙变窄或前窄后宽。

(3)椎体后缘唇样肥大增生、骨桥形成或游离骨块。

(4)脊柱生理曲度异常或侧弯。

2. CT

(1)直接征象:①椎间盘后缘向椎管内局限性突出,密度与相应椎间盘一致,形态不一,边缘规则或不规则。②突出的椎间盘可有大小、形态不一的钙化,多与椎间盘相连,上、下层面无连续性。③髓核游离碎片多位于硬膜外,密度高于硬膜囊。

(2)间接征象:①硬膜外脂肪间隙变窄、移位或消失。②硬膜囊前缘或侧方及神经根受压移位。CTM有助于显示蛛网膜下隙、脊髓及神经根受压征象。

(3)特殊征象:Schmorl结节表现为椎体上或下缘、边缘清楚的隐窝状压迹,多位于椎体上下缘中后1/3交界部,常上、下对称出现,其中心低密度区为突出的髓核及软骨板,外周为反应性骨硬化带。

3. MRI

（1）直接征象：①髓核突出：突出于低信号纤维环之外，呈扁平形、圆形、卵圆形或不规则形。信号强度依髓核变性程度而异，一般呈等 T_1、中长 T_2 信号，变性明显者呈短 T_2 信号。髓核突出与未突出部分之间多有一"窄颈"相连。②髓核游离：髓核突出于低信号的纤维环之外，突出部分与髓核本体无联系。游离部分可位于椎间盘水平，也可移位于椎间盘上或下水平的椎体后方。

（2）间接征象：①硬膜囊、脊髓或神经根受压，表现为局限性弧形受压，与突出的髓核相对应，局部硬膜外脂肪变窄或消失。②受压节段脊髓内出现等或长 T_1、长 T_2 异常信号，为脊髓内水肿或缺血改变。③硬膜外静脉丛受压、迂曲，表现为突出层面椎间盘后缘与硬膜囊之间出现短条或弧状高信号。

（3）特殊征象：Schmorl 结节表现为椎体上、下缘半圆形或方形压迹，其内容与同水平髓核等信号，周边多绕一薄层低信号带。

【诊断要点、鉴别诊断及检查方法的比较】

1. 诊断要点

本病在 CT 和 MRI 上具有特征性，表现为：①椎间盘后缘向椎管内突出。②相应水平硬膜囊、脊髓或神经根受压。

2. 鉴别诊断

（1）神经根联合：CT 上显示为两个圆形软组织密度结构；MRI 上呈等 T_1 等 T_2 软组织信号，相邻侧隐窝扩大，易与椎间盘突出鉴别。

（2）椎管内肿瘤：多有椎体骨质破坏、椎间孔扩大。病变部位与椎间盘水平不符，与椎间盘无联系，椎间盘可正常或退变。增强扫描肿瘤多有强化，而椎间盘突出一般无强化。

3. 检查方法比较

X 射线平片不能直接显示椎间盘突出，CT 对椎间盘突出的诊断具有重要价值，MRI 可直接显示脱出游离的髓核及合并的硬膜囊和脊髓改变。

第四节 膝关节半月板损伤

【概 述】

半月板撕裂为常见病，多见于从事剧烈运动的青壮年。多数患者有膝关节扭伤史，关节疼痛、肿胀、活动受限。急性期后，肿胀逐渐消退，疼痛减轻但不能完全缓解，患者虽能走路并从事日常活动，但患肢有乏力、疼痛、不适感和关节交锁现象。研磨试验和半月板弹响试验大多呈阳性。

【影像学表现】

X射线平片和CT对本病诊断价值不大，本病主要依赖MRI进行诊断。

MRI表现：半月板MRI检查通常使用矢状位和冠状位SET_1WI、脂肪抑制FSE质子密度加权或$FSET_2WI$。正常半月板在MRI图像上呈低信号。半月板撕裂时表现为半月板内线形高信号影延伸至半月板的关节面，撕裂的形态可表现为斜形、水平形、垂直形、放射状及桶柄形等。半月板内线形或球形高信号影且不延伸到表面的，则多为半月板的变性改变。

【诊断要点、鉴别诊断及检查方法的比较】

MRI为本病诊断的最佳检查方法，典型表现为半月板内线形高信号直达关节面。但须与下列结构鉴别：外侧半月板与关节囊之间的腘肌腱及其腱鞘、半月板前角前方的膝横韧带、起自外侧半月板后角向内上斜行的板股韧带、半月板外缘与胫骨髁缘间的冠状韧带、半月板周边的脂肪、滑膜组织和血管结构以及与关节囊之间的上、下隐窝等。鉴别诊断须结合临床。

第五节 化脓性骨髓炎

化脓性骨髓炎是发生于骨髓的化脓性炎症，可累及全骨、骨膜和周围软组织，多见于2～10岁的小儿。常侵犯长骨干骺端，以胫骨、股骨、肱骨、桡骨多见。全身其他各骨，如脊椎、颅骨、盆骨等亦可发病。婴儿发生的骨髓炎多由链球菌感染引起，成人多由金黄色葡萄球菌引起。病菌最常通过血行扩散而侵及骨髓，少数也可因邻近软组织的感染扩延至骨髓，或创伤性骨折使细菌直接侵及骨髓所致。根据病情发展和病理改变，可分为急性化脓性骨髓炎和慢性化脓性骨髓炎。

一、急性化脓性骨髓炎

【概 述】

本病多突然发病，表现为高热、寒战、患肢剧痛、拒动，局部有压痛。若局部形成软组织脓肿，则痛可减轻，但肿胀更明显，局部皮肤灼热，触之有波动感，穿刺可吸取脓液。血液白细胞数增高。在成人，急性炎症表现可不明显，症状较轻，体温升高可不明显，白细胞可仅轻度升高。

急性化脓性骨髓炎可发生于任何年龄段。婴儿期，供血血管贯穿骺板两侧，因而发生于干骺端的感染可穿越骺板侵入骨骺及关节。同时，婴儿的骨皮质较薄和骨膜附着较松，因而感染易穿透骨皮质形成骨膜下脓肿。少年儿童期（2～16岁），很少有血管穿过骺板，因此，感染一般不穿过骺板侵犯骨骺及关节。成年期，骺板已愈合，干骺端和骨骺的供血血管再次相通，所以感染可经骨骺侵入关节而引起化脓性关节炎。成人骨皮质较厚，骨膜菲薄且附着紧密，故病变多局限于髓腔内扩延。

早期病灶细小，骨髓有充血、渗出及大量中性粒细胞浸润。病灶蔓延发展后，骨髓腔充满脓液，并可穿过骨皮质，形成骨膜下脓肿，使骨外膜与骨皮质分离。骨膜下脓肿可穿过骨膜扩延至周围软组织内形成软组织脓肿，甚至穿破皮肤，形成脓性瘘管。由于骨膜掀起和血栓性动脉炎，可导致骨质血供发生障碍，进而出现骨质坏死，与相邻活骨分离形成死骨。

骨髓炎发病10 d后即开始出现修复改变，包括坏死骨吸收和新生骨形成。坏死骨吸收是通过肉芽组织从其表面开始的，在死骨和活骨的连接部位，吸收过程发生最早、最迅速。坏死的骨松质可较迅速地完全吸收，形成空腔，而后被新生骨或纤维组织所充填。若死骨与周围肉芽组织分离或不接触，则不能被吸收，而长期存留在脓腔内。新生骨形成起自存活的骨外膜和骨内膜，发生于骨坏死区的周围。

【影像学表现】

1. X射线

（1）软组织肿胀：骨髓炎发病7～10 d，骨质改变常不明显，主要为软组织肿胀，表现为肌肉间隙模糊、消失，皮下组织与肌肉间的分界不清，皮下脂肪层内出现致密的条纹状和网状阴影。

（2）骨质破坏：发病10 d后，长骨干骺端可出现局限性骨质疏松。约在发病半个月后，形成多数分散、不规则的骨质破坏区，骨小梁模糊、消失，破坏区边缘模糊。以后骨质破坏向骨干发展，范围扩大，可达骨干大部或全部。骨破坏的同时，开始出现骨质增生，表现为骨质破坏周围密度增高。

（3）死骨：X射线表现为小片或长条状高密度致密影，形成原因为死骨代谢停止不被吸收，而周围正常骨质出现疏松或有肉芽组织形成，对比之下使得死骨显得更为密实。

（4）骨膜反应：在骨皮质表面形成葱皮状、花边状或放射状致密影变。早期骨膜反应量较少、密度较淡，随病变发展，逐渐变厚及增浓。骨膜新生骨可围绕骨干的全部或大部，称为骨包壳（又称为骨柩）。

2. CT

软组织因充血、水肿，密度较正常略低。肌肉束之间的脂肪层和筋膜间隙、肌肉束和皮下脂肪间的界限消失，相互间被毛发蓬松状的软组织密度影所代替。

骨髓腔破坏的CT表现因发病部位不同而异。在骨干，水肿、脓液和肉芽组织的CT值比正常黄骨髓高；在干骺端，骨松质的破坏表现为小片状低密度影，脓腔内可见由残余骨小梁所形成的边缘模糊的高密度碎块。骨皮质破坏表现为骨皮质中断，常与髓腔内的破坏灶相邻。骨膜反应环绕骨皮质呈高密度影。

3. MRI

成像时常选用 SET$_1$WI 和脂肪抑制 FSET$_2$WI 或质子密度加权。T$_1$WI 上，骨质破坏区表现为低或中等信号；脂肪抑制 T$_2$WI 上，炎性病灶表现呈高信号。死骨呈低信号，骨膜下脓肿和周围软组织水肿呈高信号。

4. 超 声

骨膜增厚，回声增强。骨膜下脓肿表现为软组织和骨皮质间有厚薄不一的低回声区或液性暗区，骨膜呈拱形抬高。骨周围软组织肿胀增厚，可见脓肿的无回声或低回声区。

【诊断要点、鉴别诊断及检查方法的比较】

1. 诊断要点

（1）本病发病急，进展快，有高热和全身中毒症状。

（2）主要影像学表现为干骺端不同范围的骨质破坏、骨膜新生骨和大块死骨形成，其中，骨质破坏与骨膜新生骨并行发展，为本病特点。

2. 鉴别诊断

尤因肉瘤表现为骨干髓腔内浸润性骨质破坏和软组织肿块，无死骨，对放射治疗敏感。

3. 检查方法比较

与 X 射线平片相比，CT 更易发现骨内小的侵蚀破坏和骨周软组织肿胀，但空间分辨率稍差，对急性长骨骨髓炎早期所出现的薄层骨膜反应，常难以发现。在确定骨髓炎和软组织感染方面，MRI 明显优于 X 射线平片和 CT，易于区分髓腔内的炎性浸润与正常黄骨髓，利于确定骨质破坏前的早期感染。

二、慢性化脓性骨髓炎

【概 述】

急性化脓性骨髓炎治疗不及时或不彻底、引流不畅，在骨内遗留感染病变、死骨或脓肿时，则可转为慢性化脓性骨髓炎。病变可迁延数年或数十年，局部窦道流脓，有时可流出死骨。

【影像学表现】

1. X 射线

主要表现为广泛的骨质增生硬化，可有脓腔和死骨存在。慢性脓腔形态规整，多呈圆形或类圆形，边缘光滑清晰。脓腔周围骨质明显增生硬化，其密度由病灶边缘向周围逐渐减低，浓密处无骨纹结构，较淡处可见密集的骨纹结构。骨内膜增生可致髓腔变窄甚至闭塞消失，致使骨骼密度明显增高。骨外膜增厚、密度增浓，骨膜深层与骨皮质融合，而表面呈分层状，骨膜外缘亦可呈花边状。骨干可增粗，轮廓不规整。较大死骨易于发现，小的死骨可被明显的骨质硬化所掩盖，过度曝光片才能显示。

2. CT 与 X 射线平片表现相似

主要表现为骨皮质增厚、骨髓腔变窄和骨密度增高。死骨表现为孤立的浓密骨块，被低密度的脓腔所包绕。

3. MRI

骨质硬化改变在 T_1WI 上表现为髓腔内低信号，骨皮质增厚和不规整、无信号。脂肪抑制 T_2WI 上，骨髓腔和骨皮质呈混杂信号，死骨表现为低信号，而无效腔和脓液表现为高信号。

4. 超 声

慢性化脓性骨髓炎的骨皮质回声带凹凸不平，形成瘘管时可见回声中断缺损。还可见散在分布的带状、片状或呈点状死骨强回声，后伴有声影。

【诊断要点、鉴别诊断及检查方法的比较】

1. 诊断要点

（1）起病缓慢，局部窦道流脓，反复发作。

（2）影像学表现为大块死骨及脓腔，广泛的骨膜增生和骨质增生硬化，骨皮质增厚，骨髓腔狭窄。

2. 鉴别诊断

硬化型骨肉瘤主要表现为肿瘤骨及软组织肿块，呈进行性发展。

3. 检查方法比较

多数病例依靠 X 射线平片即可作出诊断，CT 和 MRI 有助于死骨、脓腔及软组织异常的显示。

参考文献

[1] 徐克，龚启勇，韩萍．医学影像学 [M]．8 版．北京：人民卫生出版社，2018．

[2] 赵云，任伯绪．医学影像解剖学 [M]．2 版．北京：科学出版社有限责任公司，2019．

[3] 白人驹，徐克．医学影像学 [M]．7 版．北京：人民卫生出版社，2013．

[4] 李春卫，王道才，黄世廷．小肠疾病影像学检查与诊断 [M]．济南：山东科学技术出版社，2017．

[5] 王庆国，吕培杰，郭小超．CT 影像解剖基础 [M]．北京：科学出版社，2018．

[6] 易西南，夏玉军．医学影像应用解剖学 [M]．2 版．北京：科学出版社，2019．

[7] 余建明，李真林．医学影像技术学 [M]．4 版．北京：科学出版社，2019．

[8] 廖伟雄，孟祥，夏正超．医学影像诊断学 [M]．北京：科学出版社，2019．